ISBN 978-2-84594-146-5
Mama Éditions, 7 rue Pétion, 75011 Paris (France)

DE VIANDARD À VÉGANE

Pour que vivent les animaux

Note de l'éditeur

Les points de vue exprimés ici n'engagent que leur auteur.

Bruno BLUM

DE VIANDARD À VÉGANE

Pour que vivent les animaux

Préface
de Paul McCartney

Postface
de Michka Seeliger-Chatelain

MAMA ÉDITIONS

Du même auteur

MUSIQUE

Bruno Blum, New Rose 201, 1990

Nuage d'Éthiopie, Culture Press, 2001

Think Différent, Ménilmontant International, 2002

Amala & Blum : Welikom 2 Lay-Gh-Us!, BMG, 2003

Cabaret végane, Ménilmontant International, 2016

RÉALISATIONS ARTISTIQUES

The War Album avec les voix de Hailé Sélassié Ier, Bob Marley,
The Wailers, Big Youth, Buffalo Bill et Bruno Blum,
Rastafari Records, 2001

Serge Gainsbourg : Aux armes et cætera 'dub style'
Mercury, 2003

Serge Gainsbourg : Mauvaises nouvelles des étoiles 'dub style'
Mercury, 2003

Nada : À l'Olympic, en public, 2003

Nada : Ultrash, 2004

Serge Gainsbourg : Gainsbourg... et cætera : enregistrement public
au Théâtre Le Palace, Mercury, 2006

The Asmara All Stars : Eritrea's Got Soul, Out Here, 2010

Human Race avec les voix de Hailé Sélassié Ier, Marcus Garvey, Gandhi,
Nelson Mandela, Big Youth, Spectacular, Buffalo Bill, King Stitt, Brady,
Annabelle Mouloudji, Joseph Cotton, Lady Manuella et Bruno Blum
(double CD Rastafari/Patch Work, 2011)

Gainsbourg and the Revolutionaries, Mercury, 2015

Gainsbourg in dub, Mercury, 2015

Collections de CD avec livrets : Caraïbes, Rock,
Anthologies thématiques, Frémeaux & Associés
(une cinquantaine de volumes déjà parus en 2016)

BANDES DESSINÉES

Motörhead - Rock Commando, Motörhead, 1980
(avec Gilles Hurtebize)

Madness - Nutty Boys Comix #1, Madness, 1981
(avec Spike et Dave Mitchell)

Manga Comix n° 1: Radasse la Grosse Pouffiasse
Ménilmontant International, 2015

Manga Comix n° 2: Humour végane intégriste bête et méchant
Ménilmontant International, 2015

LIVRES

Le Reggae, Librio, 2000. Édition révisée, augmentée et illustrée,
Le Castor Astral, 2010

Lou Reed - Electric Dandy, Le Serpent à Plumes, 2001
Édition illustrée et mise à jour: Hors Collection, 2008
Édition complétée et définitive: Le Castor Astral, 2014
Édition tchèque: Volvox Globator, 2014

Couleurs reggae, Tana, 2001

Bob Marley, le reggae et les rastas, Hors Collection, 2004
Édition révisée augmentée d'une discographie et préfacée
par Tiken Jah Fakoly, Hors Collection, 2010

Le Ragga, Hors Collection, 2005

John Lennon, Hors Collection, 2006

Sex Pistols, Clash et l'explosion punk, Hors Collection, 2007

Cultures cannabis, Scali, 2007, préface de Gilles Verlant
Mise à jour: *Shit! Tout sur le cannabis*, First, 2013, illustré par l'auteur

Jamaïque, sur la piste du reggae, Scali, 2007

*De l'art de savoir chanter, danser et jouer la bamboula
comme un éminent musicien africain*, Scali, 2007

Les 100 plus grands tubes du reggae à télécharger, Fetjaine, 2008

Le rap est né en Jamaïque, Le Castor astral, 2009

Reggae Vinyls, Stéphane Bachès, 2012

Gainsbourg and the Revolutionaries, Mercury, 2015

Gainsbourg in dub, Mercury, 2015

Tu ne tueras point.
Exode 20:13

REMERCIEMENTS

Merci à Chrissie Hynde

et à Suzanne Barnard, Jérôme Bernard-Pellet,
Roméo Blum, Nala Dahl, Lola Delaire, David Eleouet,
Sarah Elgrably, David Elhaik, Juliette Gufflet,
Tigrane Hadengue, Armand Herdzina,
Marie-Morgane Jeanneau, Carl Lewis,
Paul McCartney, Bob Marley, Christelle Meier,
Rosalie Montlouis-Gabriel, Janette et Alan Murray,
Livia Perri, Pascal Sage, Michel Sebban,
Michka Seeliger-Chatelain et Jacques Volcouve.

PRÉFACE

Végétarien depuis trente ans, je suis très heureux de recommander à tous le mode de vie et le livre de Bruno. Avec la tradition gastronomique en France, il n'est pas facile de convaincre les gens qu'un régime végétarien a beaucoup de sens, que c'est *fun*, et en même temps bon pour la planète, bon pour la santé et, bien sûr, bon pour nos amis les animaux.

Même un seul jour sans viande fait une grosse différence pour notre avenir. Alors, pourquoi ne pas y penser et commencer à changer le monde ?

Paul McCartney

AVERTISSEMENT
PEACE & LOVE AU LECTEUR

Ce livre est un témoignage sincère, écrit dans un état d'esprit positif, parfois humoristique. Il va dans le sens du changement de conscience qui se produit sur la Terre, dans ce siècle. Cette prise de conscience affecte notre rapport avec la nature et les animaux, avec tous les êtres sensibles, hommes compris. Ce livre ne juge pas, ne condamne pas, et ne place personne dans une position de supériorité par rapport aux autres.

Il nous invite plutôt à voir la beauté, à respecter la sensibilité de tous ces êtres vivants, à retrouver la compassion perdue pour les animaux, à considérer leur vie et leur souffrance. Et au-delà de cette empathie, il appelle le lecteur à élargir sa conscience pour découvrir sa véritable identité. L'auteur partage ici son questionnement sur le mouvement dans lequel les habitants de la Terre sont embarqués, où la violence est banale, et que certains semblent accepter. Il donne des pistes pratiques pour que chacun puisse faire évoluer son alimentation ; il souhaite que l'on reconsidère notre rapport avec la faune en y mettant plus d'amour. Afin que tous les Terriens, dont les animaux font partie, trouvent enfin le respect et la paix.

INTRODUCTION
(EN MODE INSÉMINATION ARTIFICIELLE)

L'amour pour épée,
L'humour pour bouclier[1].

Bernard Werber

Bon, j'avoue, j'étais un viandard.

Je vous rassure, j'en suis pas fier. *Mea culpa,* je suis venu ici vous raconter comment j'ai progressé au fil des années. Comment je suis devenu « végétarien », comme on dit. Et, peu à peu, comment ma conscience s'est élargie. Au point d'être jalousé par les plus grands maîtres spirituels de Ménilmontant, à l'est de Paris. Ils me chuchotent en serrant les dents : « Votre Sérénité, comment faites-vous pour accéder à une conscience cosmique aussi clairvoyante ? Montrez-nous la voie menant à cette sagesse infinie. » Il faut reconnaître qu'en comparaison ma zénitude fait ressembler le dalaï-lama et le souverain pontife *urbi et orbi* à des Chinois écorcheurs de lapins vivants, à des fabricants de cols en fourrure pour parkas premier prix chez Carrefour. Végétarien ? Quelle idée ! Comment un truc pareil a-t-il pu arriver ?

Naturellement, certains ont été intimidés, voire éblouis, de côtoyer librement l'être exceptionnel, capable de manger autre chose que des animaux, que je suis. Il est vrai qu'une telle abnégation n'est pas si courante au pays de la triperie-boucherie Sanzot à chaque coin de rue, de la grenouille écartelée « label rouge » en surgelé et de l'escargot au jus du Guide Michelin, fleurons de notre culture gastronomique nationale. D'autres, incrédules et connaissant mon amour inconditionnel pour Little Richard,

1. Bernard Werber, *L'Empire des anges,* Albin Michel, 2000.

la drag-queen reine du rock and roll qui consacra sa vie à Dieu[2] et à qui je voue un culte bien connu de mes copines trans vendeuses de falafels rue des Rosiers, hésitent entre des soupçons de conversion chez les végétariens adventistes du septième jour — comme le fit, paraît-il, le génial interprète de *Tutti Frutti* —, et ma tout aussi vraisemblable adhésion au culte de Maître Suprême Ching Hai, qui prodigue son « chemin noble de vie » par le biais des restaurants véganes Loving Hut[3] (qu'au passage je recommande sincèrement à tous et à toutes pour la qualité de leur cuisine végane[4]).

On m'a demandé une fois comment j'avais fait pour tomber dans les griffes de Raël, le prophète des Élohim, mais je nie catégoriquement toute affiliation avec celui que Michel Onfray traita de crétin sidéral et qui, par-dessus le marché, est un amateur de steaks-frites bleus.

Accoudés au comptoir de leur grec-frites habituel, d'autres encore ont même été un peu agacés en se comparant avec Moi, observant le contraste entre la plénitude continuelle resplendissante de mon âme pure et leur tumulte intérieur parfumé au boudin-rillettes.

Je ne résiste pas au plaisir de dévoiler ici le petit nom qui m'a été attribué par le bassiste de mon groupe de reggae, mon adepte numéro un, surnommé Chourave en raison de sa ressemblance frappante avec le personnage de Mandryka dans *Les Aventures potagères du Concombre masqué*[5]. Conscient de la chance qu'a un simple légume de contribuer à la propagation de mon art à mes côtés, ce fidèle compagnon musicien ne saurait s'adresser à

---

2. Voir ma biographie de Little Richard dans le coffret 3 CD *The Indispensable Little Richard 1951-1961*, Frémeaux et Associés, 2015.

3. Restaurants véganes *Loving Hut*, 92, boulevard Beaumarchais, Paris 11e, et 649, promenade du Soleil à Menton (Alpes-Maritimes).

4. Un végane agit contre la violence en s'efforçant de ne pas consommer d'animaux et de produits dérivés d'animaux. Il est végétalien et préfère donc les bonbons sans gélatine de porc, le cuir fait à base de chanvre, les liants sans œufs, le lait d'amande, d'avoine, de noisette, de riz, de soja, de châtaigne, etc.

5. Mandryka, *Les Aventures potagères du Concombre masqué*, Futuropolis, 1971, et Dargaud, 1981.

moi en d'autres termes que Votre Grandeur ou, plus trivialement lorsqu'on est entre nous, sans chichis, Grand Maître.

Perdus dans leurs pensées — peut-être alertés par les images d'horreur concentrationnaire diffusées par les campagnes de Le Pen-Bardot contre les abattoirs halal — et égarés dans l'affreuse dégustation d'une tranchoune croustillante de cervelle d'agneau bio, réalisant soudain que leur éthique alimentaire est digne de celle du requin-marteau, quelques nouveaux venus ont médité mon aphorisme préféré, dont, en toute humilité, je ne suis pas peu fier : « On ne naît pas humain, on le devient. » Requin-marteau ou humain, il faut choisir. Aristote a même écrit : « On ne devient homme qu'en se surpassant. »

Plus réjouissant encore, parmi mes admiratrices, quelques-unes des bimbos de la PA[6] gavées de milk-shake au lait de soja vanille ont adopté le trip gothique. Elles font la queue le samedi midi devant East Side Burgers (60, boulevard Voltaire à Paris, tu peux pas te tromper). Elles sont plantées là sans faute, une demi-heure avant l'ouverture de ce qui reste historiquement le premier fast-food pour végétariens de la capitale. Je n'invente rien, il y a foule tous les jours, avis aux investisseurs potentiels : le restau végane paie bien plus que le meurtre ordinaire des petits agneaux. Traversées par des piercings tous plus délicieusement cruels les uns que les autres, ces jeunes et charmantes créatures tatouées, tout droit sorties d'un fantasme d'Enki Bilal, y arborent fièrement leur porte-jarretelles noir d'encre sur des peaux blanchâtres d'outre-tombe, leurs petons glissés dans des godillots à semelle compensée de chez Vegetarian Shoes. Derrière cette apparence rock destroy se cachent en fait des personnes ultra-saines d'esprit et de corps, comme par exemple l'égérie Kawaï Von Tierisch, au regard de louve végane d'Andromède, dont le cœur pur l'a menée à adopter un mode de vie végane. D'autres mannequins, comme Chloé Thiercé, par exemple, en font de même.

Je précise que le terme « végane » s'applique à tous les domaines de la vie : pas de produits animaux genre cuir, pas de tripoux bien sûr mais pas de vivisection non plus, ni de tests genre gouttes de citron dans les yeux des lapins pour voir si ça les pique, tout ça.

6. PA : Protection animale.

Il est avant tout motivé par le respect des animaux. Tandis que le terme « végétalien » est limité au seul aspect alimentaire de la question.

Les copies asiatiques contrefaites des bustiers à piquants en faux cuir végane créés à Londres par Stella McCartney sont d'ailleurs déjà vendues sous le manteau au Carreau du Temple. Mais rien ne vaut le style *trash metal* raffiné, culte et underground, de l'ensorcelante Kawaï, la « *French alternative model, performer and vegan* » que j'ai rencontrée dans une action pour dénoncer les conditions d'élevage des lapins en France, un happening organisé par la célèbre association L214, qui a emprunté son nom à la loi[7] du même blaze. Quand même plus classe que la provoc niveau Nadine Morano de la robe en bavette de bœuf de Lady Gaga.

Parmi toutes ces créatures de rêve, qui tiennent le siège de ma page Facebook et m'envoient des messages privés dès que je me connecte, beaucoup n'hésitent pas à me déclarer leur admiration et ce au-delà de mes espérances les plus lubriques. De nombreuses végétariennes avides de spiritualité vraie sont comblées par mes éclaircissements et suggestions. Normal: elles fondent un peu plus à mon contact virtuel. Néanmoins, je dois admettre qu'une partie de ces aspirantes à la Conscience se tournent vers votre serviteur par dépit. En effet, ces mangeuses de salade n'arrivent pas toutes à obtenir les faveurs de mon rival, le végétarien journaliste vedette de la télé, Aymeric Caron[8]. Il est vrai que j'ai un certain attrait pour ces dames, surtout depuis que je ne participe plus au calvaire des petits veaux nouveau-nés arrachés à leur maman (qui, ça va sans dire, avaient toutes été inséminées par *fist-fucking* auparavant — je parle des vaches, pas de ces dames). Comme vous le savez, ces bébés sont jetés à coups de pied au cul sans boire ni manger dans un wagon à bestiaux en partance vers les camps de la mort pour quadrupèdes, où leur sont promises soixante-douze houris (dans le cas des agneaux sacrifiés de l'Aïd-el-Kébir bien sûr, et rassurez-vous,

7. Code rural et de la pêche maritime, article L214-1: « Tout animal étant un être sensible doit être placé par son propriétaire dans des conditions compatibles avec les impératifs biologiques de son espèce. » (legifrance.gouv.fr)

8. Aymeric Caron est l'auteur du livre *No steak,* Fayard, 2013.

j'en ai autant pour les dévoreurs de dinde de Noël). Depuis que j'ai tourné la page et que je bouffe enfin des carottes bouillies, mon âme s'est élevée à un niveau intersidéral impossible à décrire. Je vais néanmoins m'efforcer de la dépeindre ici pour vous en donner une idée.

Oui, j'écris ce livre car, je ne peux plus répondre à tout le monde. Bombardé de questions, et les ineptes conversations sur les forums internet n'étant pas rémunérées, j'en ai tiré la conclusion qu'il me fallait publier à nouveau un de ces textes prophétiques dont j'ai le secret, afin de mieux communiquer à mes disciples l'intensité de ma puissance magnétique végane, qui apaise l'âme — et, quand je suis disponible, les corps les plus assoiffés d'amour. Il m'a en effet semblé que la publication ici présente de mon message d'amour universel était un préalable utile à la création d'une communauté new age en Ardèche, où je prendrais la place qui me revient au sein de mes plus ardentes et dévouées catéchumènes. Après tout, apprendre à remplacer les saucisses de Toulouse à la graisse d'oie par des concombres au Cheezly et des bananes flambées nécessite un long apprentissage, où l'amour inconditionnel est roi.

Mon message d'espérance prend donc la forme d'un témoignage autobiographique, une étude en mode rock and roll gonzo[9]. Je commencerai ainsi: mon évolution vers la lumière céleste a commencé très tôt, ma sœur, mon frère, comme tu pourras en juger dès le premier chapitre. Ce livre déroule ensuite la somme chronologique des différentes étapes de ma progression vers l'infini astral, là où resplendit la cosmologie végétale : le zodiaque y est transposé en plantes cosmiques. Comme ça, pas besoin de manger les signes du zodiaque. Par exemple, les Poissons deviennent des algues ; le Bélier devient de l'herbe à brouter, la Balance devient de la marijuana et, très logiquement, le Cancer, du tabac ; et cætera. La simplicité même.

9. Le journalisme gonzo (en anglais, *gonzo journalism*) est une méthode d'enquête journalistique axée sur l'ultra-subjectivité, inventée par Bill Cardoso et popularisée par Hunter S. Thompson, lequel s'était intégré à un groupe de Hells Angels, était devenu motard et avait adopté leur mode de vie pendant plusieurs mois pour écrire *Hell's Angels: The Strange and Terrible Saga of the Outlaw Motorcycle Gangs,* par exemple. (Wikipédia.)

PREMIÈRE PARTIE

VIANDARD

Tous les animaux connaissent
ce qui leur est nécessaire, excepté l'homme[10].

Pline l'Ancien

10. Pline l'Ancien, *Histoire naturelle*, 77 apr. J-C.

CHAPITRE 1

Bruno Blum en herbe

Comme quatre-vingt-dix-neuf pour cent des Français, j'ai grandi dans un environnement où les bouchers et les charcutiers n'étaient pas du tout considérés comme des êtres maléfiques. Nul ne songeait en ces temps reculés à envisager le brave boucher du coin comme l'homme de paille d'une tuerie commanditée par les hordes de mangeurs d'animaux ordinaires. Je vous parle d'un temps où la peine de mort n'était pas encore abolie en France, où la guillotine claquait encore à l'aube en place publique, et où l'interruption volontaire de grossesse se faisait dans des arrière-boutiques où les femmes risquaient leur vie — et les faiseuses d'anges, leur liberté. Je vous parle bien sûr d'un siècle lointain et moyenâgeux, où les femmes venaient d'obtenir le droit de vote. Une époque révolue où la réglementation protégeant les animaux d'élevage n'était pas encore sous-tendue par la reconnaissance de leur sensibilité. C'est-à-dire leur capacité à ressentir le plaisir, la souffrance et les émotions. On était encore loin de la fameuse loi L214 — qui donnerait un jour son nom à la glorieuse association L214 Éthique et Animaux[11]. Le livreur garçon boucher était perçu comme un brave petit gars en triporteur à qui l'on filait un pourboire, trop heureux qu'on était de voir un

11. Code rural et de la pêche maritime, chapitre IV : La protection des animaux, Articles L214-1 à L214-25 et Chapitre V : Dispositions pénales, L215-1 à L215-14 (ordonnances du 21 septembre 2000).

vaillant travailleur se démener pour nourrir les 'tits nenfants, ce qui changeait de tous ces feignants toujours à se plaindre et à vouloir profiter des honnêtes gens. C'est presque la larme à l'œil qu'on saluait le brave livreur tandis qu'il s'éloignait dans le soleil couchant en pédalant sec, crayon noir sur l'oreille, et que nous le saluions de la main le cœur gros, un bout de cœur dans l'autre main.

COCHON MORT DE RIRE

Il faut croire que la plus grande inconscience de l'homme, c'est celle de sa propre vie[12].

Marc Lévy

Quand j'étais petit, il ne serait venu à l'idée de personne que les abattoirs existaient. Ce genre de mauvais esprit aurait été le fait d'un esprit négatif, né de l'imagination d'un intégriste psychorigide, comme certains m'appellent aujourd'hui. Car les morceaux d'animaux livrés par le garçon boucher n'étaient pas du tout morts, puisqu'ils n'avaient jamais été vivants. Dans le doute, certains, plus pragmatiques, évitaient simplement de penser à ce sujet qui fâche. En effet, à ce jour, questionner les pratiques alimentaires omnivores d'un quidam équivaut encore implicitement à lui dire qu'il a une éthique de requin blanc, que ses habitudes héritées de ses parents sont cruelles et indignes. Bref, en gros, tu insultes sa mère, quoi. Plutôt que de penser à tout ça, certains préfèrent naturellement ne penser à rien. Je l'avoue, j'ai aujourd'hui le problème inverse, et c'est un gros problème, Docteur : je pense, donc je suis végétarien.

Je me revois, gamin, faire la queue avec ma grand-mère dans ces boutiques à l'odeur de mort froide, un peu crispé à la vue des bavettes dégoulinantes de sang, piquées de frisettes en papier bleu et rouge pour faire joli. Ils en mettaient aussi dans les narines de la tête de cochon, c'était du meilleur goût. Mais je ne mouftais pas dans mes culottes courtes. Jamais, en ce temps jadis,

12. Marc Lévy, *Et si c'était vrai*, Robert Laffont, 2000.

je n'aurais osé faire de remarque sur le dégoût que m'inspiraient naturellement ces têtes de veau froides, cadavériques, tirant une langue grisâtre. Les lapins aux yeux arrachés me débectaient particulièrement, mais l'omerta régnait. Et puis, les bouchers ont tous les trucs. En bons camelots, ils vous la font au charme, au bagou. Ils sont un peu comme le séduisant Jean-Pierre Coffe pour vous fourguer son boudin fermier bio des familles garanti pendu vivant par les pieds la gorge tranchée ; ce sont les rois de la tchatche.

Voyant ma réserve silencieuse sous les crochets d'où pendaient des lapins écorchés, sa gitane maïs au coin des lèvres, la couperose à la joue, le louchébem « sympa » (normalement je n'utilise jamais l'épithète « sympa » pour cause de goûts littéraires, mais là, ça s'impose), le louchébem rigolard, disais-je, m'envoyait des vannes du genre « Aaaaah mon p'tit gars ! T'inquiète pas pour lui, tu sais, il a pus mal aux dents çui-là ! Ha, ha, ha ! » et faisait passer la pilule le temps que grand-mère casque. Et vlan, il tranchait un bout de bidoche d'un coup de hachoir précis, tchac !, faisait glisser la lame affûtée de son grand terrible schlass — sssslict !, pesait sur la balance avec de mystérieux poids et emballait la tranche de steak flasque dans un papier rose bien étanche, de celui dont les bouchers ont le secret, avec le prix marqué au crayon d'un geste leste. La rombière déchiffrait le gribouillis d'un œil expert et encaissait en déployant ses ratiches. « Au plaisir, Madame ! »

Sur l'emballage triomphait le logo maison de la boucherie Bayl, rue du Bosquet, à Chamalières : un cochon mort de rire, une serviette de table à carreaux nouée autour du cou. Je m'efforçais de faire comme tout le monde, de trouver ça normal. De ne pas penser à tout ça. Quand on pense comme tout le monde, on ne pense pas.

Ainsi vivaient les bipèdes en ce temps-là.

La vérité est subversive.

Michka Seeliger-Chatelain

Bon, trêve de plaisanterie. Il faut que j'arrête un peu de déconner, parce qu'en vérité cent milliards d'animaux trucidés chaque année dans des conditions inimaginables (*seulement* soixante milliards, selon la police), y a vraiment pas de quoi rigoler. Mais voilà, le sujet « végane » rend les gens tellement chatouilleux qu'il faut bien que je vous ambiance cinq minutes. Regardez, dès que je change un peu de ton, dès que je fais mine d'arrêter la déconnade, je sens tout de suite une crispation dans l'auditoire. On se méfie. On va me chercher des poux. On va traquer l'erreur de chiffres. On va me chercher les motifs d'intégrisme, de boboïsme, d'urbain déconnecté, de « violence », tout ça.

C'est la raison pour laquelle j'ai juré craché à mon éditeur, les bien-aimées Mama Éditions (que le Grand Esprit cosmique rastafari les couvre de raisins de Corinthe et de pêches plates succulentes), de ne pas parler de violence et de transmettre un message positif. D'aller vers la solution et pas vers la dénonciation. Ça me va. Voilà donc le cahier des charges : mettre un peu de rigolade dans mes salades, du vécu dans ma laitue. C'est bon esprit et j'adhère. Comme disait mon ex-agent littéraire, feu Gilles Verlant, qui répondait, indigné par mes sorties à la hache sur les viandards, « Il faut prendre les gens par la main et les amener vers une alimentation plus responsable », l'éditeur de ce livre souhaite à bon escient qu'il ne fasse pas flipper le lecteur. Mon cahier des charges, c'est de vous faire du bien. J'espère donc que vous vous sentez déjà mieux après ces quelques pages.

Or, j'ai beau m'efforcer de vous faire planer, traiter ce sujet en mode new age, c'est pas de la tarte. La violence est autorisée dans le camp viandard, mais pas dans le camp non violent. C'est de bonne guerre. Il faut du tact, il faut ménager le chaland pour mieux l'endormir et lui fourguer ma subversion non violente. Car, comme le dit si bien mon éditrice, « La vérité est subversive » (que le grand chamane la couvre de potimarrons délicieux, de sirop d'érable bio et de space cakes à la cannelle et à l'huile d'argan). La vérité suffira, donc. Vous voyez, je joue cartes sur table. J'annonce la couleur.

CARTON ROUGE

Tout végétarien qui a tenté de commander une salade au restaurant (à la place des chipolatas spécialité maison choisies par le reste de la tablée) sait de quoi je parle. Il ou elle s'est retrouvé(e) comme moi avec une niçoise pleine de lardons crevés servis dans le jus mayo-maïs, bouillant intérieurement sous les quolibets des convives triomphants brandissant leur chipos fumantes, dégoulinantes de graisse de mouton, lui en fourrant sous le nez, goguenards, mâchouillant, en plaisantant d'un subtil « Tu prendras bien un peu de carottes râpées ? » et salué par un éclat de rire général. Dès que je l'ouvre pour déballer mes sermons végétos à table, tout le monde lève les yeux au ciel et essaie poliment de changer de conversation pour avaler son saucisson à l'ail tranquille. Et quand un quidam plus ouvert que la moyenne parle avec moi cinq minutes, la culpabilité, le déni, la rationalisation, les justifications, voire la violence verbale, prennent souvent le dessus. Carton rouge, mais pas rouge sang. Pas de ça ici, je vais faire de mon mieux. Dans le meilleur des cas, feignant la bonne action et l'ouverture d'esprit, les plus conciliants demandent « Où trouves-tu les protéines ? »[13]. Mais le plus souvent ça part vite en eau de boudin. D'où l'idée de se détendre un peu avant de lire ce bouquin, qui raconte ma petite vie de viandard à végane. J'y révèle mon parcours de végétarien, ce qui, il y a encore peu, était considéré comme une maladie honteuse, un peu comme homo ou buveur d'eau, comme non-fumeur ou surdoué, un truc de femmelette, quoi.

L'avenir n'est plus ce qu'il était[14].

Paul Valéry

Âgé de moins d'un an, j'ai fini par comprendre que j'étais une entité distincte de ma mère et que je devrai désormais choisir moi-même mon alimentation. Ce fut la première étape : dès que j'ai eu des dents, mon goût personnel s'est nettement orienté vers les fraises, le chocolat aux noisettes et les bananes.

13. À calories égales, il y a deux fois plus de protéines dans les brocolis que dans le bœuf. Rappelons discrètement au passage que les brocolis bio, bon marché, ne contiennent ni hormones, ni antibiotiques, ni tranquillisants, ni pesticides, ni métaux lourds — ni souffrance.

14. Paul Valéry, *Regards sur le monde actuel et autres essais*, Gallimard, 1988.

Déjà tout petit, il va sans dire que si j'avais le choix entre un bout de muscle et une framboise, je choisissais la framboise. Mettez un bout de foie de veau et une pomme dans une assiette, que va choisir le môme à votre avis ? Qu'on ne me raconte pas qu'on est carnivores. Jamais il ne me serait venu à l'idée d'aller buter un quadrupède pour bouffer ses fesses, évidemment. Mais rassure-toi, lecteur omnivore : les choses se sont bien améliorées par la suite. J'ai vite adopté le régime carné intensif répandu tout autour de moi.

J'étais très sensible, attiré à fond par les arts et très tôt un farouche autodidacte. Mon père, Tony, était doté d'une personnalité mystérieuse. Il ne révélait jamais rien de lui-même et était doué d'une intelligence foudroyante qui a frappé tous ceux qui l'ont connu. Traumatisé d'avoir passé la guerre caché dans une ferme avec ses frères, sœurs et parents, mon père votait Rocard et nous a élevés dans un état d'esprit athée, farouchement laïque. Notre famille avait vraisemblablement laissé tomber toute pratique religieuse du temps de l'affaire Dreyfus (il fut gracié en 1899) et de la séparation de l'Église et de l'État (1905), si ce n'est plus tôt. On était des Français progressistes, laïques, si tu veux faire le ramadan ou ta communion, vas-y, éclate-toi, mais rien de tout ça chez nous, et pas un seul mot sur le judaïsme de toute ma vie : c'était une religion, et les religions, c'était craignos. Anticlérical, mon père, ce héros au sourire si doux, nous suggérait sans le dire de penser par nous-mêmes. Après avoir voulu devenir concepteur de jeux de société, Tony rêvait de devenir romancier et passait ses dimanches matin à écrire à la machine, avant le déj et le tennis. Je me souviens encore de l'odeur du marqueur avec lequel il raturait des lignes. Il est devenu directeur de production de films publicitaires, un emploi qui nourrit mieux son homme que la rédaction, crois-en mon expérience. Il vaut mieux avoir un taf carré et les yeux en face des trous quand on a trois mômes. Tony a détruit tous ses manuscrits depuis.

On créchait dans un F4 au huitième étage d'une tour de la cité de la Vallée aux Renards à L'Haÿ-les-Roses, en banlieue parisienne. C'était pile en face du mur d'enceinte de la prison de Fresnes. La muraille du centre pénitentiaire marquait, et marque encore, je vous jure que c'est vrai, la limite de la cour de l'école maternelle. Pendant les récrés, en contrebas du talus de gazon dans la cour, des flics armés patrouillaient sur le chemin de ronde au pied du mur.

Je vous le donne en mille: je détestais l'école et je m'y sentais emprisonné. J'ai fugué plusieurs fois. C'était dans un quartier où, sauf une invasion de chenilles qui a couvert les tours, les animaux n'existaient pas, à l'exception bien sûr d'une volée de pigeons maladifs et de quelques chiens trop gras et constipés, déféquant du Canigou faisandé dans les jardins d'enfants.

Ma famille était accro à la télé. Mon père bossait chez Images et Publicité, une boîte de prod de réclames, comme on disait en ce temps-là, et il ne ratait pas un film de pub. On mettait plus fort pendant la pub, au cas où passerait un film sur lequel il avait bossé et, jour après jour, on se délectait de toutes ces conneries consuméristes. La télé noir et blanc était donc allumée en permanence, ce qui, au début des années 1960, n'était pas encore le cas chez tout le monde. On vivait au rythme de séries télévisées comme *Les Saintes Chéries*, *Les Globe-trotters,* avec Yves Rénier débutant, ou encore *Belle et Sébastien*, dont mon adorable oncle Jean-Max, qui était homo et vivait avec nous, était archi-dingue. J'ai ainsi très tôt consommé tous les classiques du cinéma, dont mes parents raffolaient, mais j'appréciais moyennement cette addiction à la télé, cette hypnose permanente qui annihilait toute communication dans la famille.

J'aimais les livres et je me retirais parfois dans ma piaule pour bouquiner. Dès mon plus jeune âge, je me suis passionné pour les animaux. Je les trouvais nettement plus fréquentables que la plupart des bipèdes dont je découvrais les turpitudes à la télévision: émissions pour enfants niaises, variétés navrantes, réclames consternantes, films gnangnan, comédies pas drôles. En revanche, le samedi soir, les documentaires de Frédéric Rossif et la voix de Claude Darget dans *La vie des animaux* me fascinaient. J'ai commencé à collectionner les images d'animaux de *Télé 7 Jours* et les livres sur la faune. J'ai vite compris que les animaux étaient des Terriens comme moi, je ne voyais pas pourquoi on se sentait si supérieurs et, très tôt, j'ai été effaré par la destruction de leur habitat qui, déjà, était dénoncée dans mes livres animaliers. Eh oui, mon envol vers la conscience écolo cosmique a commencé avant même l'école primaire, que j'ai exécrée. Mes congénères ordinaires m'intéressaient moins que les baleines, les dauphins, les singes et les animaux sauvages en général. Pas vous ? Suis-je normal, Docteur ?

Tout petit, je comprenais intuitivement que les pouvoirs étranges de toute cette ménagerie en liberté imposaient le respect. Je constatais que les animaux savaient faire un tas de trucs dont mes semblables étaient bien incapables. Les cochons trouvaient des truffes. Les oies volaient de l'autre côté du globe sans boussole et retrouvaient le chemin du retour avec une précision époustouflante. Les dauphins sauvaient des gens sans contrepartie. Ils n'avaient pas besoin de lunettes ni de cours de philo pour voir que nous étions une espèce à égalité avec la leur.

Ce penchant pour les bêtes a été renforcé par l'acquisition d'un setter irlandais, reçu en cadeau pour mes six ans. L'animal était rusé, comprenait presque tout, sentait tout et débordait d'amour, à grands coups de queue horizontale qui foutaient tout en l'air à un mètre autour de lui. Mon oncle Jean-Max a adopté sa sœur, une setter qu'il a appelée Lady, avant de prendre son premier appartement en solo. Dès lors, ma voie était tracée : je deviendrai peu à peu un ami des animaux et, en toute logique, de tous les animaux, y compris horreur et honte sur moi — ceux que dévoraient, sans même y penser, mes congénères les bipèdes à roulettes. Je ne refusais pas encore de les manger mais, à l'inverse de mes cousins sportifs qui commandaient virilement des steaks « bien saignants » au restaurant, mon dégoût pour le sang me poussa très tôt à préférer la chair animale très cuite, ce que ma famille appelait avec un soupçon de mépris « des semelles ». J'ajoute que je préférais les framboises et les fraises, par exemple, un délice beaucoup plus rare à cette époque, car on n'importait pas encore les fraises en avion du Pérou, et il fallait attendre la saison. C'était un peu comme s'il fallait ingurgiter des chairs sanguinolentes pendant des semaines sans broncher pour mériter enfin trois fraises et quatre mûres. Je faisais ce que je pouvais. Je me disais « c'est peut-être parce qu'ils n'ont pas de chien », tout en sentant confusément qu'une différence, une conscience fondamentale m'habitait.

J'étais vraisemblablement perçu comme une espèce de bolchevik qui voulait mettre les chimpanzés et les dauphins au pouvoir. J'étais un utopiste qui se sentait différent. J'étais le cochon à qui l'on donnait de la confiture. Préférer les semelles au bon sang bien goûteux, c'était subversif, ça créait débat. Pourtant, c'est vraiment pas très bon, le sang, je l'ai goûté pour vous. Ça ne vaut pas les Carambar ou les pêches. Je préférais les bananes et les cerises. Je sentais confusément qu'il y avait en ce goût, que je trouvais morbide, une sorte d'attribut masculin, une attitude de guerrier sans pitié, de dominateur, un truc vaniteux autant qu'illégitime, un concept un poil macho.

Ces réserves mises à part, il n'en demeure pas moins que la faim faisait son œuvre et, faute d'avoir à portée de main un palace végane, sans disposer d'une corne d'abondance dégoulinant de poires et de patates grillées (le restaurant végane était une notion futuriste encore inexistante, même dans la littérature de science-fiction — quoique Mister Spock, l'astronaute martien surdoué aux oreilles pointues de *Star Trek,* ait été furieusement végane), je me conformais au statu quo et me tapais la totale : rosbif saignant, gigot brayaude chez Mamie, escalopes au jus chez grand-mère Marthe, blanquette de veau chez Maman (j'ai haï la blanquette de veau toute ma vie). On était en France, où le sang impur abreuve nos sillons ! Tiens, voilà du boudin ! Aux armes ! Et cætera. J'en frémis rien que d'y penser. Je ne vais pas pour autant vous dire que ça a mauvais goût. La chair animale a bon goût et je ne connaissais pas grand-chose d'autre. Il était impensable d'y couper midi et soir.

En ces âges primitifs, la consommation d'animaux était chaudement recommandée car il fallait manger « quelque chose de consistant » pour ne pas « dépérir ». Eh oui : ça peut sembler étonnant rétrospectivement, mais c'est comme ça que pensait la génération de mes grands-parents, et donc, logiquement, celle de mes parents. Carl Lewis, huit fois médaille d'or aux championnats du monde d'athlétisme et huit fois médaille d'or aux jeux Olympiques, adopterait dans les années 1980 le régime végane, clé de son succès. Comme il le dit : « Je me rappelle très bien avoir pris la décision en juillet 1990 de devenir végane. [...] Au printemps 1991, huit mois après avoir commencé, [...]

j'ai connu la meilleure année de ma carrière d'athlète. »[15] Tout comme la championne de tennis Venus Williams ou Mike Tyson.

Quand je réponds à ceux qui me trouveraient pâlot que Carl Lewis (qui n'était jamais pâlot) ne manquait pas de protéines aux championnats du monde, on me répond invariablement: « Oui, mais il se dopait. » Il se dopait ? J'en sais rien, mais ses concurrents omnivores, ils ne se dopaient pas, peut-être ?

En ce qui me concerne, je ne brillais pas au tennis comme le reste de ma famille ; je préférais moi aussi la course à pied, le sprint. Ça me gonflait de jouer au tennis comme tous les cousins, les grands-parents. Je préférais batifoler dans mon coin plutôt que de suivre le mouvement. Je ne voulais pas non plus me placer, me définir, me distinguer sur ce terrain-là, le court de tennis.

À six ans, j'étais déjà à part dans ma famille.

15. Jannequin Bennet, préface de *Carl Lewis Presents... Very Vegetarian*, Rutledge Hill Press, Nashville, 2001.

CHAPITRE 2

Ma bio bio

L'hérétique est celui qui a une opinion[16].

Ferdinand Brunetière

J'ai continué à grandir dans le consensus steak-bien-cuit-jambon-blanc. Comme tout le monde en ces temps moyenâgeux, j'associais bonne chère avec chair tout court. Il n'y avait pas d'alternative. Être végétarien, c'était bon pour les Martiens de *Star Trek*, personne n'y pensait. J'étais un enfant difficile, qui refusait souvent de manger à table, contrairement à mes deux sœurs. Mon instinct, qui a toujours tenu une grande place dans ma vie, refusait que j'avale des chairs animales, surtout quand elles étaient cuites en sauce (je détestais aussi les cœurs de céleri et les épinards, rassure-toi). Le cœur gros, je mâchouillais pendant trois plombes sans avaler, jusqu'à ce que ce soit froid. Le spectacle et les bruits de ma famille mastiquant de bon cœur des animaux me dégoûtaient. Les odeurs, le sang dans l'assiette, l'appétit de mes proches me donnaient le sentiment qu'ils manquaient de respect envers eux-mêmes. Je trouvais toute cette ripaille indigne, laide. Mon dégoût de ces chairs molles, pleines de jus, était profond ; j'en souffrais beaucoup, et me retrouver à table était chaque fois une épreuve. Les crises à coups

16. Ferdinand Brunetière, *Discours de combat*, 1900-1907, Perrin & Cie.

de « Finis ton assiette ! » ont jalonné mon existence pendant des années. J'étais capricieux, je triais tout, je résistais, j'essayais de m'affirmer, mais en vain. Les repas étaient souvent les pires moments de la journée. Ce n'était pas encore une inclination pour le végétarisme, en tout cas je ne le formulais pas comme ça dans mon esprit. C'était juste une intuition, une profonde répulsion de différents aliments et du spectacle insouciant des mangeurs, des imperturbables masticateurs. Je les trouvais obscènes.

Mes premiers véritables émois de futur végétarien ont eu lieu quand, enfant, je passai un été en vacances en famille dans la petite maison de campagne de mes grands-parents, à Prades, un tout petit bled à trente bornes de Clermont-Ferrand, près de Massagettes. La vraie campagne auvergnate hardcore, avec vue en Technicolor sur le Puy-de-Dôme. Loin de la grande ville et de la prison de Fresnes, c'est là que j'ai connu les délices de la vie rurale en mode roots, dans une baraque sans eau courante, avec des toilettes dans un goguenot en bois au fond du jardin, plein de toiles d'araignées, où il fallait s'aventurer, la nuit, une lampe électrique à la main.

Nos voisins, la famille de Louis et Justine Mégemont, fille de Mme Fournier, l'ancêtre née peu après le règne de Napoléon III, qui vivait dans l'appart au-dessus de l'étable et s'habillait toujours en noir, étaient fermiers éleveurs à l'ancienne. Ils portaient des sabots de bois, c'est dire. Ça faisait « cro-glok », « cro-glok » quand ils marchaient dans les chemins de pierre de Volvic noire du village. Quand ils entraient dans leur maison de roc aux murs épais comme des remparts, ils enlevaient leurs sabots couverts de fumier (avec du foin dedans) et se baladaient intra-muros en grosses chaussettes de laine rapiécées. Ils sortaient d'énormes miches de pain de seigle de la maie (table rustique à grands tiroirs) qu'ils tendaient aux enfants de leurs mains calleuses. Et, de temps en temps, un bout de jambon cru fait maison.

Notre cousin Paul était carrément maréchal-ferrant. Il avait une forge à l'ancienne, avec deux enclumes et un soufflet géant qu'il actionnait à la main. Le papier tue-mouches couvert d'insectes agonisants pendouillait partout, dans la cuisine, l'étable, sa chambre, dans la terrible forge, partout. Le cousin Paul se déplaçait avec une moto antédiluvienne, il allait poser des fers à cheval dans toute la région.

Ces gens nés avant la guerre de 14 vivaient dans un autre monde, celui du développement durable avant la lettre. Ils étaient rudes, adorables, généreux et consommaient hyper local.

L'étable située sous l'appartement servait de chauffage. Paul chiquait, buvait du vin rouge et portait un pull effiloché qu'il semblait ne jamais enlever. Mon grand-père, Jean Juillard (directeur à la retraite de la poste centrale de Clermont), dont c'était le cousin, était au contraire un monsieur de la ville. Il avait une Citroën DS noire comme de Gaulle, tandis que les Mégemont possédaient un mirobolant tracteur de l'espace, de marque John Deere, un mastard sur lequel on était autorisés à faire un tour de temps en temps, assis sur la banquette d'acier formée par le garde-boue de la roue arrière géante, cramponnés aux poignées soudées dessus, sans suspension, très casse-gueule. Si tu tombais de là-haut, la roue te passait dessus et t'écrabouillait.

Pas de télé, pas de radio, pas de téléphone dans tout le village ; la bande-son, c'était les oiseaux, avec les poules et le coq à l'aurore, les voitures sur la route et le clic-clac monotone d'une pendule de deux mètres de haut, dont il fallait remonter les poids tous les soirs. Chaque heure, chaque demi-heure, elle sonnait les cloches, nuit et jour.

Je dormais sur une paillasse dans un petit lit d'enfant en osier. Les jours de pluie, on se retrouvait dans la pièce du bas (au sol en terre battue), devant une immense cheminée de pierre volcanique noire sculptée, sublime, où, dans mon souvenir, un tronc entier aurait pu tenir. Nous avions un potager où poussaient pommes de terre, carottes et compagnie, au fond duquel se trouvait le goguenot malodorant. On virait les doryphores à la main, un par un, et on mangeait ce qu'on appelle aujourd'hui des légumes bio. Ils étaient incomparablement délicieux. J'avais réussi à attraper un lézard, un jour (il y avait plein de lézards sur les pierres), et sa queue m'était restée entre les mains à se tortiller, j'avais flippé.

En ce temps-là, j'ai peine à le croire, on n'avait pas l'eau courante et on allait encore chercher des brocs d'eau de source pour la boire. L'eau fraîche et pure coulait perpétuellement dans le bac plein de têtards, en bas du chemin en pente, une fontaine abreuvoir taillée dans une sorte de pierre ponce volcanique, où se désaltéraient les vaches en rentrant des prés. On se débarbouillait dans une cuvette en faïence avec cette eau réchauffée sur la gazinière, qui fonctionnait avec une bouteille de gaz butane. Les brocs qu'on remontait à pied étaient très lourds, surtout pour un gamin. On conservait l'eau à boire dans un seau, sur lequel on posait un couvercle pour qu'elle reste propre. Et le matin, on buvait le lait fraîchement trait dans l'étable voisine, d'où s'échappait une odeur absolument pestilentielle. À moins que ce ne fût l'énorme tas de fumier qui en ornait l'entrée, sur lequel s'accumulaient chaque jour des tombereaux pleins de paille et de bouse couverte de mouches tourbillonnantes. Assis devant l'écran de mon Mac dernier modèle, c'est de la campagne, la vraie de vraie, que je vous cause.

Et encore, je ne vous parle pas de la porcherie, une infection dont les cochons ne sortaient en courant que pour manger un mélange de petit-lait et de déchets de légumes mélangés à des céréales. Les cochons couraient super vite, ils te fonçaient dessus et j'en avais peur. Le lait de vache encore tiède, à peine trait à la main (j'avais trait une vache, un jour, ils m'avaient appris), nous était vendu dans de ravissants petits pots de métal conçus exprès pour la conso domestique, avec un petit couvercle rond tenu par une chaînette. Le pot au lait avait sa petite louche en métal ad hoc, un matos du bois dont on fait les maisons de poupée, enfin, je veux dire par là que c'était de l'élevage bio intégriste comme on n'en fait plus. C'était charmant et on était à fond sous le charme. On faisait bouillir le lait à cause des redoutables bactéries, mais, de temps en temps, Mamie fermait les yeux et on arrachait le privilège d'une gorgée de lait tiède directement à la sortie de l'étable.

Ce mode de vie datait d'avant le remembrement qui bientôt détruirait rapido tous les bocages, augurant l'ère glorieuse de l'agriculture industrielle des Trente Glorieuses, décuplant glorieusement la production de notre glorieux pays.

J'ai donc été un citadin témoin privilégié de cet âge farouche révolu. Un temps où, dans chaque haie embroussaillée, on trouvait des nids et on entendait les oiseaux (maintenant il n'y a plus de haies). J'ai même participé aux foins, quand tous les péquenots du coin s'entraidaient à charger les lourdes bottes d'herbe séchée. Il fallait les hisser à la fourche une à une sur le grand chariot tiré par le tracteur. Le foin était servi aux vaches pendant l'hiver et l'essentiel des cultures de la région était d'immenses prés dont on récoltait l'herbe en été. Tous les arbres de la région avaient été coupés ou presque : il fallait de l'herbe, encore de l'herbe, des prés, toujours des prés, pour nourrir la panse de toutes ces vaches à lait. Après l'effort intense du chargement des bottes sur l'énorme chariot (à terme, les murailles de bottes de foin atteignaient cinq mètres de haut), l'équipe se retrouvait à la ferme et trinquait. C'est comme ça que j'ai bu l'un de mes premiers verres de pinard, gagné en récompense de mon gros coup de main, avec les pécores chaleureux et bons vivants qui m'avaient accueilli dans leur famille et m'offraient de quoi me désaltérer, en nage, les reins bousillés après cet exercice. Je n'avais pas ménagé ma peine et une fermière avait dit « Il a des reins d'acier ce Bruno ». J'étais fier. On est retournés à Prades jusqu'à ce que ma grand-mère Margot décède. J'avais onze ans.

Pendant ces années de vacances merveilleuses, j'ai de temps en temps accompagné la petite Isabelle Mégemont aux vaches. La gamine de mon âge, bâton à la main, ramenait le troupeau des prés avec autorité, en gueulant des « Hooo ! Hoooo ! » et en appelant les vaches par leur nom. Je la suivais jusque dans la puanteur asphyxiante de l'étable, je jouais avec elle dans la grange à foin qui sentait si fabuleusement bon de mille herbes séchées.

Un petit creux ? On mangeait une tranche de fourme de quatre centimètres d'épaisseur. Et du jambon cru. Mais je n'ai jamais assisté à l'exquis abattage du cochon, pendu par un pied, grouinant des hurlements tandis qu'il se vidait de son sang, dont ils faisaient de l'atroce boudin. Les enfants n'étaient pas conviés : pendant ces instants d'insupportable cruauté, on serrait les fesses, on détournait le regard, on allait plus loin et on essayait de penser à autre chose. Les parents nous emmenaient faire un tour en voiture. Du coup, hop, ce n'était plus insupportable et on ne culpabilisait pas en mangeant l'animal. Astucieux, hein?

La vie se déroulait ainsi, en ces temps paisibles où l'on nous épargnait le spectacle de la violence des hommes.

Le lundi, l'épicier venait en camionnette à domicile vendre les produits qu'on ne trouvait pas à la ferme: Mercurochrome, eau de Javel, nécessaire à couture, ampoules électriques, etc. Il avait une petite fenêtre qui s'ouvrait horizontalement et formait un comptoir sur le côté du véhicule. Le camion-citerne de la coopérative passait tous les matins chercher les méga-bidons de lait de vingt ou trente litres, que l'employé vidait dans la grande méchante citerne par une ouverture tout en haut.

Les jours tranquilles coulaient, interrompus seulement par de grands événements: la douzaine de vaches de la famille Mégemont donnaient sporadiquement naissance à des veaux et des génisses. Quand la Clarisse commençait à vêler, le père Mégemont ne dormait pas de la nuit. Tout le village était au parfum. La lumière restait allumée dans l'étable et on sentait la tension monter. Le vétérinaire n'était pas loin et pouvait être dérangé en pleine nuit d'un coup de vélo. La naissance d'un animal était une péripétie, tout lc mondc vibrait, c'était presque comme s'il s'agissait d'un congénère bipède. Le temps s'arrêtait, les voisins retenaient leur souffle. Puis on apprenait que le petiot était une femelle ou un mâle, une génisse ou un veau, qu'on allait voir au matin, émerveillés, la larme à l'œil. Les pécores aimaient leurs animaux. Ils en étaient fiers. Nous, les citadins, on nous prenait un peu de haut, on avait une DS et eux un tracteur, on n'était quand même pas du même monde, vous comprenez, mais cet amour des vaches, ces attentions nous touchaient au fond du cœur. Elles nous unissaient, car, telle la Légion étrangère en terre païenne, on partageait les mêmes émotions. Et puis on venait voir le petit veau. Habilitée à approcher, la petite Isabelle lui faisait des gouzi-gouzi sous le menton, sous les rires des enfants. C'était beau, c'était les vacances. C'était le cycle immuable de la vie, tout le tralala. C'était un plongeon dans le cœur du peuple français, de la réalité champêtre, d'un temps où l'on ne se posait pas tant de questions, un temps où Google était encore le blaze d'un chanteur de rock, Mr. Google Eyes, immortel créateur de *Rock my Soul* en 1951[17].

Mais ce qui devait arriver arriva. Le jour redouté où, quelques jours plus tard, le camion de l'affreux boucher venait chercher le nouveau-né. Notre mascotte, un enfant comme nous, le trognon petit veau, partait à l'abattoir. Le pécore voulait garder le lait et il vendait le petiot. C'était son taf. Cette fois, l'émotion était à son comble. Les fermiers essayaient de faire ça discrètement, à l'aube, un peu péteux, mais tout le patelin était vite au courant. Le lendemain, les enfants s'annonçaient la nouvelle, prenant soudain conscience de cette inique mort programmée. Les enfants des citadins ne comprenaient pas. Ils demandaient à leurs parents que le boucher ne vienne pas. Mais c'était trop tard, et les mômes digéraient cette violence chacun dans leur coin, comme ils pouvaient. Dans le fond, nul ne doutait que c'était un affreux « mal nécessaire » pour pouvoir chourer tranquille le lait du chérubin. Il fallait accepter cet inéluctable carnage, c'était la règle. Tu te démerdais comme tu pouvais pour encaisser.

On te disait des trucs pas très convaincants, genre « C'est comme ça, ne pleure pas » et même « Tu veux un chocolat au lait chaud ? » pour qu'on avale la pilule du lait volé au petit veau. C'est tout ce qu'ils avaient trouvé comme solution pour nous endormir. Ça rendait les adultes louches. Ça rendait le monde, jusque-là plutôt ensoleillé, hypra moche. Ouais, c'est ce que je ressentais, enfant. Il fallait parvenir à se déconnecter de ses émotions. À ne pas les sentir. Il fallait anesthésier ce merdier. Il fallait refouler cette trahison des adultes, faire comme si on acceptait.

Dans le fond, c'était comme dans *Le Loup et l'Agneau*, à l'école : la raison du plus fort était la meilleure. Mais j'étais du côté de l'agneau, et je n'acceptais rien de cette saloperie. Faut croire que

17. Voir mon anthologie 3 CD *Race Records - Black Rock Music Forbidden on U. S. Radio 1942-1955*, Frémeaux et Associés, 2015, qui contient le tube de Mr. Google Eyes *Rock my Soul*.

je n'ai jamais avalé ces histoires de « mal nécessaire », puisque je suis aujourd'hui, ici, à vous raconter ça. À l'époque, je suis vite passé à autre chose, je suppose. J'étais trop petit pour devenir martien.

J'entends d'ici les sarcasmes de mes congénères narquois, ce qui donne à peu près ça: « Ah, c'est ça qui a suffi pour le traumatiser, le Blum? C'est tout? C'est pour ça qu'il nous fait chier depuis? C'est pour ça qu'il se goinfre de carottes bouillies? Remarque, c'est son droit, ça laisse plus de ris de veau aux autres! Ha, ha, ha! » En réalité, pas du tout, puisque j'ai continué à carburer à l'escalope de veau: il y en avait toujours dans le frigo chez nous. Je ne sais pas comment j'ai fait, d'ailleurs, comment j'ai pu faire abstraction de la lamentable réalité de cette vache dévastée qui meuglait comme un veau parce qu'on lui avait pris son petit. Rien que de penser au petit veau qui ne voulait rien d'autre que voir sa mère et qui s'est retrouvé égorgé, les pattes en l'air dans un hangar sordide, j'ai les plombs. Le pire, c'est que je n'ai pas spécialement été en état de choc après cette sale histoire. J'aurais sûrement dû. J'aurais dû criser, faire un esclandre, sauver la vie de cet animal qui comme moi était un enfant. Non. J'ai seulement été choqué, mais c'est déjà ça. L'honneur est sauf. Ceux qui n'ont pas ou n'auraient pas été choqués ont un cœur hors service. Te voilà prévenu, j'ai le palpitant qui palpite et je m'en vante.

J'aimais aussi aller voir les minuscules clapiers des lapins et leur captivité me pesait. On ne pouvait même pas les toucher. Ils ne toucheraient jamais rien de vivant, excepté quelques paluches de fermier. Un peu comme les taureaux dont le sperme sert à l'insémination artificielle, qui baisent des mannequins en inox couverts de peaux de vache toute leur vie et ne toucheront jamais une vraie meuf. Je trouvais ça sordide sans connaître encore le mot « sordide ». Je leur filais des pissenlits, ils kiffaient. Et des fleurs, ils les mangeaient, gloups, comme si c'étaient des bouts de carotte.

J'aimais attraper des têtards et les relâcher avec soin, je ne leur faisais aucun mal, contrairement à Joël, le cruel gamin de la ferme d'à côté, qui les éclatait à coups de marteau sur le bord de l'abreuvoir en rigolant comme un con — ce qui me révoltait intérieurement. Révulsé sans oser protester, je lui proposais d'aller jouer ailleurs pour les sauver. J'aimais tous ces animaux si ingénieux et si mystérieux. Je n'étais pas « normal ». J'étais « trop sensible » dans un monde dont la suffisance n'avait d'égale que l'insuffisance. Et j'adorais mon clebs Lucky, le splendide setter irlandais avec lequel je jouais des heures. J'allais explorer la cambrousse à vélo. Observer les vaches. Écouter les oiseaux. Essayer d'apercevoir les vairons dans le courant du Sioulet. Et puis, on est rentrés à la ville, où les animaux avaient la forme de petits paquets rectangulaires. Et toute cette réalité, les vaches, les petits pots de lait, la fontaine, le goguenot, le petit veau sacrifié sur l'autel de la norme, pouf! Disparus.

En fait, les indigènes de Prades étaient plutôt d'accord avec moi puisque, de l'autre côté de la route, se trouvait un élevage industriel de poulets que tout le monde détestait: les affreux Valleix. Ça, je n'avais pas eu le droit d'aller voir. Personne ne pouvait entrer. Les gens en parlaient comme d'une honte — parce que ça sentait très mauvais et non parce que c'était une honte de faire ça à des oiseaux, je vous rassure. Parfois, sautant la haie touffue, traversant la route, le doux parfum des déjections de milliers de poulets parvenait jusqu'à nos narines pendant le déjeuner. On fuyait aussitôt la zone en râlant. On en était déjà là en 1967. Alors imaginez les dégâts maintenant. Je suis retourné à Prades, il y a quelques années: Valleix avait racheté tous les prés où paissaient naguère les vaches du coin, en contrebas du village.

À perte de vue, des hangars à poulets, fierté économique de la région, couvraient ce qui jadis fut un bocage aux haies pleines de nids. J'ai eu envie de vomir.

CHAPITRE 3

Paris-New York

Il n'y a d'homme plus complet que celui
qui a beaucoup voyagé, qui a changé vingt fois
la forme de sa pensée et de sa vie[18].

Lamartine

Je préférais la vie citadine, où l'on ne touchait pas la boue, où l'on ne sentait pas la puanteur des étables, où les cagouinces étaient éclairés et chauffés, et où l'on mangeait des escalopes de veau qui n'avaient absolument rien à voir avec les abattoirs.

J'ai détesté l'école jusqu'au cours élémentaire deuxième année, où un instituteur sévère mais juste, répondant au nom de M. Roquelaure, m'a ouvert l'esprit. J'ai tout de suite adoré ce type, qui punissait les élèves en leur collant un grand coup de règle sur les mains présentées à plat, à l'horizontale. Il avait une grande règle jaune terrible d'un mètre de long, qu'il utilisait pour tracer des traits rectilignes impeccables à la craie sur le tableau noir. Si tu retirais tes mains quand il frappait, le tarif était un coup supplémentaire. Il mettait ces punitions corporelles en scène et on flippait tous de devoir y passer. Du coup, personne ne bougeait un sourcil et on bossait. J'ai eu droit à au moins deux ou trois dramatiques coups de règle, c'était comme ça en

18. Alphonse de Lamartine, *Voyage en Orient*, 1835.

ce temps-là. Pourtant, quand j'y repense, ça ne faisait pas bien mal, mais l'impact psychologique de cette exécution publique sur l'estrade de la classe était très efficace. Ça claquait, paf! — on était effarés et personne ne mouftait pendant un mois.

J'ai écouté M. Roquelaure attentivement durant une année scolaire pendant laquelle j'ai compris qu'il existait un monde hors de ma cité de la Vallée aux Renards. Il était passionnant et fin. La vie commençait. Flash-back. Avoir sept ans à nouveau... ah oui, j'oubliais : M. Roquelaure était noir. Tout noir. En plus, il s'habillait d'un costard noir impeccable et d'une cravate noire. Il trimballait une sacoche noire. Seule sa chemise était blanche.

J'avais dix ans quand on a déménagé 4, rue Marguerin, à Paris, près du métro Alésia. Cinq pièces pour une famille de cinq, fini la banlieue où je n'avais pas le droit de sortir de ma sinistre tour. Le midi, je sortais mon chien et c'était le meilleur moment de la journée. Je vivais une histoire d'amour avec ce sublime setter roux ; enfin libre, je l'emmenais en laisse dans tout le quartier à l'heure du déjeuner. Je faisais les quatre cents coups avec mon clebs Lucky dans le quartier du parc Montsouris et je rentrais juste à temps pour repartir à l'école, sans manger ou presque.

Et, contrairement à l'école de L'Haÿ-les-Roses, où je ne m'étais jamais fait un copain (je n'avais pas le droit de sortir de chez moi, alors forcément ça limitait les relations sociales), j'ai enfin trouvé un ami en cours moyen (CM2). Les élèves avaient neuf ou dix ans, mais dans ma classe, j'avais un pote de treize ans, un Tunisien noir redoublant. Je n'ai jamais su pourquoi sa famille avait débarqué à Paris. Pas facile d'être noir en Tunisie, à mon avis. Raouf était très en retard sur le programme de septième. Il faisait au moins une tête de plus que tout le monde, il était imbattable aux billes et c'était le caïd de l'école du 12 Alésia. On est devenus inséparables dans la cour de récré. Il vivait dans un deux-pièces exigu avec ses frères et sœurs, cité Annibal. Son père était gardien de nuit et dormait dans la chambre du fond pendant la journée. Les Abdelkrim étaient très gentils. Ils m'offraient des trucs et étaient très hospitaliers. Tous les midis, Raouf devait dénicher un kilo de pommes golden à la fermeture du marché pour moins d'un franc et rapporter son butin à la famille. Je l'accompagnais avec mon chien. On se baladait sur le marché de l'avenue du Général-Leclerc ou de la rue Bezout, et le vent de la liberté soufflait sur mon nouveau territoire, dans ma ville, la ville de Paris. Les pommes golden étaient le nirvana des enfants. Elles étaient sucrées, succulentes. Je vivais enfin, tout fier, mon chien en laisse.

J'avais deux amis : Raouf et Lucky. J'étais heureux avec eux. Pourtant, quand j'y repense, c'était pas courant d'avoir un ami noir. En ce temps-là, les Noirs n'avaient pas encore le droit de vote dans un tiers des États-Unis.

Raouf avait gagné toutes mes billes, que je lui avais rachetées avec mes économies : normal, il était le champion de l'école. Et, en fin d'année, je n'ai plus eu le droit de le fréquenter, à cause de mon argent de poche disparu. Mais les deux rencontres qui m'avaient jusque-là le plus marqué étaient mon ex-instit M. Roquelaure, et Raouf, deux Noirs. Je n'avais rien calculé de tout ça. Raouf, c'était le leader et c'était mon pote, je me foutais pas mal qu'il fût le seul Noir de l'école. Mais il faut bien comprendre que, pendant des siècles, la mentalité en France avait considéré les Africains comme des gens inférieurs, sans cœur, sans foi ni loi, et sans rien qui vaille dans la tronche. En conséquence, leurs sentiments, leurs souffrances pendant des siècles, ça n'avait pas compté, il fallait oublier ça pour pouvoir les exploiter. Comme si la culture et l'intelligence avaient quelque chose à voir avec la sensibilité, la souffrance. En gros, c'était comme pour les veaux ou les poulains, ça ne comptait pas, c'étaient des êtres inférieurs. Attention, je ne compare pas les hommes à des animaux, je compare l'attitude des racistes à l'attitude des spécistes qui pensent qu'ils sont la race supérieure, qu'ils ont le droit de faire ce qu'ils veulent avec les autres espèces, que c'est de droit divin, tout ça.

Chez ma grand-mère Margot, la nounou que j'adorais appelait les Maghrébins des « bicots », on n'aimait pas ça, mes parents nous avaient expliqué qu'elle était con de dire ça, que c'était mal, et on s'en moquait entre nous. Mais on riait un peu jaune quand même. Mon grand-père Jean (né en 1899), un homme cultivé à l'âme d'artiste peintre, n'était pas du tout comme ça mais, comme notre nounou, il avait sûrement eu pour livre de classe le même effarant livre, au programme avant la guerre de 14, un tissu de conneries écrit par le ministre de l'Instruction publique Paul Bert en personne, où l'on pouvait lire : « Les Nègres (fig. 23) ont la peau noire, les cheveux frisés comme de la laine, les mâchoires en avant, le nez épaté ; ils sont bien moins intelligents que les Chinois, et surtout que les Blancs. [...] Il faut bien savoir que les Blancs, étant plus intelligents, plus travailleurs, plus courageux que les autres, ont envahi le monde entier, et menacent de détruire ou subjuguer toutes les races inférieures.[19] »

Donc, être raciste, c'est comme être spéciste, c'est surtout une question d'éducation. On revient de loin. Seulement voilà, moi je n'avais pas lu ce con de Paul Bert, dont le nom orne encore les rues un peu partout en France. Mon expérience perso me disait qu'ils étaient, jusqu'à preuve du contraire, plus humains et plus cool que les autres. Je ne pouvais pas imaginer que certains déconsidèrent les Noirs, j'aurais trouvé ça aussi stupide qu'infondé. Au contraire, les Noirs avaient un grain de mystère. Ils étaient attirants, comme Harry Belafonte dont j'adorais le disque, ou comme Sidney Bechet dont mes parents, ma tante et mon autre oncle étaient fans.

D'ailleurs, Ben, le meilleur pote de mon oncle Jean-Max, était noir lui aussi. Il était magistrat à l'île Maurice, il ressemblait un peu à Harry Belafonte, et c'était un ami de la famille. Je ne savais pas qu'ils étaient amants, tu parles. Bon, résumons donc en disant que j'ai grandi dans une ouverture d'esprit vraisemblablement supérieure à la moyenne. Ma grand-mère Margot était directrice de l'école Nestor-Perret à Clermont, elle avait de l'instruction, de l'autorité et savait transmettre les infos aux gamins. Je l'adorais. Chez nous, pas de tabous, à part les religions et les nazis, qui avaient déporté Jean, le frère de ma grand-mère

19. Paul Bert, *La Deuxième Année d'enseignement scientifique* (sciences naturelles et physiques), 34e édition, Paris, Armand Colin, 1896. Polytechnicien catholique janséniste, professeur de physiologie et membre de la Société d'anthropologie de Paris, Paul Bert participa activement à la diffusion de thèses racistes. Ministre de l'Instruction publique de la République française, il publia plusieurs manuels scolaires au programme des écoles et collèges dont celui-ci, en usage national jusqu'en 1914. Président d'honneur de la Société pour la protection des colons et l'avenir de l'Algérie, il milita contre le principe d'accorder des droits politiques aux indigènes.

Marthe. Et Jean n'était jamais revenu, ce qui était une cicatrice, une souffrance terrible pour Marthe et son frère Claude, mon grand-oncle.

Chez moi, on était athées, laïques à fond, démocrates, on aimait le jazz (mon père, sa sœur Marie-Claude et mon oncle Francis étaient fans de jazz New Orleans), et on n'avait donc rien contre les Noirs. On aimait le progrès. On aimait notre époque, les fabuleuses années 1960, où tout était neuf, où tout changeait, où le vieux monde commençait à sombrer. Ma mère avait reçu *Rubber Soul* des Beatles à Noël, je m'en souviens encore.

Bon, tu croyais avoir acheté un plaidoyer végétalien et je te parle des Noirs et des Beatles, tu dois être déçu. Eh bien, justement, 1967 est l'année où les Beatles, de retour d'Inde, sont devenus végétariens ! C'est sous leur influence que le mouvement végétarien a commencé à se développer chez les jeunes en Angleterre.

À dix ans, ma passion pour les bandes dessinées était dévorante. Parti des livres sur les animaux, je me passionnais pour les sciences naturelles, le cosmos, les fusées, les plantes et, bien que nul à l'école, je voulais tout savoir. Je lisais les encyclopédies *Tout l'Univers* de A à Z, et la lecture était devenue une fabuleuse mine d'évasion. Les BD faisaient peu à peu de moi l'espèce de Mister Spock que je rêvais de devenir. Ma vie a changé quand j'ai lu *Le Nid des marsupilamis,* un chef-d'œuvre de tendresse animalière d'André Franquin. Tout à coup, j'ai pris conscience de ce qu'étaient vraiment nos amis les Terriens — et les marsupilamis n'étaient pas n'importe quels Terriens.

On m'offrait des bouquins sur les animaux encore et toujours, tandis que mon père me bombardait de BD. J'étais abonné à *Spirou*, un hebdo où vivait ma tribu, le flagada, Spip, la mouette et le chat de Gaston. Mal dans ma peau, détestant l'école, déjà autodidacte, je créais mon propre monde seul, sur une planète où évoluaient Johan et Pirlouit, les Schtroumpfs, les marsupilamis, Idéfix, Fantasio, Tintin et Milou.

Arrivé au lycée, je lisais bientôt *Rahan, Le Grand Duduche,* Gotlib, *Iznogoud, Lucky Luke et Jolly Jumper, Blueberry* et *Les Pieds nickelés* de Pellos comme de Forton, dont mon père était fan. De plus en plus le trip télévision en famille m'ennuyait, et je me planquais dans ma piaule pour lire et relire ces chefs-d'œuvre d'art modeste. Je me forgeais une identité : j'étais l'ami des animaux devenu un fanatique de BD. Les bandes dessinées étaient la preuve indiscutable que de véritables humains existaient bien sur Terre, puisqu'ils étaient capables de réaliser ces merveilles. J'ai été notamment marqué par l'album *Chaminou et le Khrompire,* de Raymond Macherot, un chef-d'œuvre du neuvième art pour jeunes ados, un pastiche de série noire où Chaminou le détective poursuit un affreux léopard évadé, viandard récidiviste emprisonné, dans un pays où tous les animaux sont végétariens et bouffent des nouilles.

Toutes les publications où l'on trouvait des dessins étaient mes amies. J'étais un admirateur de Sempé, de Jijé comme de Walt Disney. Pour moi, Bécassine, Barbarella et Rembrandt, même combat. *Le Sapeur Camember, Iznogoud* ou *Little Nemo,* c'était le même kif, le talent à l'état pur. J'étais un vrai critique d'art et ne ratais pas une occasion de rencontrer mes héros : Franquin, Peyo, Hergé, Gotlib, Jidéhem, Roba, je les ai tous connus à des salons où ils dédicaçaient leurs œuvres. Benoît Brisefer, Boule et Bill étaient mes meilleurs amis.

J'avais douze ans quand, avec mon copain de classe Didier Sassiat, un fan de *Pilote* comme moi, on a créé le magazine de BD amateur *Le Petit Cancre illustré,* qu'on dessinait nous-mêmes. On l'imprimait en mauve avec une ronéotypeuse à alcool que m'avait offert un collègue de mon père, le réalisateur Jean-Jacques Annaud.

***

Avec l'acquisition de la chatte Touille, sublime angora à trois couleurs, mon rapport aux animaux a évolué. J'étais le Maître. J'étais fasciné par les dompteurs, et puisque ces animaux m'appartenaient, ils devaient m'obéir, me respecter, bref, supporter mes caprices d'enfant. Touille n'avait rien à cirer de mon délire de contrôle et me griffait cruellement dès que je faisais mine de l'emmerder. Je devenais un expert en pugilat avec les félidés, esquivant, piquant, caressant par-derrière jusqu'à ce que la chatte Touille me destroye la main d'un coup de patte sanglant.

J'optai alors pour les gants de ski et j'abusais de Touille comme un connard de gamin. Je l'aimais tellement que je la voulais toute pour moi. Mais les chattes, ça ne fonctionne pas comme ça, et nos rixes furent sanglantes. Elle a bientôt donné naissance à plusieurs descendants et notre appartement est devenu une petite ménagerie.

Je rêvais d'Afrique, d'Asie, de Tarzan, de Rahan. Je voulais vivre en slip de panthère en haut d'un arbre et faire partie d'une tribu d'animaux sauvages. Je ne me posais pas encore de questions sur l'alimentation, j'étais viandard par défaut. J'aimais manger la chair animale. Je n'imaginais pas qu'on puisse manger autre chose, voilà tout.

Dès l'âge de dix ans, je prenais le métro ou le bus deux fois par jour pour aller au lycée. Je passais des heures dans le dur. En attendant de sortir un jour de ce ciel de faïence, je jouais le Tarzan dans ma classe. Les élèves étaient ma tribu d'animaux et, après des années de profil bas, j'avais pris de l'assurance au lycée François-Villon, porte de Vanves. Je dominais mes camarades en jouant les terreurs. J'étais devenu le pitre de la cinquième A, et tout le monde connaissait mon obsession pour la BD, les animaux et mon bon niveau en français, résultat de mon intérêt pour la lecture. J'étais aussi premier en anglais grâce à une prof géniale, Mme Beigbeder, qui nous enseignait le rosbif avec une méthode strictement audiovisuelle. Pas d'écrit, on répétait des sketchs entendus sur un magnétophone et on retenait les mots. L'action était racontée en dessins projetés sur le mur du fond de la classe à l'aide d'un projecteur de diapositives.

J'étais doué pour les langues mais, dans l'ensemble, j'étais le dernier de la classe, le cancre militant, le déconneur, le provocateur. Premier en dictée, dernier en grammaire. Je savais écrire intuitivement, mais la mécanique des mots ne m'intéressait pas plus que celle des bagnoles. Ce qui me branchait, c'était les idées, le rêve. J'étais devenu le caïd de ma classe et je chopais tous ceux qui résistaient. Jusqu'au jour où Christian Flaesch, futur chef de la police judiciaire de Paris nommé par Sarkozy, m'a rendu la monnaie de ma pièce. Fils de flic, futur flic, il se trouve que Flaesch était plus costaud que moi. Il ne s'est pas laissé faire et m'a foutu une raclée, ce qui m'a mis hors de moi. J'étais battu.

Il n'a sûrement pas oublié ce coup d'éclat puisque dans *Grand Seigneur* (le magazine viandard « cuisines et vins » franchouille de *Technikart*) du 15 août 2012, on pouvait lire une interview de lui : « À l'école, dans la cour de récréation, il préférait incarner le gendarme plutôt que le voleur. » On prenait aussi le même bus pour rentrer du lycée, et peut-être Flaesch n'a-t-il pas oublié non plus, une fois la tension retombée, une longue discussion où il m'exposa son point de vue ordinaire et conformiste de poulet en herbe. Je me revois encore sur le trottoir de la Porte d'Orléans lui expliquer avec émotion mon aspiration à tout plaquer pour vivre enfin libre comme Tarzan dans son arbre. Je me suis bien lâché ce jour-là et, évidemment, il s'est encore plus moqué de moi. Mais le sort en était jeté : il serait un perdreau et je serais l'homme de la jungle. Je ne pouvais plus reculer maintenant. Il fallait que je trouve un calcif à la hauteur de mon ambition.

***

On habitait pas loin de Denfert et du quartier Latin. En mai 68, on a vu des manifs tourner au vinaigre au coin de notre rue. L'école était en grève et on a été se planquer chez les grands-parents, à Clermont-Ferrand et à Chamalières, où l'on a passé cette période de turbulences et de violence. Moi, j'étais du côté des étudiants, comme mon père. Sa boîte, Image et Publicité, produisait des films de réclame en face de la Bourse du commerce, au 2, rue du Colonel-Driant. Il était directeur de production salarié et avait une adjointe adorable, Nicole Leguernec.

Un beau jour, j'ai été autorisé à le rejoindre au bureau, seul, en métro. La ligne était directe d'Alésia à la station Les Halles. Mon père m'a accompagné une fois, il m'a montré la sortie à prendre. Il restait trois cents mètres à parcourir dans la rue Rambuteau, le long de l'énorme et fabuleuse église Saint-Eustache.

En 1968, il y avait une bouche de métro sur le trottoir devant l'église, du côté de l'actuel parvis. C'était bien avant que ce quartier devienne une zone piétonne. En face de Saint-Eustache, là où se trouvent maintenant des jardins, se dressait l'immense halle à la volaille de Paris. Des milliers d'oiseaux égorgés y étaient pendus par un pied, les ailes grandes ouvertes. Dans la rue

Rambuteau circulaient des chariots à main couverts d'oiseaux égorgés, poussés par des bouchers volaillers aux tabliers maculés de sang. Ils portaient de petits chapeaux blancs ridicules, genre chéchia tunisienne. Les louchébems déambulaient, affairés, gauloise au bec, dans une rue couverte de sciure, de duvet et de quelques plumes éparses. Je me souviens d'un triporteur couvert de faisans morts, cahotant sur les pavés. Bien alignés, les oiseaux fraîchement dézingués perdaient leurs dernières gouttes de raisin, ploc, ploc, du haut de leurs chariots. Vision d'horreur, c'était du sang mêlé à de la pisse de rat qui coulait dans le caniveau. En fait, tout le long de la halle, le sang couvrait le sol de la rue Rambuteau. Littéralement. La sciure mélangée au sang formait une sorte de gadoue coagulée autour du duvet de poulet, des mégots, des poussins écrasés tripes à l'air, des œufs cassés, des tickets de métro poinçonnés et, comme dans la chanson, des confettis formés par les trous des tickets. Cette merdouille puait la mort à plein nez. L'odeur était âcre, violente. L'odeur du sang, l'odeur de la souffrance, l'odeur de la mort et de la merde d'oiseau mélangées. Tout en le trouvant ignoble, j'étais fasciné par ce spectacle sacrificiel qu'on ne voyait pas à la télé. Ça cavalait dans tous les sens, les camions frigos livraient, les bouchers tranchaient, étripaient, les poules, les cailles, les dindons étaient empilés partout, tels des objets, ils étaient tripotés sur les étals de ces bouchers toujours de bonne humeur, toujours rigolards. Ça vous dépotait des entrailles à tour de bras, ça vous jetait des boyaux sanguinolents dans des bidons géants à longueur de journée.

Je n'oublierai jamais la vulgarité de cette violence ordinaire, anonyme et validée, autorisée, banale, normale. Et cette violente puanteur de musc qui me soulevait le cœur quand je marchais dans les flaques de sang, de sciure et de duvet souillé. Quel cauchemar. J'aimais les oiseaux.

***

C'est à cette époque que mon père bienveillant a tenté de répondre à ma passion des animaux et de la nature en m'offrant des cours d'équitation. Mon cousin germain, Frédéric Blum (devenu cinéaste depuis), et moi partagions un culte absolu pour les équidés. Je me souviens que, tout mômes, on avait été choqués par une boucherie chevaline qui, entre des panneaux « N'engueulez pas le patron… la patronne s'en charge » et « Crédit est mort », avait eu le bon goût d'accrocher « Vous avez perdu au tiercé, vengez-vous, mangez du cheval ! » On était outrés. Son père, mon oncle Francis, m'avait offert un appareil photo Voigtländer et, sur une idée de Frédéric, j'avais pris une photo de la boucherie à la sauvette pour l'envoyer à la Société protectrice des animaux, en guise de protestation. Tous les vendredis soir, mon père m'emmenait au manège de Roseville, à Neuilly, où j'avais droit à un cours d'une heure en manège avec Jean-Philippe Escudier, du Cadre Noir. J'étais passionné et je savais tout des chevaux. Je les respectais. Frédéric et moi sommes devenus les cavaliers de la famille.

Parfois, en vacances, on allait monter au ranch du coin, et j'étais le roi des balades à cheval. Je tenais bon au galop, et j'ai commencé à apprendre le saut d'obstacles. Je ne pouvais pas imaginer qu'on bouffe un dada. Ça dépassait l'entendement, bien sûr. Pourquoi pas les chats ou les chiens pendant qu'on y est ? J'étais loin de me douter que la moitié de l'Asie consommait des clebs et des matous comme si c'étaient des tomates. Dix millions de chiens par an, rien qu'en Chine. Bah, au Cameroun, ils bouffent bien des singes ; et en Nouvelle-Guinée, ils dévorent des hommes. Fais pas ta chochotte, tous les goûts sont dans la nature.

***

J'avais treize ans quand ma petite sœur de sept ans a joué avec les allumettes dans la chambre des parents. Une allumette est tombée sous le lit qui a pris feu et toute la chambre s'est embrasée en un clin d'œil. Tous les meubles en merisier étaient flambant neufs, mon père venait d'acheter une garde-robe entière. En courant avec des casseroles d'eau, il a hurlé « Bruno ! Appelle les pompiers tout de suite ! Vite ! » Quand je suis revenu du téléphone, la pièce était une fournaise. Touille hurlait du fond de la penderie où elle s'était réfugiée, tout au fond de la chambre. Les flammes attaquaient le couloir, la salle de bains, tandis que je prévenais les voisins du dessus, qui ne voulaient pas croire que notre appartement brûlait. Les pompiers sont arrivés à temps avec leur grande échelle et ont sauvé Touille d'une mort atroce. Ils ont aussi sauvé ma collection de BD. À partir de ce jour-là, Touille n'a plus supporté qu'on l'approche ni qu'on la caresse et elle me griffait sauvagement. Elle a même failli me crever un œil, une fois. Bien fait pour ma gueule. Les gants de ski manquant d'efficacité pour obtenir des caresses, je me suis calmé un peu. Mais j'ai mis un certain temps à admettre que les animaux étaient des Terriens avec le droit de vivre peinard, autant que les bipèdes triomphants.

***

L'appartement cramé, du jour au lendemain, on s'est retrouvés à la rue, avec ma petite sœur et notre chatte traumatisées. On est partis directement en voiture chez nos grands-parents. Retour à Clermont-Ferrand. Mon père, qui avait monté une boîte de production de films publicitaires, était en train de faire fortune pile à ce moment-là. Son père, Pierre, un modeste tailleur clermontois, est rentré avec nous à Paris, quelques semaines plus tard. On a déménagé tout ce qui pouvait encore servir malgré une odeur de brûlé omniprésente sur tous les objets. Et, de notre banal appartement parisien, on a emménagé dans un luxueux deux cent cinquante mètres carrés au Val d'Or, sur les hauteurs de Saint-Cloud, la banlieue la plus chère de l'Île-de-France.

À l'étage du duplex, la chambre des parents, une pièce aux murs de verre, trônait au centre d'une spectaculaire terrasse de deux cent cinquante mètres carrés supplémentaires, qui formait le toit de l'immeuble. De notre coteau, on avait vue sur le bois de Boulogne, l'hippodrome de Longchamp, La Défense, Paris, Montmartre, la tour Eiffel — la totale.

Touille a beaucoup aimé la moquette de deux centimètres d'épaisseur, d'une couleur différente dans chaque pièce. Toche, mon teckel qui avait succédé à Lucky, complétait ce tableau de nouveau riche. Ma mère travaillait désormais avec mon père, et nos parents ont disparu. Ils ont refilé notre garde à une jeune employée de maison, Andrée. On les voyait tard le soir, parfois le week-end et lors de vacances au ski. Mes deux oncles avaient fait fortune eux aussi, ça faisait bizarre, ça changeait drôlement de la cité de la Vallée aux Renards, où l'on était encore trois ans plus tôt.

Francis était dans les affaires et mon oncle Jean-Max était devenu le bras droit du promoteur immobilier fondateur de la station de ski Avoriaz, où toute la famille Blum allait maintenant en vacances. Jean-Max avait un appartement là-bas et il possédait un saint-bernard, Léo, que j'emmenais promener. Mes plus beaux souvenirs d'enfance sont les jeux avec ce chien gigantesque, seul avec lui dans la neige vierge et profonde des pentes d'Avoriaz.

J'étais dingue de la montagne. Dans la fiche de renseignements remplie en début d'année au lycée, on nous demandait ce qu'on voulait faire plus tard. Je répondais invariablement « photographe d'animaux sauvages en Afrique », comme Christian Zuber qui prenait les photos détachables de *Télé 7 Jours* que je collectionnais. À force de lire sur la nature, les animaux, j'étais devenu incollable.

Les rares cours qui m'intéressaient au lycée étaient les sciences naturelles. Je m'ennuyais à mourir en classe et je dessinais pendant les cours de maths, auxquels je ne comprenais rien. Chaque seconde de classe était une torture. J'exécrais l'Éducation nationale. Je rêvais du jour lointain où je pourrai enfin quitter le lycée. Les cours de sciences naturelles m'ennuyaient comme les autres : je savais déjà l'essentiel de ce qu'on y enseignait. Je demeurais encore et toujours l'un des derniers de la classe, loin dans mon exploration solitaire du monde, qui passait essentiellement par l'hebdomadaire *Pilote* et la *Rubrique-à-Brac* de Gotlib, qui me faisait rire aux larmes.

Mes histoires préférées étaient celles du Pr Burp décrivant les animaux : le zèbre, l'éléphant, etc. L'absence de plus en plus marquée de mes parents contribuait à l'état d'esprit d'indépendance et de marginalisation qui nous submergeait peu à peu, mes deux sœurs et moi. Il faut bien que je vous raconte un peu tout ça. Difficile de raconter sa vie en ne parlant que de bouffe, vous êtes marrants, je voudrais vous y voir. Devenir végétarien, ça passe par l'acceptation, voire le désir, de ne pas faire comme tout le monde. Pour assumer sa différence, il faut être sûr de soi, il faut être fort. Je vivais en reclus avec mes BD dans ma chambre à baies vitrées, où étaient conviés de rares copains.

En plus de la BD, la puberté venant, je me passionnais aussi pour le rock, quintessence de la marginalité. Je me sentais de plus en plus à part dans un monde conservateur et insensible à l'excitation du rock comme à la beauté des arts graphiques, que je vénérais. J'ai débarqué en quatrième en milieu d'année au lycée de Saint-Cloud, austère et sévère. L'ambiance était bien différente de celle du lycée François-Villon de la Porte de Vanves, pas loin des locaux du journal *Actuel*, qui distribuait gratuitement ses invendus à la sortie des classes. En sixième, j'étais trop jeune pour *Actuel*, mais c'est avec leurs numéros gratuits que j'ai découvert les dessins de Shelton et de Crumb. À Saint-Cloud, c'était plutôt des tracts de droite qu'on te filait à la sortie. Mon père lisait *Charlie Hebdo*, et je suis devenu un fan inconditionnel de Reiser, de Wolinski et de Cabu, qui était végétarien. Attiré par les BD, à quatorze ans, j'ai fini par lire aussi les articles qui paraissaient dans ces journaux pour adultes. *Méchamment rock,* de Jackie Berroyer (le comédien), Cavanna et Delfeil de Ton ont formé mon esprit à tout questionner de la société de consommation.

Dans *Charlie*, je lisais aussi les articles d'une certaine Paule, qui consacrait sa colonne à la protection animale. Elle décrivait les horreurs de la condition des animaux et sa révolte me semblait indissociable de l'esprit contestataire de l'époque. Pourtant, Paule était la seule à faire ça dans la presse française, croyez-moi.

J'étais le premier à faire grève au lycée où, dès la cinquième, j'étais devenu un rebelle. Avec Gilles Hurtebize, un copain du lycée François-Villon dont le père était reprographe, on avait créé un nouveau magazine de BD, beaucoup plus réussi : *Le Potache*. On dessinait sur des calques et son père réalisait des tirages en héliogravure (tirages de plans pour architectes) dans son atelier au coin de la rue Asseline, à cent mètres des locaux d'*Actuel*.

On idolâtrait Gotlib. Je copiais initialement ses dessins, et j'écrivais pour Gilles les scénarios d'un pastiche de *Tintin* volontairement débile, « Les aventures de Tonton et Moulu ». On déconnait à fond. Je dessinais aussi une BD animalière, les histoires urbaines d'une araignée, d'un pou (Momo le morbaque de Gotlib) et d'un doryphore restées inédites : les aventures de Gligli, Poupoutte et Radada. On était encore assez mauvais, mais la BD était devenue notre raison de vivre.

L'équipe du *Potache* s'est enrichie d'un autre copain de classe, un brillant collaborateur. Jean-Marie était le fils de l'humoriste et comédien Francis Blanche (acteur célèbre, notamment pour son rôle dans *Les Tontons flingueurs* : « Touche pas au grisbi, salope ! »), qui était aussi le principal complice de Pierre Dac. Jean-Marie Blanche avait aussi treize ans. Il m'a énormément influencé. Comme ses sœurs, Jean-Marie Blanche avait une solide éducation classique. Il m'a fait découvrir Serge Gainsbourg avec *Melody Nelson*, une révélation de taille qui me rapprocha encore un peu plus d'une sensibilité british qu'on découvrait avec le rock de Ten Years After, de Led Zeppelin. Quand il ne connaissait pas quelque chose, Blanche avait pour réflexe d'ouvrir immédiatement un volume de l'énorme *Encyclopedia Universalis* offerte par son père, et il cherchait l'information. À mon tour, j'ai pris cette habitude décisive de consulter le dico. Son intelligence, sa culture, son esprit vif, sa repartie et son humour habitaient ma vie. On est devenus inséparables, les meilleurs amis du monde. Jean-Marie admirait son célèbre père, dont on ne ratait pas une apparition à la télé. Il me faisait découvrir l'irrévérence de Francis Blanche, un poète excentrique qui se tournait pour que ses enfants lui bottent le cul en guise d'au revoir. Ajoutez l'ingrédient rock à cet univers, et vous comprendrez que votre serviteur et auteur de ce bouquin sur le développement personnel devenait rapidement un esprit libre, émancipé très tôt — et d'autant plus solitaire.

À quatorze ans, on n'était pas beaucoup à écouter Jimi Hendrix et Ten Years After à Woodstock, dans le petit monde conservateur des ados de cette banlieue friquée, croyez-moi. Mon père achetait des disques de rock parce qu'il aimait leurs pochettes délirantes, mais il ne les écoutait pas. The Jimi Hendrix Experience à l'Albert Hall, Rolling Stones *N. 2*, Ekseption, Santana, Deep Purple, Isaac Hayes, Ray Charles, Terry Riley, ces trésors s'ajoutaient à la passion qu'avait mon père pour le cinéma, son métier. Avec mes parents, j'avais digéré tous les classiques de Hollywood qui passaient à la télévision. Je vous raconte tout ça parce que, vous l'avez compris, tout concourrait à faire de moi un non-conformiste, un cheveux longs, un artiste, un type qui se posait des questions. Mes fréquentations alternaient les fils à papa snobs décadents et les gauchistes anars babs d'Orléans, où mon pote Gilles Hurtebize était parti vivre avec sa famille. Pendant ma puberté, je lisais *Barbarella*, *Kris Kool*, je dévorais *Pilote*, *Charlie Mensuel*, *Charlie Hebdo, Hara-Kiri*, j'étais fan de films contestataires comme *Tout le monde il est beau, tout le monde il est gentil*, qui se foutaient de la gueule du monde de la pub — le monde de mes parents.

***

L'immense appart de Saint-Cloud n'a duré qu'un peu plus d'un an. Mes parents ont acheté une baraque de dix pièces à Vaucresson, une banlieue bourgeoise un peu plus à l'ouest. Par chance, Jean-Marie Blanche (qui vivait avec sa mère et ses deux sœurs) a emménagé pas loin de là, à Versailles. Il venait tous les jours sur son cyclo 102 Peugeot intergalactique, et vécut quasiment chez nous au 2, avenue du Bois-de-la-Marche, pendant des années. À la mort de son père, il s'est encore rapproché de nous.

Je disposais carrément d'un petit parc, où un grand enclos pour chiens avait été installé. Dans la cave, un véritable chenil était aménagé, avec système de nettoyage par jet d'eau, cellule de décompression pour les mâles pendant les chaleurs des femelles, un vrai zoo.

Mon oncle Jean-Max vivait à Paris en été et nous laissait Léo, son saint-bernard. On avait deux bergers belges, un colley écossais, un berger allemand, trois teckels et des bâtards qui cavalaient là-dedans et donnaient en permanence un concert d'aboiements. Les voisins nous exécraient. Je vivais entouré de chiens, qu'il fallait nourrir de viande fraîche tous les jours. Je me tapais la pâtée un jour sur deux : je cuisais des kilos de riz brisé dans un énorme chaudron et j'y mélangeais les abats livrés chaque jour par le garçon boucher. C'était vraiment dégueu.

Parallèlement, la descendance de Touille avait envahi la maison. Sous notre toit vivaient une bonne douzaine de chats, que les chiens espéraient un jour dévorer. Dès qu'un matou montrait le bout de son nez, les chiens devenaient dingues et braillaient de plus belle : Raw ! Raw ! Raw ! Le but obsessionnel des clebs était d'entrer dans la maison, où ils n'étaient que rarement admis. La horde canine passait sa vie à fomenter des complots d'évasion. Les cadors creusaient des tunnels sous le grillage, s'évadaient et terrorisaient ensuite le voisinage avant de forcer les portes de la baraque. C'était n'importe quoi. Je savais tout des chiens et des chats, car je vivais chez eux. Je forçais le respect de la meute et passais aussi du temps à observer les oiseaux du parc, pour lesquels je bricolais des refuges en hiver.

Plus absents que jamais, nos parents nous laissaient aux soins de différents employés de maison, qui se succédaient dans la petite maison de service du parc, dans l'appartement au-dessus du garage. Je vivais planqué à l'étage du haut, où, à quatorze ans, je disposais de trois pièces : ma chambre, la salle de billard et l'atelier de dessin où je fonderai bientôt un nouveau canard de BD, *Klaus*. Je ne ratais pas un salon de la BD : Lucca, Paris, Angoulême... et un jour dans un village près de Saint-Étienne. C'est là que j'ai été invité à dîner avec toute l'équipe de *Pilote*. J'étais assis à la gauche de René Goscinny, qui avait flashé sur ma passion pour les bandes dessinées. Il était brillant, drôle et doux. Ce jour-là, j'ai juré en mon for intérieur de me consacrer à la BD. C'était mon destin. Adieu, les pistons dans la pub. C'était une question d'honneur pour moi que de respecter ma nature, ma passion. Et maintenant, en plus, je connaissais carrément le rédac chef de *Pilote* !

L'honneur, c'est la conscience, mais la conscience exaltée.
C'est le respect de soi-même et de la beauté
de sa vie porté jusqu'à la plus pure élévation
et jusqu'à la passion la plus ardente[20].

Alfred de Vigny

20. Alfred de Vigny, *Servitude et grandeur militaires*, 1835.

La vie était plutôt belle, non ? J'avais même un atelier photo dans ma salle de bains perso et une terrasse pour moi tout seul avec vue sur notre parc. Ça changeait drôlement des tours de la cité à L'Haÿ-les-Roses, d'où l'on voyait la prison. Chaque année, je partais en séjour linguistique dans une famille anglaise, à Oxford. Leur fils faisait ensuite un séjour chez nous.

La troisième année, je suis parti faire la même chose en Amérique, à la campagne, dans une famille à Canandaigua, dans l'État de New York. C'est là que j'ai appris par lettre qu'une émeute dans notre chenil avait mené à une évasion générale de tout le cheptel de clébards. *Riot in Cell Block Number Nine*. Fuyant par un tunnel patiemment creusé dans un recoin invisible, une quinzaine de chiens en furie avait enfoncé une porte de la maison en notre absence, surgissant dans les salons où vivaient les chats. Démolissant tout sur leur passage, en l'absence de la famille, ils ont poursuivi, tué et bouffé tous les chats de la maisonnée, lors d'une scène d'horreur digne de *Massacre à la tronçonneuse*. Une bonne douzaine de félidés y ont laissé leur peau, couvrant les deux étages de traces de sang sur la moquette, les murs, les lits. Toche, ma chienne teckel, a fait une crise cardiaque dans la cavalcade. Retrouvée à demi morte, son état a nécessité une intervention immédiate d'un vétérinaire.

Participant au délire animalier familial de mon côté, j'avais embarqué par mégarde aux États-Unis un jeune chat noir qui s'était glissé dans ma valise avant que je la boucle. Je l'ai découvert en arrivant à l'Université de New York au 35, Cinquième Avenue à Manhattan, quand j'ai posé ma valise devant la porte de ma chambre. Dans le silence du couloir de la maison pour étudiants, alors que je m'apprêtais à enfoncer ma clé dans la serrure en cette nuit torride, j'ai entendu un miaulement dans ma valise. J'ai immédiatement compris. Les animaux étaient strictement interdits et j'ai caché le chat dans un placard pendant tout le week-end, passant des croquettes en contrebande dans le hall. Puis on est partis en bus Greyhound pour notre résidence finale. Après cinq semaines à Canandaigua, en pleine campagne, il a fallu que je ramène le greffier par la même méthode qu'à l'aller, planqué dans ma valise. Le chat Chacha a survécu aux soutes deux fois mais n'a pas retrouvé sa mère, ses frères et ses sœurs à la maison : ils étaient tous morts. Il s'est enfui complètement flippé peu après.

Ma mère, dépressive depuis le départ de mon père, n'a pas renouvelé la population féline de la baraque. Mais quelque temps plus tard, j'ai été responsable de la mort de Val, notre splendide berger belge noir, dans un accident horrible dû à mon inconscience. J'étais dévasté de honte. Je suppose que j'ai alors commencé à comprendre que la vie des animaux comptait vraiment. Je ne voulais plus d'animaux. Je ne voulais plus de cette responsabilité. Je sentais qu'ils avaient leur propre vie, leurs propres désirs, qu'ils ne devaient pas être rabaissés à un statut de jouets pour jeune bourge merdeux dans mon genre. Je ne voulais plus qu'ils soient à la merci de leurs propriétaires. Je me sentais un peu comme un esclavagiste qui va trop loin et qui prend conscience que ses esclaves ont plus de dignité que lui. Oui. C'est exactement ça.

CHAPITRE 4

King of the viandards

Quand vous êtes très jeune, l'humour est une défense. Par la suite, il peut devenir une arme.

René Goscinny

Mon père, Tony Blum, travaillait avec des gens incroyables, comme le dessinateur Tito Topin, qui bossait sur des scénarios de Jean Yanne et dont j'adorais les BD pop *La langouste ne passera pas*. J'étais fan de leurs BD psychédéliques et érotiques, comme le chef-d'œuvre de Caza, *Kris Kool*, et *Pravda la Survireuse,* de Peellaert. J'étais revenu des États-Unis avec des comics très divers et j'étais déjà sensibilisé au pop art, à Warhol et Lichtenstein notamment. Mon père ressemblait d'ailleurs un peu à Jean Yanne, il s'habillait presque toujours en noir et avait ce côté désabusé d'un esprit indépendant à qui on ne la fait pas. Il refusait obstinément de porter la cravate et n'a jamais pu entrer dans nombre de grands restaurants où son port était alors obligatoire ; il refusait de mettre celles que le maître d'hôtel lui proposait, ce qui avait un jour fermé la porte de Lasserre à toute son équipe qu'il avait invitée là. L'histoire est restée : on racontait en rigolant qu'il avait refusé la cravate pour ne pas casquer une telle invitation.

J'ai donc grandi dans un état d'esprit où l'on m'invitait à penser par moi-même, à me sentir libre. Cette liberté accordée par mon père ressemblait aussi un peu à de l'indifférence, à de la distance. Son boulot et ses nouvelles amours l'intéressaient sans doute davantage, et je le comprends.

Il a produit le premier long-métrage de Jérôme Savary et, entre autres futures stars, son écurie de réalisateurs incluait Jean-Jacques Annaud, qui, comme son épouse Monique, avait séjourné en Afrique. Ils venaient souvent à la maison, dans leur Alpine Renault bleue, et nous racontaient parfois les animaux sauvages africains. Un autre pote de mon père, Cauro, avait eu un chimpanzé domestique, ce qui m'émerveillait. Annaud me fascinait par son intelligence vive et son humour cruel où les animaux jouaient souvent un rôle. Mon père a aussi produit des courts-métrages de Jerry Lewis, qu'il m'a présenté au cours d'un tournage auquel j'ai assisté aux studios de Boulogne. Sa boîte raflait un tas de prix aux festivals du film publicitaire de Cannes et de Venise. Ils ont même reçu la Palme d'or, qui était conservée dans le coffre-fort des bureaux de sa boîte FBI, rue de Ponthieu. Je l'ai touchée, elle était en vrai or, de l'or massif tout mou qu'on pouvait tordre. Je traînais dans les bureaux, aux Champs-Élysées, dès que je pouvais. J'ai connu comme ça un tas de gens plus brillants les uns que les autres, que je ne vais pas énumérer ici (n'oubliez pas qu'on est là pour que je vous saoule avec mes histoires de végétarien, mon autobiographie rock and roll, ce sera pour un autre volume). Toutes ont contribué à libérer mon esprit du conditionnement général. Les deux frères de mon père étaient tout aussi brillants et avaient comme lui de fortes personnalités. Les collaborateurs de papa faisaient de la pub pour le fric, mais ils étaient tous passionnés par autre chose. L'humoriste Pierre Desproges, qui, paradoxalement, dans la vie privée était dans un trip assez conservateur et franchouillard, ce qui contrastait avec son travail satirique de haut vol, était devenu ami avec mon père après un film. Desproges venait à la maison de temps en temps. Il était branché cuisine traditionnelle, pinard, tout ça. C'est le souvenir qu'il m'a laissé. Papa disait qu'il était « un anar de droite » en désapprouvant. On avait regardé ses sketchs télévisés dans *Le petit rapporteur* tous les week-ends et on était contents de le connaître. Il tournait tout en dérision tout le temps, comme Francis Blanche et son fils, comme mes autres copains et comme moi. Je critiquais et décryptais au filtre *Charlie Hebdo* tout ce qu'on voyait à la télévision, je passais tout à la moulinette *Hara-Kiri*, un incroyable magazine sans tabous dans lequel, vingt ans plus tard, je publierai une BD à suivre sur le végétarisme[21] grâce à Jackie Berroyer.

Quand j'avais quinze ans, mon père s'est barré avec une jolie blonde, grande et mince, une bourge à particule de l'île Saint-Louis, avec laquelle il a emménagé à Toronto, nous abandonnant, mes sœurs et moi, à nos études. Après avoir construit un empire du film de pub avec des bureaux à Francfort, Milan, Londres et Paris, sa boîte FBI s'attaquait maintenant à l'Amérique. J'ai passé deux étés au Canada avec lui, mais le reste du temps, je vivais avec ma mère dépressive et mes deux sœurs à Vaucresson. Mon univers familial était donc un monde de femmes et d'adolescentes qui avaient, entre autres, des problèmes de poids pas croyables. Ces questions occupaient beaucoup leurs conversations et alimentaient leurs flips tandis que, de mon côté, j'étais invariablement maigre et me foutais de leurs histoires. L'obésité, c'est pas de la tarte. Maman s'est trouvé un mec, un réalisateur de films de pub, Claude Rodriguez, qui était le père du futur comédien Gilles Détroit. Claude était un déconneur grassouillet, je l'aimais bien, mais il était passionné par la cuisine franchouille et son trip viandard ne me branchait pas du tout. Tous ces efforts culinaires pour arriver à me faire avaler de la bidoche, je trouvais ça louche. Je préférais la BD, le rock and roll et les tartes aux pommes. Disons que ma famille était dysfonctionnelle, c'est le moins que je puisse dire. Maman était néanmoins ouverte d'esprit : pendant quelques mois, elle a même employé un couple de hippies végétariens (fans des Who, comme moi) pour s'occuper de la maison. Il leur était demandé de préparer des steaks pour la marmaille, mais eux ne consommaient pas d'animaux. Il ne serait pas venu à l'idée de ma mère de leur demander des conseils en diététique, naturellement.

C'était la première fois que je rencontrais des végétariens et j'étais très méfiant. Je ne voyais pas l'intérêt. Je me disais

21. Cette BD, *J'veux pas l'savoir*, a été rééditée dans mon comic book *Humour végane intégriste bête et méchant*, paru en 2015, vendu par correspondance sur Facebook.

« à quoi bon ? » Je ne comprenais pas. Je ne voulais pas spécialement goûter leurs trucs. Je n'ai pas une seule fois fait le lien entre les vrais animaux vivants que j'aimais tant et les saucisses de Francfort (délice suprême, je vous en recommande la divine recette : elles sont à base de bouillie de langues, de reins, de foies, de « tétine » et autres abats — un peu comme la pâtée de mes clébards). Les escalopes à la crème dont je raffolais étaient virtuelles. Elles n'étaient pas faites avec de petits veaux comme ceux de mon enfance. Tout ça, c'étaient des aliments bien distincts, des petits paquets tout propres qui présentaient bien, un mal nécessaire, pas de quoi fouetter un chat. Toute compassion, toute empathie était engourdie dans une chape de béton armé qu'on avait balancée au fond de la Seine, du haut du pont de Saint-Cloud. Je comprends bien qu'on puisse passer à côté de la conscience de l'aspect cruel de l'alimentation carnée : j'ai été le premier à le faire. Le foie de veau servi chez mon (adorable) cousine Catherine me débectait (on voyait des veines) mais, en dehors de quelques sensibleries de chochotte comme ça, j'étais « the King of the viandards ». C'était ma culture.

La chair animale était donc la base de ma nourriture (avec le chocolat au lait et aux noisettes) et c'était normal. La souffrance de leurs propriétaires ne faisait pas partie de ma conscience. Je n'y pensais pas. J'étais innocent. Je n'étais responsable de rien. J'avais beau faire le malin avec mes airs de rebelle, c'est pas parce que j'étais branché Velvet Underground et que mon teckel avait sa médaille de la SPA (j'avais été l'acheter en train, tout seul et tout fier, boulevard Berthier, à Paris) que je me posais la moindre question sur le bien-fondé de bouffer des animaux (ça se bouffe pas, ça se mange, mais pour les principaux intéressés, le résultat est le même).

Il y avait d'un côté les animaux domestiques sacrés, et d'un autre les barquettes de bidoche du supermarché, où je volais tout ce que je pouvais. Car, dans l'aisance générale, je ne recevais bizarrement que très peu d'argent de poche. C'était un oubli structurel. Donc, en plus de ma marginalité déjà prononcée, j'étais devenu un délinquant juvénile. J'avais commencé à piquer des BD à l'âge de douze ans. J'allais seul en bus à la Librairie Dupuis, 84, boulevard Saint-Germain, après le lycée, pour chourer les *Johan et Pirlouit* que je voulais. Je manquais de mourir d'une crise cardiaque en cachant les albums dans mon cartable.

À l'époque, mon père me donnait parfois un budget BD et me laissait choisir ce que je voulais, mais ce n'était jamais assez, et maintenant qu'il n'était plus là, il me fallait ma dose de disques et de BD. Je n'avais aucun scrupule, je piquais des BD et des disques dès que je pouvais et je suis vite devenu un as en la matière.

Mon budget hebdomadaire de tickets de train (pour aller au lycée de Saint-Cloud) passait dans l'achat des canards *Spirou*, *Pif*, *Pilote*, *Tintin*, *Charlie Mensuel*, *Charlie Hebdo*, le premier mag écolo *La Gueule ouverte*, bientôt *Le Monde* et les premiers numéros de *Libération*, que *Charlie* soutenait. Je ne payais jamais les transports, ce qui m'a valu des ennuis avec la police. Ma conscience politique s'ouvrait et l'expression de la contestation devenait l'un de mes centres d'intérêt. C'est la raison pour laquelle je n'ai pas voulu faire de pub comme mes parents : je ne voulais pas collaborer avec ce système, préférant dire ce que j'avais à dire sans servir la soupe aux annonceurs, ce qui partait d'un bon sentiment mais rapportait nettement moins. Passionné par la culture rock, j'ai commencé aussi à lire *Best*, *Extra* et *Rock & Folk*, qui publiait des BD de mes héros Druillet et Gotlib. C'était ma période *Achille Talon*, *Concombre masqué* et Jerry Lee Lewis *London Sessions*.

Mœbius, le dessinateur de *Blueberry*, était mon maître. Ses prouesses dans le monde du paranormal, de la fiction délirante, étaient imbattables, même par les Américains. C'était bien décidé : je deviendrai dessinateur de BD. J'écoutais ce que racontaient les profs en classe, je notais des trucs et je trouvais ça génial de pouvoir étudier, mais je ne branlais rien depuis le début. Je n'ai pas le souvenir d'avoir rendu un seul devoir, excepté quelques pensums avec ma mère, ce qui m'a valu de sacrées emmerdes et des punitions qui s'accumulaient. Je m'en foutais, je les haïssais. Je passais tous les cours de maths à dessiner depuis la sixième.

Viré du lycée de Saint-Cloud, autodidacte et cancre de bon aloi, j'ai redoublé ma seconde et échoué au lycée de dessin Auguste-Renoir, à Paris, qui m'a accepté sans examen, en dépit de mes très mauvais états de service. J'y allais en train le matin, mais, avec une heure de trajet, j'avais du mal à arriver à l'heure, et ces cons m'ont viré alors que le dessin me passionnait. J'ai alors été admis aux Arts appliqués, rue Dupetit-Thouars, à Paris. C'était encore plus loin, mais c'est là que Mœbius et Mézières avaient étudié, et rien moins que Pichard (dessinateur de *Paulette* dans *Charlie*) et Jacques Lob (argh, le scénariste de *Délirius*!) dont j'étais un fan absolu, y donnaient des cours de BD, les seuls de France. Un vrai miracle. Hyper fabuleux : mon rêve de BD se réalisait. J'allais enfin étudier dans le domaine que j'avais choisi au lieu de faire des maths en prison.

À l'entretien d'accueil, avec ma mère et la directrice, en plein milieu d'année, je jubilais. Enfin j'étais à ma place ! La dirlo avait presque l'air sympathique, pour une fois. Une personne qui accueillait comme profs Lob et Pichard, immortels créateurs de *Ténébrax*, ne pouvait pas être complètement mauvaise. Jusqu'à ce qu'elle m'annonce qu'il fallait que je me tape deux ans de dessin technique avant d'avoir le droit de suivre les cours de BD, qui étaient réservés aux terminales. Putain, deux ans ! Ma mère me donnait des coups de coude pour que je n'insiste pas. Il fallait déjà que je sois admis en plein milieu d'année. Décidément, les humains étaient trop cons, je préférais mes clebs, qui, comme moi, ne pensaient qu'à s'évader. La chef du lycée tenait un délinquant en chute libre passionné par une seule chose, la BD, et elle me condamnait au supplice de Tantale en m'interdisant l'accès aux cours de BD. Bref, après un seul cours de dessin technique (projection de moteurs, à dessiner sur carte à gratter avec des Rotring), la semaine suivante, j'ai entendu *The Velvet Underground Live 1969* qui passait dans le cours de BD, de l'autre côté du couloir (ils avaient carrément droit à un électrophone) et, n'y tenant plus, je me suis présenté la semaine suivante à la classe du fabuleux Pichard. Il ne m'a posé aucune question et m'a enseigné la BD en ricanant derrière sa pipe de Scaferlati gris, qu'il fumait pendant les cours.

J'ai aussitôt fondé un nouveau canard, *Klaus*, avec les dessinateurs de BD de l'école. Comme d'hab, pas moyen de trouver un distributeur, mais les trois numéros étaient d'un niveau quasi professionnel, publiant un tas de futures pointures dont Bernar, qui allait devenir l'un des caricaturistes de *Charlie Hebdo*.

Je n'ai même pas pu finir l'année aux Zarza : comme je séchais les cours pour apprendre les bandes dessinées, ils m'ont viré et bloqué l'accès à l'école. Il fallait que je me déguise pour passer l'entrée (interdit d'études !) et ma scolarité s'est achevée à dix-sept ans avec zéro diplôme, une catastrophe. J'ai continué les cours du soir un temps. J'y étudiais l'anatomie artistique pour dessiner des superhéros comme John Buscema. Depuis, je sais tout de la musculature, du sterno-cléido-mastoïdien au grand couturier. Oui, tout ça nous emmène un peu loin des animaux, mais explique bien comment je suis devenu ce que Wikipédia appelle aujourd'hui un « esprit libre » (envoyez-leur donc des virements de soutien si vous aimez la formule). Je suis devenu autodidacte, j'ai continué à dessiner en apprenant de mes amis jeunes dessinateurs, j'ai pratiqué l'anglais, perfectionné mon français, mon italien, j'ai travaillé la musique, je me suis cultivé avec les livres de la bibliothèque de mes parents et ma super collection de BD.

CHAPITRE 5

La fin des haricots

Tu ris et tu dis que je suis vert
J'ai vu des choses que tu n'as jamais vues

Tu parles derrière mon dos
Je ne suis pas dans les sentiers battus[22]

Pete Townshend, *Dr Jimmy*

Trahi par l'école où je rêvais d'étudier la BD, incapable de commercialiser les trois numéros de mon grand projet (mon canard *Klaus* imprimé en offset dont je n'ai jamais revu les stocks embarqués par un distributeur amateur foireux), le cœur et les tripes passés au broyeur, je ne me fiais plus à grand monde. Je croyais de plus en plus à la radicalité autodestructrice de mon pote Philippe, qui filait un très mauvais coton. Voyant venir l'escalade, j'ai tout de même refusé de participer à un cambriolage dans une station-service avec lui.

Je trouvais ce monde incroyablement conservateur et timoré, hostile à la création, à l'initiative, aux porteurs de projets. Je suis devenu coursier dans la boîte de mes parents. Je faisais aussi le coursier international, j'emportais des bobines de film en Allemagne et à Londres, en avion. Je me posais des questions

22. The Who, *Dr Jimmy*, extrait de *Quadrophenia* (Polydor, 1976).

sur tout. Les gauchistes étaient récupérés par les idéologies bidons que dénonçaient Soljenitsyne et la droite, l'insupportable droite coincée dénoncée par *Charlie Hebdo*. Il me fallait trouver une autre voie pour exprimer mon malaise ado. Je l'ai trouvée dans le rock and roll et la défonce. J'avais déjà goûté au chanvre à quinze ans dans un concert à Central Park, à New York, mais là je n'ai plus fait semblant. À seize ou dix-sept ans, j'ai commencé à m'envoyer tout ce que je trouvais comme came : amphétamines, héroïne, chanvre, cocaïne, tabac, alcool et LSD compris. C'est le genre de traitement qui remet tout en perspective de façon radicale[23].

J'avais vu *L'Homme au bras d'or*, avec Sinatra, et je faisais super gaffe à ne pas tomber dans le panneau tox, mais je ne me méfiais pas assez du shit, que j'ai commencé à consommer compulsivement et quotidiennement. C'était ma période Zappa, John Lennon et Terry Riley. Jimi Hendrix était mon musicien préféré avec Johnny Winter, les Who et Ten Years After. Quand tu écoutes Hendrix à fond toute la journée à l'âge de seize ans, ça te retourne la tête. En bien.

Frank Zappa avait consacré son chef-d'œuvre *Apostrophe* à dénoncer le massacre des bébés phoques, qui devenait et reste une juste cause (oui, ça continue). Nombre de mes rock stars préférées, qui avaient tendance à être des modèles pour moi, avaient adopté le régime végétarien : Pete Townshend, George Harrison, John Lennon et Paul McCartney, par exemple. Ça me semblait être une dérive baba cool indienne à la con, et rien de plus. C'est pas ça qui m'attirait. Je ne comprenais pas. Je ne cherchais pas à comprendre.

Pour que le tableau soit complet, mon père est revenu du Canada en ruine — en dépression, comme ma mère. On est allés lui rendre visite en « cure de sommeil ». Il était dans un sale état. L'histoire d'amour avec sa blonde était partie en cacahouètes quand, au même moment, sa société FBI faisait faillite — en bonne partie parce qu'il n'était plus là pour s'en occuper. Les locaux de la boîte ont été détruits par un incendie accidentel.

23. Voir Bruno Blum, *Shit ! Tout sur le cannabis,* First, 2013.

Mes parents n'avaient plus de boulot. Les frangines n'allaient pas mieux. Tout partait en sucette. C'était la fin des haricots.

Mes parents étaient tellement absents qu'ils n'avaient même pas remarqué l'installation d'un squat au fond du parc, dans un local de rangement d'outils de jardin où l'on avait amené l'électricité. Gilles a vécu là avec sa copine pendant au moins un an, hébergeant souvent son frère Philippe, un délinquant comme nous. Encore plus jeune que nous, Philippe avait comme plan de carrière de faire le plus de conneries possible. D'autres potes venaient squatter, dont mon vieux camarade Michel Tourte, avec qui je prenais de l'acide. On vivait la nuit, on dévalisait discrètement la librairie du coin à l'ouverture, avant de dormir. On était une mauvaise influence sur Jean-Marie Blanche, qui refusait tout ça et ne se défonçait pas, mais qui vint quand même faucher des trucs à la librairie avec nous. Les drogues, les dealers et les défoncés avaient envahi ma vie.

Le vrai LSD est un truc incroyable. C'est d'une puissance démentielle, ça vous envahit la psyché instantanément et l'on devient le jouet de ses propres états de conscience (qui sont eux-mêmes modifiés en cours de route par le produit), de ses émotions, de son état d'esprit. Au début, j'ai adoré ça. C'était inimaginable, indescriptible en quelques mots. Du plaisir à l'état pur, comme les autres drogues. C'était aussi très osé. Rares étaient ceux qui avaient le courage d'essayer un produit aussi fort, à la réputation de tueur. Je faisais gaffe, mais je n'avais peur de rien. À dix-sept ans, inconscient, j'ai pris deux fois et demi la dose normale, ce qui est très violent. L'effet du produit était tellement puissant que j'ai complètement perdu l'usage de mes yeux, de mes oreilles et du toucher pendant dix heures. La réalité a disparu, faisant place à un mitraillage d'hallucinations sensorielles, une folie indescriptible. J'étais perdu dans un tourbillon de lumières et de sirènes, je tombais dans le cosmos et je pensais être en train de mourir. Pendant toute une nuit, j'ai eu le sentiment de vivre un processus d'agonie. J'étais en état de peur panique, dans un bombardement incessant de tous les sens. J'en retiens des souvenirs traumatisants et l'impression d'avoir vécu une expérience de mort imminente, d'être passé de l'autre côté et d'être enfin revenu au monde normal, les nerfs totalement épuisés. C'était très dur, très intense et trop tôt. J'avais très profondément ressenti la dimension infinie du cosmos, de l'univers, du temps, de la vie, de la mort. Je n'ai jamais regretté cette expérience démentielle, et je n'ai plus jamais été le même.

Mon pote est parti en stop sur l'autoroute, lui aussi sous l'influence de deux doses et demi d'acide, perdu dans la contemplation hallucinée du givre scintillant sur le sol dans la nuit. Un automobiliste l'a emmené directement au centre antipoison Fernand-Widal, où il a ensuite été interné une semaine. Lui non plus n'a plus jamais été le même. J'étais maintenant encore plus ouvert d'esprit et décidais que mes intuitions me guideraient. J'avais mûri avec ce voyage aux portes de la mort, qui aurait pu me rendre complètement fou. Ma soif de culture autodidacte et d'expériences était déjà le paradigme de ma vie, mais ma soif de conscience serait désormais bien plus grande encore, car j'avais maintenant compris des choses que je n'imaginais même pas auparavant. Je commençais déjà à être qualifié pour la collection « Aventuriers de la conscience » dans laquelle paraît ce livre.

***

Et puis, j'ai commencé à me faire piquer pour vol de disques. Une fois. À la deuxième, j'ai pris trois mois de sursis au tribunal des flags, après une nuit au dépôt de l'île de la Cité. On y fumait du shit pour se réchauffer. Philippe avait passé un briquet dans son slip et un rebeu, une boulette dans ses cheveux frisés.

Mon cousin étudiant Jean-Gilles Blum, qui était correspondant de *Best* à New York, m'avait prêté sa basse Eko avant de partir vivre aux États-Unis, et je jouais un peu. *Bitch*, *Love Like a Man*, *What'd I Say*, *Live With me*, *Sweet Jane*, j'apprenais seul. Ma mère m'avait offert une contrebasse pour mes dix-sept ans mais comme je vivais la nuit, j'empêchais ma sœur de dormir, et mes relations familiales se détérioraient terriblement à cause de la bruyante contrebasse, que j'essayais de maîtriser.

L'alimentation était une question très secondaire : je vidais le frigo de la maison la nuit, et mes copains volaient dans les supermarchés alentour le jour. Inutile de dire qu'ils ne chouraient pas des paquets de boulgour, mais plutôt du chocolat au lait et des morceaux de bêtes. Ça a dégénéré comme ça pendant un an ou deux. Je faisais ma propre cuisine, la nuit, en tapant dans les courses de maman. À la fin, je vendais de l'acide et de l'afghan, on volait des chaînes stéréo dans les magasins (on se barrait en mobylette) et Philippe organisait des cambriolages en m'incitant à l'aider. Je n'y ai participé qu'une fois, et on s'est fait gauler par le propriétaire du matos de musique, qu'on connaissait et qui nous a retrouvés. Condamné avec sursis, j'ai cessé les vols.

La maison de Vaucresson, théâtre de tout ce délire, était aussi l'enjeu d'une histoire d'arriérés d'impôts. Les huissiers venaient nous voir. Des piles de PV impayés s'empilaient sur la commode de l'entrée. On en rigolait. Mon père racontait que Jean-Jacques Annaud décorait ses chiottes avec les siens. Mais les affaires ne marchaient plus et la faillite approchait. Je ne sais pas ce qui a foiré. Seule, ma mère ne gagnait plus assez pour entretenir cette grande maison. Une camionnette spéciale de l'EDF avec cabine à bras montait régulièrement un employé tout en haut du grand poteau boulevard de Jardy et débranchait le câble d'alimentation en électricité de la maison. Dès qu'il était reparti, je grimpais à mon tour sur le poteau dans la rue, à mains nues, à dix mètres de haut, et je rebranchais notre câble à la main (un seul câble conducteur était débranché) pour pouvoir continuer à écouter de la musique tranquille. Je l'ai fait au moins trois fois, dont une sous la pluie, sous les encouragements de mes copains.

Ça ne pouvait plus durer. C'était devenu une caricature du n'importe quoi en mode années 1970. L'ambiance était sinistre. Un certain Alain a commencé à venir avec de l'héroïne. On écoutait Lou Reed et Bob Marley. Il est devenu un junkie fini. J'avais vingt ans quand il m'a injecté du bourrin pour la première fois. Et une hépatite C avec, probablement. Ma mère dépressive, sous pression d'expulsion, mon père démoli, mes potes envahissants, la came, les vols, les petites frangines qui trinquaient au milieu de tout ça, le concert permanent de la meute de clebs… c'était vraiment la bérézina. Ma mère a déménagé avec ses filles. Mon père, toujours dépressif, a repris la baraque.

Est-ce que l'extrême pensée et l'extrême souffrance
ouvriraient le même horizon ?
Est-ce que souffrir serait, finalement, penser[24] *?*

Maurice Blanchot

J'avais soif d'aventure. J'étais déjà bilingue, et, en avril 1976, j'ai tout plaqué. Copine, Vaucresson, famille, vols, copains, fumette, deal, terminé. Enfin, c'est ce que je croyais. Et, avec la bénédiction de mes parents, je suis parti à Londres pour un stage de dessin.

24. Maurice Blanchot, article sur Artaud, 1956.

CHAPITRE 6

In The City

Living in the jungle
It ain't so hard
But living in the city
It'll eat up, eat your heart[25]

Johnny Thunders, *Born To Lose*

J'ai pris ce qu'il y avait de moins cher. Installé au J.D. Student House, au 285, Pentonville Road, face à la gare de King's Cross, je suis devenu l'apprenti d'Oscar Grillo, un grand réalisateur de dessins animés qui avait, entre autres, fait le film *Seaside Woman* pour Paul McCartney. Argentin et collaborateur de mon père, Oscar avait repéré les dessins animés que je faisais sur des petits carnets. Ami de Muñoz et de Sampayo, il aimait ma passion pour la BD, qu'il partageait. Il était aussi saxophoniste, fanatique de Charlie Parker, qu'il m'a fait découvrir. Il était complètement allumé en plus d'être un génie du dessin, de la peinture et de l'animation.

J'allais au studio Dragon Animation tous les jours. Le dessin animé, c'est très difficile, et je progressais beaucoup en dessin. Je suis devenu un solide dessinateur. Ma mère m'envoyait cinquante livres sterling par semaine, c'est-à-dire pas lourd.

25. *Born To Lose*, *L.A.M.F.*, Track, 1977.

Je partageais une chambre avec trois autres étudiants, et plus que jamais passionné par le dessin, je me suis tenu à carreau pendant quelques mois. Je préparais mes repas dans la cuisine qu'on partageait tous, et j'expérimentais des plats asiatiques enseignés par des Japonais, des Indiens, des Pakistanais qui créchaient là. Leur régime était assez peu carné et le mien leur ressemblait. Fini le temps des steaks midi et soir, ce qui était inimaginable à Paris. Je découvrais le monde à Londres. Les Anglais semblaient plus ouverts, je trouvais la capitale anglaise plus cosmopolite que Paname. Les magasins indiens étaient partout, ce qui était très différent comme influence (à Paris, les épiciers sont souvent algériens, et sont nettement moins végétariens). Une fois mon Red Bus Pass payé, j'avais de quoi acheter un 45 tours par semaine et aller à un concert par week-end (billet d'entrée au Marquee : quatre-vingt-dix pence).

J'étais devenu un vrai pauvre, mais je trouvais les Anglais plus civilisés que les Français et j'adorais Londres. Je me suis fait de nouveaux amis — mais aucun végétarien. J'ai été à des concerts de Canned Heat, Hawkwind, John Cale, Lou Reed, Jeff Beck, Alvin Lee, ce genre-là. Un jour, la confondant avec Joni Mitchell, j'ai acheté un billet pour le premier concert qu'une inconnue donnait en Europe : Patti Smith. Une révélation. J'ai fait découvrir son disque *Horses* à mes copains en France. Les temps changeaient. En plus de *Best* et de *Rock & Folk,* je lisais l'hebdo anglais *Sounds*, et je rapportais à Paris des disques que mes camarades ne connaissaient pas. Je m'intéressais aux artistes new-yorkais comme Lou Reed et les Ramones (je m'habillais comme eux), j'étais dingue de Dr Feelgood, Eddie and the Hot Rods et les Français Little Bob Story, qui jouaient sans arrêt à Londres. Je filais un coup de main à Little Bob pour démonter leur sono : il a été mon introduction au monde des concerts, des loges, du matos. C'est à l'un de leurs concerts au 100 Club (100, Oxford Street) que j'ai rencontré Christophe Rühn, un Français métis de Mantes-la-Jolie. Il avait dix-sept ans, vendait des souvenirs au Great Frog de Carnaby Street et passait ses soirées dans les concerts de rock. On a commencé à y aller ensemble. En quelques mois, j'étais devenu un connaisseur en rock anglais actuel. J'avais déjà une belle collection de disques volés, restée à Vaucresson, mais je rapportais maintenant en France des 45 tours hyper excitants. Fin 1976, le scandale des Sex Pistols m'avait fait basculer dans le camp du mouvement punk anglais naissant. J'ai acheté *Anarchy in the UK*, avant qu'il ne soit retiré de la vente.

Dès le début 1977, je fréquentais le petit Roxy Club, le seul club punk d'Europe à l'époque, avec l'Electric Circus de Manchester. J'y ai vu les Buzzcocks, Police, Cherry Vanilla et d'autres. Au Speakeasy, j'ai découvert les Heartbreakers, dont je suis devenu un fanatique, le Clash, qui, comme les autres groupes punk, était littéralement interdit de scène. J'ai commencé à me coucher de plus en plus tard et à arriver très en retard au studio. 1977 sur la scène punk, c'était pas de tout repos. J'écoutais aussi du reggae jamaïcain ; je connaissais déjà Bob Marley, U Roy et le premier album de Peter Tosh. Cette culture me fascinait. Leur musique incroyable, leur goût pour l'herbe, leur végétarisme, leurs dreadlocks soulevaient autant de questions, de mystères. J'étais à l'un des six concerts de Marley au Rainbow, j'ai vu les Sex Pistols au Screen on the Green, le premier concert autorisé du Clash au Rainbow, Sham 69, The Jam, les Talking Heads au minuscule Rock Garden, les Damned, les Saints, les Ramones, tous ces groupes puissants. Voyant mon intérêt pour la musique, mon père, dont la dépression allait mieux, m'a donné de quoi acheter une guitare. Il ne savait pas que j'avais déjà volé une Fender Stratocaster dans un magasin de province. Mais j'en jouais très mal et j'ai acheté une basse SG de marque Grant, qui me semblait plus facile comme instrument.

En août 1977, mon pote Christophe Rühn est parti en vacances en France et m'a passé sa piaule, dans le quartier nord de Stamford Hill, où vivaient beaucoup de juifs orthodoxes et de Jamaïcains. La nuit, on fréquentait ensemble les sound systems jamaïcains, et l'incroyable Phoebe's Club, en particulier. On y écoutait du dub et le meilleur reggae de tous les temps, à fond dans le noir, défoncés comme la centrale de Tchernobyl. Les Jamaïcains vendaient des amuse-gueules végétariens dont je raffolais. J'avais enfin un chez-moi, car, à son retour, Christophe a loué la pièce en dessous et on a monté ensemble un groupe punk, Private Vices. À la batterie, on a pris un autre Français,

Antoine Heidler, qui avait grandi à Londres. On a commencé à répéter vers septembre 1977. C'est à cette époque que j'ai appelé *Best* pour râler parce qu'ils avaient encore mis Genesis en couverture. Christian Lebrun m'a aussitôt demandé d'écrire sur ma vie à Londres, et de tout photographier. Les stéréotypes punk voulaient qu'un bon rocker mange des hamburgers sous les néons. On n'avait pas de quoi s'offrir des hamburgers, mais en Angleterre, pays de la protection animale, où les mentalités étaient vraiment en avance sur celles de la France, la chaîne de burgers Wimpy proposait déjà des burgers végétaux, qui étaient assez bons d'ailleurs. En vérité, quand on avait vraiment faim, on s'offrait un sandwich kebab, de la chair de mouton en purée rôtie à la mode grecque (avec des mouches collées). C'était notre régime trash principal quand on était de sortie. Pourtant, Mike Pedder, notre voisin de palier hippie, était un végétarien strict. Le végétarisme était très lié à la culture indienne, omniprésente à Londres. Mike jouait et chantait le blues comme personne. J'étais très branché blues et on est devenus amis. Il était un fan de Dylan, qu'on est allé voir jouer ensemble, de Cat Stevens et de Nick Drake, il chantait ses propres compositions en s'accompagnant d'un finger-picking impossible. Pour qu'il joue, il fallait faire le noir. Mike n'acceptait de chanter qu'à la lumière d'une bougie, après avoir médité un poil. Il était excellent dans son genre, Nick Drake, et rêvait de signer avec Muff Winwood chez Island. Il ne parlait que de ça, et m'a initié à la cuisine indienne.

L'Angleterre regorge de restaurants indiens bon marché, et les rares fois où j'y suis allé, les plats les moins chers étaient végétos. J'ai découvert les dal, les biryanis, les kormas. Mike Pedder était dans le vrai et travaillait vraiment sa musique. Il racontait toujours un tas de trucs perchés sur les bonnes vibrations, l'Inde, le blues et sa copine Linda, qui crisait sans arrêt et le terrorisait. Une caricature de bab et un excellent musicien. Comme des cons, on se moquait de son végétarisme. Un jour, après des mois d'amitié, j'ai rapporté un sac plastique promo « Support Your Local Butcher », que j'ai accroché sur sa porte pour rigoler et il s'est vexé à mort. Il a déménagé peu après et je ne l'ai jamais revu. Il a laissé la place à un artiste peintre lillois fan de Starshooter (et de bibine), Jean-Claude Boucherie alias

Apelgam, qui, lui au moins, mangeait des kebabs comme tout le monde.

De passage à Paris en novembre 1977, j'ai rechuté dans un vol de disques. On s'est fait serrer par un flic en civil. J'ai passé le week-end au dépôt, dans une cellule séparée de celle de Philippe. La cuisine de la Conciergerie était bien dégueu tiédasse et il faisait froid dans la taule. Amené au tribunal des flags menotté le lundi matin, j'ai été condamné à trois mois de prison supplémentaires avec sursis pour quatre disques de rock piqués à Paris Musique, boulevard Saint-Michel, qui avait porté plainte. Et encore, ayant déjà été condamné pour le même délit avec le même complice, j'aurais dû purger six mois ferme. Le juge m'a dit : « Regardez-moi bien. La prochaine fois, vous ferez six mois de prison. Vous avez bien entendu ? » Voilà où m'ont mené les disques de Frank Zappa, des Stooges et des New York Dolls.

Quand je passais par la France, je descendais du train mort de faim, et je me souviens d'avoir dévoré plusieurs fois deux énormes côtes de bœuf d'un coup, en arrivant au restaurant où m'invitait mon père. Je voulais lui montrer mon appétit non feint, et donc la dèche dans laquelle je vivais. Mais je n'avais pas à me plaindre. En ce temps-là, je trouvais ça acceptable de manger des vaches et des taureaux émasculés. Je faisais comme un gamin à la campagne : je pensais à autre chose qu'aux conséquences. Et je pensais encore moins que pour produire un seul hamburger, il fallait autant d'eau que si je laissais ma douche couler à fond pendant un mois. Je ne l'aurais sans doute pas cru d'ailleurs.

La souffrance qui m'intéressait, c'était la mienne, mes tourments d'ado en rut, mon avenir de dessinateur (je me préparais à un avenir de dessinateur de films d'animation publicitaires, un comble, et ça me perturbait), sans oublier ma conscience écologiste, avec laquelle j'étais bien seul en ces temps punk, qui n'était pas au premier plan de mes préoccupations. J'étais néanmoins devenu une sorte de punkoïde écolo pionnier, alors que les sphères punk étaient nettement plus basiques que ça. L'attitude punk était a priori plus pro bière que pro salade de fruits. J'étais loin de me douter que Joe Strummer (The Clash), par exemple, était écolo et végétarien. En fait, punk et hippie, qui, sur le papier, étaient en principe opposés, étaient les deux faces d'une même pièce — une pièce de résistance dans le siècle. Anticonformistes, on se cherchait, et on cherchait un mode de vie nouveau, déconditionné de la société consumériste de base. Ne croyez pas les poncifs qu'on vous raconte sur l'explosion punk. Croyez-moi, j'y étais. C'était une effervescence rebelle en construction, les objectifs n'étaient pas encore très clairs, mais c'était un profond mouvement de libération où chacun cherchait à se déconditionner et devait encore trouver sa propre place, sa propre identité[26]. On en était au stade de l'insurrection, du feu aux poudres, pas des points de retraite.

Le quartier d'Earl's Court, où j'allais bientôt habiter, était connu pour son pub gay, le Coleherne. Des homos cuirs habillés de façon excentrique débordaient partout dans la rue sans que personne ne tique. Dans la petite rue derrière, la piaule de ma copine Gerry était fréquentée par des Hell's Angels ; les pubs d'Earl's Court Road pompaient de la disco ; on les tançait avec mépris, Christophe et moi, on n'y mettait jamais les pieds, mais on aimait cette diversité, ce choix ; on fréquentait les soirées glam cuir chez Peter Godwin, le chanteur de Metro, où les gays, bi et hétéros se mélangeaient et draguaient au son de Lou Reed, Jagger, Iggy et Bowie ; le Hot Pot d'Earl's Court, la cantine abordable du quartier, proposait déjà des plats de légumes à part, pour trois fois rien ; les punks fréquentaient les magasins d'imports jamaïcains comme Daddy Kool à Soho, où l'on pouvait acheter des disques déments ; des Anglo-Jamaïcains comme Don Letts, qui était le DJ du premier club punk Le Roxy, étaient rastas à la sauce rock ; Noggin, le futur guitariste de mon premier groupe punk, avait un père biologique jamaïcain, ressemblait à Jimi Hendrix et avait appris la guitare en jouant du AC/DC, du Bowie et du Deep Purple avec son pote Derwood, le guitariste de Generation X (Billy Idol) ; tout ce beau monde fréquentait les puces de Portobello Road et de Camden Market, où l'on trouvait des disques pirates et du rock de tous les côtés.

On se retrouvait dans les clubs et pubs bondés, partout où jouaient des groupes de rock teigneux. Ce qui comptait pour

26. Voir Bruno Blum, *Sex Pistols, Clash et la révolution punk,* Hors Collection, 2007.

tous, c'était d'avoir une attitude rock, une attitude où l'on questionnait tout, et où l'excitation rock était un mode de vie. Même le crypto-hippie perché Mike Pedder, avec ses chansons sur les papillons, adorait le bordel que foutaient les punks et son vieux copain Sid Vicious. Quand je rentrais à Paris, en comparaison, le public hippie écroulé, en panoplie santiags-safi-cheveux-longs-barbiche-pulls-bouloches, donnait au Golf Drouot un air de boîte de province hors du temps, ringardos comme un museau vinaigrette de la veille au fond du frigo.

Je m'habillais mal, mais au moins j'essayais de remonter le niveau avec les moyens du bord. Les Français me faisaient honte. Paris avait Bijou, nous, à Londres, on avait The Jam, Slaughter and the Dogs, The Clash, Subway Sect, Steel Pulse, Sex Pistols, Snivelling Shits, Ian Dury & the Blockheads, Aswad, Generation X, Wayne County & the Electric Chairs, Sham 69... La révolte grondait dans les rues. J'allais au Marquee, au Nashville. Au Dingwall's, à l'Hope'n'Anchor ou au Greyhound. Au Speakeasy, au 100 Club, au Roxy, au Vortex, à Music Machine...

À Paris, l'honneur était presque sauf, grâce aux efforts du directeur artistique tchèque du Gibus, Jiri Smetana, qui invitait tous ces trésors et donnait au passage une chance aux groupes français, pour la plupart ineptes. Mais le public était souvent clairsemé. Il fallait décidément transmettre le message à ces pauvres Français, dont les plus branchés s'agitaient mollement au son d'*Hygiaphone* et de *Métro, c'est trop*. Les Français achetaient surtout les disques de groupes progressifs et de hard rock FM comme Queen, Jethro Tull — au secours !

Fin 1977, j'écrivais régulièrement pour *Best*, le mensuel du rock. J'étais tombé au bon moment. De fan des Ramones, du Velvet Underground, des Heartbreakers, de Johnny Thunders, je suis vite devenu le principal lien entre ce qu'on appelait à Londres la new wave (Sex Pistols, Clash et compagnie) et les dizaines de milliers de lecteurs de *Best*. Faute de correspondant au pays des rosbifs, notre concurrent *Rock & Folk* ne suivait pas trop. Ce mouvement a pourtant redéfini le rock sans ménagement (pour ne pas dire à coups de pied au cul) en remettant en perspective ses valeurs éternelles d'excitation, d'impulsion, de divertissement, d'énergie, de subversion, de provoc, reléguant les abus de technique à la place qu'ils méritaient. Il a profondément marqué l'histoire de la musique populaire occidentale, un peu à la manière de la nouvelle vague du cinéma, qui avait bouleversé le septième art avant lui.

Tout se passait à Londres, et j'étais au cœur du réacteur. En 1978, ma rubrique mensuelle « In The City » est devenue le rendez-vous des branchés de l'actualité du rock anglais en France. J'ai rencontré des stars à la pelle, dont Joe Strummer, Peter Tosh, John Lydon, Patti Smith, Lemmy ou Bob Marley. J'ai été le premier à publier des articles sur des artistes comme Motörhead ou Ian Dury et à raconter les sound systems reggae, dont le monde presque entier ignorait l'existence. Le mot « dub » ne faisait pas partie du vocabulaire des gens — alors qu'on était en plein âge d'or du dub, c'est-à-dire du révolutionnaire remix, un art dont les Jamaïcains étaient les inventeurs, les fabuleux maîtres et encore les seuls pratiquants[27].

Le végétarisme des rastas m'intriguait (comme celui des adventistes, il trouve sa source dans la Torah/Bible : Bereshit/Genèse 1:29[28] et 2:16[29]) et, comme les restaurants indiens où nous avait emmenés Mike Pedder, les rastas contribuaient à ce que je m'ouvre à cette idée. D'une manière générale, les Anglais ont été les pionniers de la protection animale en Europe, et les restaurants végétariens, s'ils n'étaient pas répandus, existaient sans complexe et n'avaient pas ce côté « bol en bois » baba-cool-ardéchois-barbu-patchouli qu'on trouvait à Paris. Les restaurants indiens proposaient toujours des biryanis garantis sans poulet mort et leurs *mixed vegetables* donnaient plus l'impression d'aller à table que d'aller au cimetière. Je continuais néanmoins mon vulgaire régime kebab-frites.

Les punks rejetaient à peu près tout, fonçaient dans le tas, et exigeaient de l'honnêteté avant de réfléchir. Leur arrogance

27. Voir Bruno Blum, *Le rap est né en Jamaïque,* Castor Astral, 2009.

28. « Et Dieu dit : Voici, je vous donne toute herbe portant de la semence et qui est à la surface de toute la Terre, et tout arbre ayant en lui du fruit d'arbre et portant de la semence : ce sera votre nourriture. » Bereshit/Genèse 1:29.

29. « L'Éternel Dieu donna cet ordre à l'homme : Tu pourras manger de tous les arbres du jardin. » Bereshit/Genèse 2:16.

nous mettait, moi et mes copains rockers, aux avant-postes d'une plus ou moins nouvelle approche esthétique du rock[30]. On tranchait avec la prétentieuse musique de groupes « progressifs » comme Emerson Lake and Palmer, Yes, Genesis ou Queen, qui constituaient alors le gros des ventes, et on crachait sur la disco.

En m'arc-boutant vent debout contre la musique pop dominante, soutenant tour à tour des inconnus comme les Buzzcocks, Sham 69, Magazine ou Gregory Isaacs, je passais pour une espèce de snob, alors que je n'étais qu'un précurseur éclairé.

Les punks se faisaient traiter de fachos, exactement comme aujourd'hui les véganes se mangent des « extrémiste », « intégriste », etc. Les punks français étaient effectivement en bonne partie des snobs, mais en ces âges farouches où le rock était fortement en phase avec une identité que l'on se choisissait, il fallait être drôlement sûr de soi pour oser critiquer Genesis et leur préférer les Sex Pistols ou, pire encore, Public Image, Siouxsee and the Banshees, et la vague de froid qui suivit en 1979-1980 (et que les Français, avec une vague de retard, appellent « la new wave »).

Dès le début 1978, j'ai donc obtenu ma première couverture de *Best* (qui tirait à plus de cent mille exemplaires et frôlerait bientôt les deux cent mille) avec la séparation des Sex Pistols, que j'avais revus jouer à Uxbridge lors d'un de leurs rares concerts. Interdits partout, ils jouaient sans prévenir, avant que les autorités n'aient le temps de les interdire. J'en ai gardé des photos incroyables. Désormais, le rock me passionnait totalement.

Vivre le rock dans les années 1970 m'a inscrit dans une marginalité dont je ne sortirais plus. J'étais pauvre, mais mon esprit essayait d'être libre. J'étais parti à l'aventure, et j'étais servi. Essayer de penser librement était le *modus vivendi* de mon entourage à Londres. L'ouverture d'esprit était la norme. Enfin, c'est ce que je croyais. En fait, le conformisme régnait même chez les marginaux. Les normes et les codes structuraient aussi les tribus urbaines. Pourtant, situés à dix ans d'écart à peine, le mouvement hippie de 1967, le mouvement punk de 1977, et

---

30. Voir le livret et le triple album *The Roots of Punk Rock Music,* Frémeaux et Associés, 2013.

leurs déclinaisons libertaires variées, secouaient les mentalités embourbées du monde occidental. Avec le déferlement reggae concomitant, ça faisait des étincelles.

Perds tes rêves et tu pourrais perdre la tête.

Mick Jagger

En février 1978, en route vers Londres, Philippe, mon meilleur pote, s'est tué, en piquant du nez au volant d'une Renault 4 L. La dernière fois que je l'avais vu, il avait une seringue dans le bras. Il a été la deuxième victime d'une hécatombe qui dure depuis autour de moi. Mon autre ami proche, Jean-Marie Blanche, très grièvement blessé, a survécu de justesse. Rien ne serait jamais plus comme avant. Commotionné, le frère de Philippe, mon ami dessinateur Gilles, est venu s'installer dans notre squat à Londres, où j'ai décidé de rester vivre. Et, après deux ans à dessiner presque tous les jours chez Dragon Animation, je suis parti du studio. Je n'avais pas envie de travailler pour des publicités Benco où l'on voyait mon héros d'enfance, Benoît Brisefer. J'avais commencé à bosser pour Dragon comme coloriste et ce job ne m'intéressait pas. J'avais observé des talents comme Jean-Jacques Annaud cirer les pompes des annonceurs, et la pub et son oseille ne m'attiraient pas. Je comprenais que mes parents avaient une famille à nourrir et tout, mais je regrettais un peu qu'un type brillant comme mon père ait abandonné ses velléités de romancier, d'artiste. Ma mère, mon père, mes deux sœurs, leurs deux mecs, mon cousin germain débutant, Frédéric, tout le monde faisait des films de pub, mais pas moi. Ce n'était pas compatible avec mes ambitions rebelles.

Mes études de dessin s'achevèrent ainsi en queue de poisson. Les temps étaient durs mais le rock valait tous les sacrifices. Et, bien heureusement, la gloire et la fortune m'attendaient avec la musique et le journalisme rock.

***

En 1978, j'ai rencontré Devo, un groupe américain venu de la zone industrielle de Cleveland. Leur rock conceptuel mettait en scène la dégénérescence de l'espèce humaine perdue dans un monde industriel débile, la « devo-lution », à rapprocher du *Meilleur des Mondes* d'Orwell. L'ignorance, le cerveau reptilien et la bêtise consumériste triomphaient dans le monde dépeint par Devo. Je trouvais qu'on y était déjà et je les ai adoptés. J'ai été le premier à parler d'eux en France, dans un long article.

De Ian Dury à Johnny Thunders, j'ai rencontré ou vu jouer des musiciens déments cette année-là. Ian Dury était un type formidablement humain, je l'avais adoré pour cette raison. Jean-Jacques Burnel, des Stranglers, avait une forte personnalité et une arrogance rafraîchissante. Il ne se laissait pas emmerder et j'aimais ça. Patti Smith était complètement perchée dans sa mythologie et son panthéon, mais son discours surréaliste avait un sens très profond, qui projetait ostensiblement la culture rock dans la dimension « culture », alors qu'avant le rock était considéré comme les chewing-gums et les burgers : du jetable. J'aimais écouter ces gens qui nous emmenaient au bout de leur truc sans se soucier des musiques dominantes et créaient dans l'instant des œuvres fabuleuses — qui sont restées.

Pierre Lescure m'avait bombardé correspondant à Londres rock d'Europe 1 dans son émission *Le monde de la musique*, à 20 heures. Je causais dans le poste au téléphone tous les soirs sur le thème « Ici Londres, les Français parlent aux Français ». C'est fin 1978 que j'ai rencontré le grand photographe rock new-yorkais Bob Gruen, un proche de John et Yoko Lennon qui, en ce temps-là, traversaient une phase macrobiotique. Bob revenait d'un séjour au Japon avec eux et me parlait des mœurs raffinées de ce pays. On est devenus amis, et c'est à ce même concert de David Johansen (ex-New York Dolls, dont j'étais fan) que j'ai fait la connaissance de la sémillante (sémillante, ça veut dire qu'elle parle tout le temps) Chrissie Hynde, qui, à l'époque, ramait pour faire décoller son nouveau groupe, les Pretenders. Chrissie était ravissante. Elle était accompagnée par Pete Farndon, le bassiste du groupe qui décéderait en 1983 d'une trop forte dose d'héroïne. On est devenus amis aussi. J'ai emmené Johansen et toute la bande, Bob Gruen, Pretenders, Billy Idol, Bebe Buell & Cie dans le sound system reggae de mon quartier, loin du centre où avait eu lieu le concert. Le Phoebe's

Club servait de la cuisine jamaïcaine, et plusieurs plats végétos *Ital*[31] étaient au menu. Le lendemain, Bob, Chrissie, David, Sylvain et Henry Padovani sont venus nous voir jouer puisque, ça tombait bien, mon groupe, Private Vices, donnait son tout premier concert. J'ai continué à voir Chrissie, qui est revenue à nos spectacles. Je l'ai interviewée pour *Best* quelques semaines plus tard, à la sortie de son premier single. Chrissie connaissait toute la nouvelle scène rock de Londres, elle était très proche de Don Letts (un rasta punkeïforme, DJ et cinéaste) et de Sid Vicious. Elle représentait à mes yeux l'élégance rock de cette période. Non seulement elle alliait un goût et une maîtrise de la musique soul comme du punk rock, mais elle possédait une personnalité volcanique, décomplexée et militante. Ancienne critique de rock, cette Américaine de Cleveland (elle avait fait ses débuts avec le futur chanteur de Devo) à la voix exceptionnelle a essayé de me convaincre de laisser tomber le journalisme musical, qu'elle considérait comme une activité minable, bien en dessous de mes capacités. Elle s'habillait avec goût, tout comme ses trois musiciens, et m'a encouragé avec bienveillance à développer mes activités musicales et dessinatoires. Son dandysme post-punk changeait des T-shirts promo et du look corbeau punko-négligé vaguement prégothique qui étaient la norme en 1978. Elle se plaignait tout le temps que les petits punks anglais ne connaissaient rien à la musique, ne connaissaient que Marc Bolan et Roxy et n'avaient jamais écouté un disque de soul de leur vie. Rétrospectivement, la chanteuse des Pretenders était une bombe avec laquelle je flirtais sans m'en rendre compte. J'avais pas mal de succès avec les rockeuses, mais je n'imaginais pas qu'un tel avion à réaction puisse être attiré par un branleur efflanqué, un débutant aussi tarte que moi. Elle avait aussi l'air d'avoir arrêté toutes les drogues et le tabac, ce qui était super rare dans ce milieu (pour ne pas dire unique). Et puis, comme son grand pote rasta Don Letts, Chrissie était une végétarienne engagée. Brillante, convaincante, elle se mêlait de tout, et son passé de Parisienne d'adoption nous rapprochait. En vérité, je l'admirais pour son fabuleux talent comme pour ses idées et sa

31. Ital : cuisine rasta végétarienne, contraction de « *I* » et de « *natural* ».

grâce, et je l'admire toujours. Elle était une des personnes qui comptaient pour moi sur cette scène rock que je connaissais si bien ; elle comptait comme Lemmy de Motörhead, avec qui je devins également ami ; elle comptait comme le bouleversant Joe Strummer du Clash ou le génial Bob Marley. Chrissie Hynde était un exemple à suivre, et la fréquenter était une distinction.

Je partageais sa passion pour le reggae et les bandes dessinées, qui ajoutaient encore à sa séduction. J'avais son numéro de téléphone, je l'avais interviewée chez elle au 67, Endell Street, à Covent Garden, et on se prêtait des comics américains. J'aimais découvrir le monde à travers les suggestions que me faisaient les gens que j'admirais, que j'avais la chance de rencontrer. Comme Strummer, elle me conseillait de découvrir tel ou tel artiste noir. Ses conseils étaient invariablement lumineux, et je les suivais. Elle me filait des disques américains, elle ne gardait aucun vieux disque — elle m'a même offert un rarissime exemplaire original du premier album de Velvet Underground —, elle se foutait des choses matérielles, elle était incroyable. Elle s'est aussi fait piquer toute *ma* collection de *Zap Comics* et de *Freak Brothers* originaux (argh). Du coup, je ne lui ai jamais rendu sa collection de *Howard the Duck*, sa BD préférée. Howard était un canard « perdu dans un monde qu'il n'avait pas fait », et je me retrouvais là-dedans.

En 1979, mon groupe, Private Vices, a pris beaucoup de place dans ma vie. On a écumé tous les clubs de Londres, du Marquee à l'Electric Ballroom, enregistré un disque, et tourné en Angleterre avec les Dickies. Là encore, cette expérience de vie au sein d'un groupe punk à Londres en 1977-1979 mériterait presque un bouquin à elle seule, mais c'est pas le sujet ici. On squattait avec quelques amis au 78, Abingdon Road, près d'Earl's Court. Christophe le chanteur et Antoine le batteur vivaient là, et notre guitariste anglais, Noggin, était souvent là aussi. Au menu : kebab sans oignons (j'avais fait une overdose d'oignons bouillis dans lesquels avait cuit un burger nauséabond acheté dans la rue : je ne pouvais plus voir un oignon en peinture). À quatre-vingt-dix pence la pièce, c'était ce qu'on pouvait s'offrir de mieux chaque jour. Inutile de dire que personne n'avait jamais un rond dans cette maison de fous et de tox. J'écrivais de plus en plus mais *Best* payait très mal, et la misère était au rendez-vous. Christian Lebrun publiait aussi mes dessins et pas mal de photos, mais ça ne suffisait pas pour payer un loyer et une nourriture décente. *Best* tirait trois fois plus que *Métal Hurlant* et *Charlie* réunis, et malgré l'arnaque des tarifs, j'étais le roi du pétrole et du rock and roll.

En 1979, j'ai rencontré des gens comme Lou Reed, qui avait déjà entamé sa reconversion de pochetron junkie amphétaminé à karatéka macrobiotique. J'étais entré en rock and roll comme on entre en religion. La musique avait pris presque toute la place tellement ma frustration, mon atroce chagrin d'amour, ma famille dysfonctionnelle, ma pauvreté et la connerie humaine me pesaient. Je maîtrisais maintenant la basse et je me mettais à la guitare. Je quémandais des conseils aux deux guitaristes du groupe, qui tombaient à pic mais se moquaient de mon niveau. J'étais seul à traîner mon boulet dans ce monde de brutes. J'enfonçais le clou de mon identité rock et BD, qui me plaisait bien, mais mon succès de *rock critic* faisait beaucoup d'ombre à ma carrière de dessinateur et déjà de musicien. C'est ce que je vivais — et que je vis toujours. Mais il vaut mieux que je vous amène vers la suite en douceur et ça passe par une page roots rock reggae.

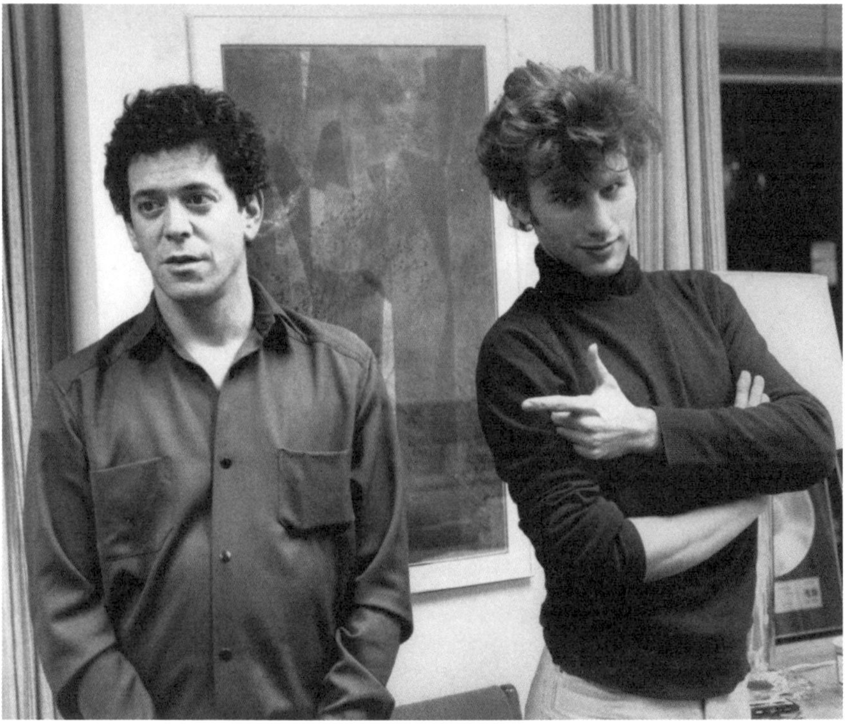

Lou Reed & Bruno Blum, RCA Building, New York City, 1981
Photo © Bob Gruen

DEUXIÈME PARTIE

VÉGÉTARIEN

Prenez parti !
La neutralité aide l'oppresseur, jamais la victime.
Le silence encourage le bourreau, jamais l'oppressé[32].

Elie Wiesel

32. Lors de son discours de remise du prix Nobel de la paix, le 10 décembre 1986.

CHAPITRE 7

La liberté consiste à pouvoir faire tout ce qui ne nuit pas à autrui[33]

Vous ne pouvez pas attendre de la vie d'avoir un sens.
Vous devez lui en donner un.

Romain Gary

Le 20 octobre 1979, pour l'anniversaire de notre chanteur Christophe, Chrissie Hynde nous a offert une première partie des Pretenders au Nashville de West Kensington, qui, plein à craquer, contenait cinq cents personnes. Après un deuxième hit, *Kid*, elle était en train de devenir une vedette internationale sous nos yeux. À la grande fête qu'on a donnée dans notre squat après le concert, la chanteuse a passé la soirée dans ma chambre, avec une dizaine d'autres personnes. On a joué, discuté, parlé comics, rigolé ; elle a recommencé à me parler de végétarisme, sans insister. Quelques semaines plus tard, j'ai passé une soirée chez elle, dans son nouvel appartement du nord de Londres.

Après avoir critiqué les crétins de journalistes qui avaient descendu le premier album des Specials (militante, elle avait carrément monté un concert « Rock Against Journalism »,

33. Déclaration des droits de l'homme et du citoyen de 1789.

qui faisait écho au mouvement « Rock Against Racism », en vogue), Chrissie Hynde m'a longuement informé sur les conséquences inouïes de la consommation d'animaux par l'homme. Je ne me doutais de rien de tout ça. Elle m'a appris qu'elle était végétarienne depuis l'âge de dix-huit ans, ce qui n'était pas du tout ce que j'attendais d'une punkette déjà légendaire comme elle. Je ne me souviens plus très bien de ce qu'elle m'a dit, mais les éléments qui m'ont le plus marqué étaient liés aux pets de vache, qui contiennent du méthane et foutent en l'air la couche d'ozone, et participent ainsi au dérèglement climatique, etc. Ma sensibilité écologiste a été touchée par une série d'arguments de ce type, que je trouvais fondés (ne vous inquiétez pas, on y reviendra). Naturellement, Chrissie a évoqué la cruauté à l'égard des animaux, un point que je me rappelle avoir écarté car j'étais d'accord avec elle là-dessus — comme pour le reste. Je voulais en savoir plus sur les histoires de gaspillage de ressources, de l'énorme pollution des eaux par les pesticides servant à produire les aliments des animaux de boucherie, toutes ces choses dont, bizarrement, les écolos ne parlaient jamais. Pourtant, quoi de plus crucial que le gaspillage des ressources ? Pour faire un kilo de protéines animales, il faut dix à quinze kilos de protéines végétales, donc dix à quinze fois trop de cultures. C'est l'info de base. Si l'humanité était végane, il y aurait dix à quinze fois moins de cultures, et donc dix à quinze fois plus d'arbres, pas besoin d'avoir fait Saint-Cyr pour piger que ça réglerait pas mal de problèmes — et que le lobby agroalimentaire ferait tout pour empêcher ça. Cette info ne passe pas la porte d'une télé, d'une radio.

Je suis sorti convaincu de cette conversation. J'étais informé d'un tas de trucs qui avaient complètement échappé à ma culture écolo française. Je m'étais pris dans la gueule l'inutile et obscène horreur concentrationnaire perpétrée par mes voraces congénères, et je disais merci. Pourtant, avec le recul, je me suis rendu compte que ce qui me touchait le plus, c'était qu'on bousille la couche d'ozone ; et la souffrance de milliards d'animaux, je n'y pensais pas plus que ça. J'avais appris toute ma vie à en faire abstraction. C'était culturel. Aujourd'hui, ça continue : la base de la com végétos, c'est toujours de parler pollution, et non de souffrance animale. Ça marche mieux. Le bipède moyen répond mieux. Un peu comme si on voulait abolir l'esclavage parce que ça pollue les rivières. Mais les principaux intéressés ? Le point de vue de la victime ? Niet. La raison du plus fort est toujours la meilleure, c'est culturel.

Dans l'égocentrisme général, tuer un oiseau ou un agneau, ça compte moins que les algues vertes sur la plage, causées par les nitrates du lisier des élevages de cochon, etc. Ah ! les algues vertes, ça gâche les vacances, donc sacrilège. J'étais pareil : la souffrance, je ne la prenais pas suffisamment en compte. J'y pensais, mais elle passait par pertes et profits, entrait par une oreille et sortait par l'autre. L'erreur est humaine, l'horreur est humaine, aussi. L'horreur était rangée dans la case déni, et ce qui me mobilisait le plus était la couche d'ozone et l'eau potable. Comment avais-je pu en arriver là ? Comment moi, l'ami des bêtes, m'étais-je laissé siphonner le ciboulot à ce point ? J'en ai honte et il y a de quoi, non ? Faut croire que dès qu'on cause alimentation, le cerveau reptilien de l'*Homo sapiens* est construit avec le plus bas dénominateur commun à la racine. La tronche marche comme ça : j'ai faim = j'bouffe. Voltaire, Einstein, Gandhi, on verra après : là, j'bouffe. Ainsi va l'insoutenable légèreté du bipède.

***

En s'habillant avec élégance, Chrissie incarnait le style rock de son époque, et je ne pouvais pas me payer de fringues à la hauteur des Pretenders, qui mettaient la barre assez haut — mais manger des sandwichs au cheddar plutôt qu'au cochon, c'était dans mes prix. L'élégance n'est pas seulement une question de marque de godasses. L'élégance est dans le cœur. L'élégance est dans l'éthique. Un viandard qui déguste du foie gras dans une Rolls sapé comme John Steed reste un viandard ordinaire, avec un tube digestif à la place du cerveau. Il n'a même pas l'élégance de penser au calvaire des oies dont il se goinfre du foie malade. Un peu de dédain à son égard ne lui fera pas de mal. J'ai toujours trouvé que John Wilberforce, qui a lutté pour l'abolition de l'esclavage en Amérique, ou que les suffragettes (qui se sont bagarrées pour le droit de vote des femmes en Angleterre) forçaient bien plus le respect que la cuistot Maïté qui fleurait bon le foie de veau dans ses émissions télévisées[34]. Chrissie dégageait autrement plus que Lady Gaga et sa pauvre provoc en manteau d'entrecôtes. Sortir la violence de mon mode de vie, c'était quand même un concept classe. Je trouvais ça hyper rock : un acte de résistance. C'était bon esprit. Ben oui, le végétarisme, c'est pas un régime alimentaire, c'est un mouvement de libération. Ça m'allait. Je n'étais pas contre l'idée de rejoindre mon frangin végétarien Strummer, d'adopter la cuisine Ital comme Marley, VG comme Paul McCartney, comme Lou Reed période redescente, comme d'autres qui comptaient pour moi — comme la sublime Chrissie.

Encore fallait-il passer à l'acte. Car je n'ai pas pour autant viré ma cuti. J'étais croyant, mais pas pratiquant. En dépit de mon impensable notoriété en France et de mon succès sur la planète *rock critic*, je crevais la dalle dans mon squat et je continuais le régime ganja, kebab, burger et trashbouffe.

J'étais invité à la télé, à la radio dès que je mettais un pied à Paris. Il suffisait que j'écrive deux lignes sur un nouveau groupe pour que Music Box, le magasin de disques rock branchos de la rue Saint-Sulpice, futur New Rose, soit submergé de demandes par des clients qui venaient de découvrir les Pretenders ou les Ruts dans ma rubrique « In The City ». Mais c'était la dèche absolue. Et le ressentiment maximal. Il fallait, en plus, que je vienne à Paris pour être payé, un comble pour un correspondant à Londres.

Après une tournée et après avoir écumé les clubs de Londres, Private Vices s'est séparé après une engueulade entre Christophe et moi, en décembre 1979, après une semaine de concerts au Gibus, à Paris. On a été virés de notre squat quelques jours plus tard. Les années 1980, années de glace et de métal, commençaient ultra mal. C'est le Français Henry Padovani, brillant guitariste et membre fondateur de The Police, qui m'a passé sa piaule dans un squat rock au 8, Queensgate Place, à deux pas du

---

34. J'ai été opposé à Maïté, ainsi qu'au président du syndicat des bouchers et au président du Centre d'information sur la viande [lire : le lobby agroalimentaire] lors d'un débat télévisé animé par Christophe Dechavanne lors d'un mémorable *Ciel, mon mardi,* en 1995.

Musée d'histoire naturelle de South Kensington. Henry venait de se marier avec une journaliste rock suédoise et ils déménageaient dans un appart digne de ce nom. Il m'avait prévenu : cet immense squat aux plafonds à quatre mètres de hauteur était un vrai château hanté, plein de mauvaises vibrations. J'ai en fait repris la chambre de Wayne County, une chanteuse punk new-yorkaise travestie qui venait elle aussi de quitter le squat. J'ai ainsi cohabité avec l'ex-groupe de Wayne, les Electric Chairs, une bande d'allumés bizarroïdes, dans une luxueuse maison victorienne décrépie, à deux portes de l'ambassade du Koweït, dans un quartier ultra chic.

Je n'ai jamais utilisé la cuisine partagée : je consommais des trucs à emporter dans ma piaule. Je refusais déjà d'aller chez KFC, McDonald's et ce genre de chaînes. Je n'étais pas complètement intoxiqué, vous me prenez pour qui ? Je savais ce qu'il y avait derrière. Je pensais que c'était mieux en face.

***

Et un soir d'été 1980, complètement à bout de ressources, le ventre creux, je suis sorti chercher un truc à manger. Il ne me restait qu'un talbin de cinq livres sterling, mon tout dernier *fiver*. Au point où j'en étais, je voulais le flamber, et je suis entré dans un restaurant italien sur Gloucester Road. Grand seigneur, pour finir mes cinq balles en beauté, j'ai commandé un chili con carne, un truc bien gore. Ils mettent de la chair en purée et font bouillir le tout aux petits oignons et aux haricots dans une sauce italienne *made in England*, tout un programme. Avec ça, j'étais sûr d'être calé. J'ai goûté, il y avait des bouts de cartilage qui croquaient, et c'était répugnant. Mon regard a changé brusquement. Mon plat s'était transformé sous mes yeux en bouse de vache fumante. Pouf ! Intervention de la fée Fawn[35]. J'ai réessayé une lampée de patouille d'abats de cadavre au jus, et j'ai flippé. Pas question d'avaler cette horreur malodorante. Ça faisait un moment que

35. La fée Fawn, Noa, en français, est la fée des animaux.

je ruminais les arguments de Chrissie, qui me sont tombés sur la tête tout à coup.

Comment avais-je pu avaler de la chair animale toute ma vie ? Beurk. C'était limpide. D'autant plus qu'en Angleterre le pourcentage de végétariens était bien plus élevé qu'en France, pays arriéré en la matière. En 1980, il était techniquement possible de m'y mettre sans trop de problèmes. C'est donc là, dans le restaurant italien Da Mario's, situé au 15, Gloucester Road, au coin de Queensgate Terrace (un peu de pub, ça fait jamais de mal), que je pris une décision courageuse : je serais dorénavant végétarien. Comme des millions d'autres avant moi, j'allais oser franchir ce pas.

Je fus pris d'un vertige délicieux. J'imaginais d'ici la réaction de mes copains. Ils allaient me trouver encore plus barge qu'avant. Parfait. J'étais déjà hyper marginal (accro au spliff, rock and roll, noctambule, juif, reggae, étranger, que dis-je, pire encore, français, squatter, artiste, sans un rond, etc.). Cette fois, le tableau serait complet. Végétarien ! Quel coup de génie ! Comment n'y avais-je pas pensé plus tôt ! J'eus une pensée émue pour tous les animaux dont je m'étais goinfré pendant tout ce temps. J'ai visualisé des bébés agneaux et je me suis dit : « Toutes ces années, j'ai rien trouvé de mieux à manger que ça, je suis vraiment un connard. » J'aime les petits agneaux, il n'existe rien au monde de plus mignon, merde, si ça te fait ricaner, tant pis pour toi. J'ai casqué ma daube, bouleversé mais fier de moi. J'ai laissé mon pauvre chili con carne dans son pot de chambre et je suis reparti en mâchonnant un bout de pain, le ventre vide, avec les plombs et un paquet de crackers dans la poche.

J'imaginais la tête de mes parents et amis, je savais que ma décision allait les énerver, et je m'en réjouissais d'avance. Ça m'a aidé à supporter la faim. Je voyais d'ici arriver les remarques : « extrémiste ! », « emmerdeur ! » Bien au contraire, je souhaitais sortir de l'extrémisme du spécisme, de la dictature du carnisme. L'extrémisme, c'est de tuer, évidemment, et non le contraire. Ces mots « spécisme » et « carnisme » n'existaient pas encore, mais, au fond de moi, je le savais déjà. Il ne fallait pas que je me laisse démonter. Je sentais que ça allait être coton. J'avais parlé de ça à Noggin, le guitariste anglais de Private Vices, un jour, et il m'avait répondu « C'est ça ! On va manger des noix ! » en se gondolant. Ce défi me plaisait. Il était l'aune à laquelle j'allais véritablement mesurer ma liberté. Il serait l'occasion de profondément exprimer la liberté que je désirais pour moi-même. Liberté de vivre comme je l'entends, liberté de penser. Je n'avais pas peur de rater, j'avais peur de ne pas essayer : je pense, donc je suis végétarien.

Et puis, j'allais annoncer ça à Chrissie, tout fier, en la remerciant pour son prosélytisme. La tuerie étant, par définition, inhumaine, j'avais le sentiment d'être devenu humain. Ça y est, j'étais enfin humain (soupir). On ne naît pas humain, on le devient. Ouf ! Je m'étais promu à un nouveau stade d'évolution. Sans blagues, je me sentais revivre. Conceptuellement, au moins. Dans « Tu ne tueras point », il n'y a pas écrit en petits caractères en bas du contrat « sauf les agneaux et les cochons, et à la rigueur les canards dont on récupère le foie malade atteint de stéatose hépatique, parce que ça a bon goût ». Il y a juste écrit « Tu ne tueras point ». Assez de mensonges. *Gimme some truth !* Il faut tordre le cou aux idées reçues, pas aux dindes. C'est pas parce qu'un truc a bon goût qu'il faut se croire autorisé à le becqueter, sinon, vas-y, mange des chats, mange des rats en sauce, tu vas prendre ton fade.

***

La dernière fois que j'avais vu Chrissie, c'était au Fulham Greyhound, un grand pub avec une belle scène. C'était l'époque bénie où il y avait des scènes dans les pubs, dans les rades anglais. Figurez-vous que les Stray Cats, un groupe new-yorkais qui lancerait la vague rockabilly l'année suivante, avaient débarqué directement chez moi en descendant de l'avion qui les avait amenés à Londres. Inconnus, ils avaient été incités à faire le voyage par un Irlandais imbibé, Peter, qui passait dormir dans notre squat de temps en temps et voulait être leur manager. Peter était *persona non grata* chez nous mais il était bagarreur, et personne n'osait trop lui tenir tête. Comme c'est moi qui lui ouvrais la nuit quand il sortait des boîtes, il m'avait à la bonne, et avait filé mon numéro aux Cats à l'occasion d'un voyage à

New York. Il avait promis de les loger s'ils venaient à Londres. Peter a disparu en bordée noire entre-temps, mais les Cats ont rappliqué chez moi, à Queensgate. Ils ont fait un stage en rock anglais dans ma piaule et ont dormi dans le salon, avec leur contrebasse, malgré les protestations des Electric Chairs. Le lendemain, j'ai parlé d'eux à l'attachée de presse des Stones, avec qui je bossais. Elle a voulu les rencontrer et s'est occupée illico de leur carrière, avec le succès que l'on sait. Quand je les ai vus jouer pour la première fois sur scène, quelques semaines plus tard, ils étaient incroyables. Tout le monde était par terre. J'ai naturellement appelé Chrissie pour lui dire de venir au concert suivant. Je lui ai à peine parlé ce soir-là. Elle s'est pointée au Greyhound et m'a présenté son nouveau mec: Ray Davies, le chanteur des Kinks.

J'avais toujours su que je ne faisais pas le poids! Leur fille, Natalie, est devenue végane et militante pour l'environnement, comme Chrissie. C'était en juin 1980, et je crois bien que je n'ai plus revu Chrissie Hynde depuis.

***

Voilà. Je me suis retrouvé comme un con dans mon squat pourri avec mes pommes granny-smith, mes sandwichs au cheddar et mes pétards véganes. Bien que l'hygiène à Queensgate ait été plus que douteuse (le chauffe-eau déconnait et j'allais aux bains-douches de King's Road en bus), je n'avais pas trop de mal à attraper des jolies filles, mais le cœur n'y était pas: j'étais raide dingue d'une Française, la belle Saskia, que j'avais eu la mauvaise idée de virer l'an passé. J'ai dérouillé plein tarif pendant des mois et des mois. Mandy, une DJette professionnelle que je remplaçais le dimanche soir au fameux Marquee Club de Wardour Street quand elle avait la flemme d'y aller, a sans doute été la première personne avec qui j'ai testé une semi-cohabitation au régime veggie. Inutile de nier: ça passait moyen avec elle, comme avec tout le monde. À quelques notables exceptions près, depuis ce jour-là, on ne m'a plus invité à bouffer, c'est dire. J'exagère à peine, car déjà on ne m'invitait jamais à dîner, excepté les attachées de presse de maisons de disques qui voulaient placer leurs artistes dans *Best*. C'est d'ailleurs comme ça qu'un jour j'ai déjeuné à Paris avec un certain Randy California, un ami de feu Jimi Hendrix et leader de Spirit, un groupe de rock psychédélique.

Randy était effacé, zen, timide, et avait commandé un déj végétarien dans un grand hôtel parisien, ce qui m'avait impressionné, car, en général, les rock stars se goinfrent de langoustes bouillies et de tournedos bleus dès qu'elles trinquent aux frais de la princesse (comprendre: leur crèmerie). Hormis Randy California, à qui je ne savais pas quoi dire, tout le monde avait tendance à se payer ma tête, comme si s'engager contre la violence était une tare, un truc super drôle, comme un pied bot ou une cicatrice. Je voulais seulement épargner des souffrances aux bestiaux, retarder le dérèglement climatique, abolir l'esclavage quoi, résister à la connerie et à la violence ordinaires, c'était plutôt noble comme intention, mais non. Je me suis fait vanner. On me répondait des « Je sais faire la différence entre un homme et un poulet » comme si un poulet ne souffrait pas autant qu'un *Homo sapiens* ! Comme si j'avais confondu mon interlocuteur avec un poulet de batterie en promo chez Auchan ! Les réponses les plus ineptes fusaient, souvent violemment. On m'envoyait à la niche avec des « Arrête de nous culpabiliser ! » Moi, je me disais, s'ils culpabilisent, c'est parce qu'ils sont coupables. La plupart faisaient comme s'ils n'avaient rien remarqué, et me regardaient de travers manger mes noisettes en n'en pensant pas moins. Pour eux, c'était une lubie, un caprice de flippé. Mais je ne me suis pas laissé décourager, je suis du bois dont on fait les Stratocasters. Après tout, je ne faisais qu'évoluer, avancer, ouvrir ma conscience, et, derrière leurs ricanements, eux fermaient l'accès de la leur et restaient à la case départ sans toucher deux cents dollars. J'étais devenu une sorte d'*aventurier de la conscience*, comme dirait mon éditrice bien-aimée (que le Grand Manitou la couvre de bananes frécinettes bien mûres *Musa paradisiaca*, de framboises fraîches et de mangues cosmic gold en pendentifs). Au début, le problème a été de trouver autre chose que des kebabs trash pleins de mouches, et le hasard a voulu que deux Français ouvrent un *greasy spoon* à deux rues de chez moi: le Carcassonne Sandwich Bar. Ça ne s'invente pas.

Tous les après-midi, avant de fermer, Michel et Nicole me servaient un petit-déjeuner consistant pour une somme raisonnable. Mon menu « spécial » était en général une ratatouille maison très chargée en ail. En ce temps-là, les œufs poussaient sûrement sur les arbres, parce que pour moi, « végétarien » signifiait avaler des œufs, qui flottaient ensuite dans le caoua au lait trouble au fond de mon bide, avec les bouts d'ail et les poivrons frits. Je n'étais pas encore initié au feuilleton des poussins mâles, qui sont broyés vivants à la naissance dans les élevages de poules pondeuses[36]. On fait ce qu'on peut. Les œufs brouillés faisaient donc partie de mon régime VG. Le café au lait aussi. Pas super digeste. Mais le Carcassonne m'a maintenu en vie pendant ces années pionnières où je vivais avec cinq ou six livres sterling par jour maximum.

Avec la popularité de la nouvelle vague, dont j'étais l'auguste ambassadeur londonien pouilleux, le tirage de *Best* frisait désormais les deux cent mille exemplaires, un chiffre vertigineux. À force de fréquenter des musiciens du soir au matin, je rêvais de remonter un groupe où, cette fois, je serais à la guitare. À part la cause perdue de récupérer Saskia, la musique était devenue mon seul but dans la vie. Car en plus de me faire lâcher le steak-frites, Chrissie avait aussi fini par me dégoûter du job de *rock critic*, qu'elle avait elle-même pratiqué à ses débuts, dans sa période Nick Kent-Sid-Malcolm McLaren-Vivien Westwood. Elle m'avait encouragé à faire autre chose, elle avait cassé ma baraque de pigiste, elle était sérieuse comme un cancer avec ça, et elle avait hypra raison. Les Pretenders étaient fans de mon comic book *Rock Commando*, une BD initialement parue dans *Best* et publiée en anglais par le manager du trio Motörhead. *Rock Commando* met en scène Lemmy et son gang dans une tournée post-guerre atomique. Ils m'avaient invité sur la tournée de lancement de leur album *Bomber*, j'étais parti avec eux dans un petit avion privé, et ça m'avait inspiré ce scénario. Je commençais à publier des BD dans la presse rock anglaise. Cette année-là, après avoir été le premier Français à faire connaître

36. L'association L214 en décompte au moins 40 millions tués chaque année en France.

la vague ska (ben ouais, c'est la vérité, je ne vais pas pécher par fausse modestie, t'inquiète) qui déferlait sur l'Angleterre, j'ai aussi dessiné *Nutty Boys*, le premier comic book des stars du genre, Madness. La BD me branchait plus que le journalisme, mais je réussissais tellement dans la presse rock que ça faisait beaucoup d'ombre au reste. Je ne pouvais plus me pointer à un concert à Paris sans qu'on me demande de tous les côtés ce qu'il se passait à Londres, mais mon groupe, mes dessins, mes BD, les gens s'en foutaient comme de leur première bouchée de boudin. Ils ne savaient même pas que c'était la même personne qui faisait tout ça.

En 1980, je suis parti en tournée avec le Clash, les Flying Padovanis, les Pretenders (Chrissie apparaissait sur scène, chantait et décarrait aussi sec), et j'ai interviewé pour la première fois Mick Jagger, qui m'a confié qu'il était *almost* végétarien. J'ai rencontré Keith Richard, et un tas d'artistes jamaïcains comme Toots, le plus gros fumeur que j'aie jamais rencontré. Pendant sa conférence de presse, devant les photographes, il a haché à la machette un fagot d'herbe qui faisait bien deux kilos. Le régime Ital des rastas jamaïcains est à base de plantes cuisinées de façon raffinée, et parfois de poisson de mer grillé à l'ancienne, sans condiment. Dans les restaurants de Jamaïque, pays très pauvre, les poissons sont les plats les plus chers. Les pauvres n'y ont pas accès, et quand ils gagnent un jour de l'argent, ils s'en offrent, c'est-à-dire presque jamais (pour la grande majorité). C'est un peu comme la langouste brûlée vive en France, un symbole de classe et de richesse. Mais les véritables rastas, ceux de la campagne, sont pour la plupart végétaliens, c'est-à-dire qu'ils ne mangent aucun animal. Ils vivent au fin fond des collines et, outre la Bible (Genèse 1:29, *remember* ?), les racines de leur régime végétal sont à chercher dans le temps où les esclaves évadés, les fabuleux marrons jamaïcains, ne faisaient pas de feu afin de ne pas être repérés par l'armée anglaise. Ces rebelles ont ainsi vécu pendant des siècles dans la jungle inextricable et inexpugnable de la Jamaïque en se nourrissant hyper sainement de fruits et autres plantes. Tellement sainement d'ailleurs qu'ils ont vaincu l'armée anglaise (qui, elle, était sûrement gavée au mouton mort bouilli macéré dans de la sauce à la menthe) et vivent depuis 1740 sur plusieurs territoires indépendants au cœur de l'île, dont Nanny Town et Accompong. Je vous recommande la cuisine végane Ital, vous pourrez tester ça au marché aux puces de la Porte de Clignancourt[37]. La gastronomie Ital fait moins de morts que les chipos en grillade qui empestent le reste des puces (je parle des macchabées en purée contenus dans les chipos, qui ne sont pas une vue de l'esprit).

Vous l'avez compris, la santé, je m'en foutais. Je ne faisais pas gaffe à mon alimentation. Ce n'était pour moi qu'une vile et triviale nécessité. J'aimais bien manger, forcément, mais c'était un peu comme mettre de l'essence dans ma mob : une corvée. Je bouffais surtout du rock, du reggae, du blues, du dub. Je me défonçais tout ce que je savais, je fumais comme un saumon, et ma santé, je m'en souciais comme de ma première tranche de saucisson à l'ail. Nulle part il n'était écrit, dans « Le Grand Manuel du rock and roll », qu'il fallait faire du sport, manger sainement, tout ça. Je m'intéressais plus à l'éthique, à la souffrance et, surtout, à l'écologie. Au fil des années, ma conception de l'écologie a évolué. D'abord expérimentale, fouillie, mal informée, elle avançait à tâtons dans les magazines bordéliques *La Gueule ouverte* ou *Actuel*. L'écologie s'est longtemps cherchée ; et en voulant protéger la nature et les animaux sauvages, nombre d'écolos se sont opposés à des projets comme, par exemple, le canal Rhin-Rhône, qui aurait ouvert une voie de transport propre, aux énormes bénéfices évidents. Bon, les riverains étaient contre, évidemment, et tout ça n'est pas facile, mais selon moi l'écologie devrait être un mouvement de progrès, d'innovation, où la technique (maintenant on dit « la technologie ») est l'alliée de l'homme et non son adversaire. Je suis très critique de ce que les partis écologistes ont accompli en termes d'idéologie. L'écologie devrait être confondue avec la forme suprême de la spiritualité, une conscience de base où l'*Homo sapiens* ne fait qu'un avec son environnement, avec l'univers, et ne se place pas égoïstement au-dessus de tout, au-dessus de ses semblables et des animaux. L'homme ne descend pas du

37. Hightall Vital, 101, avenue Michelet, Saint-Ouen. Ouvert le week-end, pendant l'ouverture du marché aux puces.

singe, il est un singe parmi les singes. T'es un singe à lunettes, un singe avec du fric et des flingues, mais t'es un singe quand même, mon colon. Tu ne viens pas de la planète Krypton.

***

L'homme est un singe parmi les singes, d'accord, mais ça ne signifie pas qu'il doive vivre à poil dans les arbres. Maladroitement, nombre d'écologistes se sont fourvoyés dans une conception que j'appellerais « rustique » de cette nouvelle conscience écolo qui se développait à toute allure, en Angleterre, où je vivais, mais aussi en France, en Allemagne et ailleurs. Pour réduire le désastreux gaspillage ambiant, il n'est pas question selon moi de réduire les désirs galopants de l'homme en les interdisant. Surtout pas. Pour qu'ils deviennent plus raisonnables, il faut que les bipèdes commencent par ouvrir leur conscience, par déjouer les pièges à cons du *green washing*, où l'on nous vend des produits prétendument écolos alors qu'ils ne le sont pas, ou pas assez. Et si, grâce à une meilleure éducation, les désirs ne deviennent pas suffisamment raisonnables, alors il faut réglementer. Si le désir d'une femme, c'est de posséder trois cents paires de godasses en cuir et des parures de fourrure en raton laveur écorché vif (je n'invente rien, vous voulez voir les images des élevages intensifs et des séances d'écorchement tournées en Chine ?), c'est pas possible. Telle est la logique. La véritable écologie n'est pas forcément liée à la décroissance, au renoncement au désir, comme certains le supposent, mais plutôt à une croissance intelligente, intransigeante, mûre. C'est une notion importante. Si ton désir est de vivre en mode retour à la nature, tant mieux et vas-y. Mais si, comme moi, tu préfères vivre principalement en ville, alors la réponse est dans l'instauration de limites. Quand l'homme se conduit comme un enfant roi, il faut lui imposer des limites, c'est la base de l'éducation. Je veux la réduction du gaspillage, de l'incivilité, la fin de la conception des ressources comme un puits sans fond, avec l'homme enfant roi sans barrière, assis sur son tas de jouets en plastoc *made in China*, ses bonbons Haribo faits avec de la couenne de porc bouillie, son tout bagnole et ses centrales nucléaires à la merci du premier terroriste décidé. Les réformes imposant des limites fonctionnent. Les idées existent. L'humanité ne manque pas d'intelligence, mais de courage. Et pour commencer, il faut avoir le courage de dire les choses. C'est mon taf. D'ailleurs, je vais t'en dire une autre cash rubis sur l'ongle...

Pour moi, les poissons étaient considérés comme des végétaux. J'imaginais certainement qu'ils poussaient sur des arbres marins, à côté des arbres à œufs. Leur souffrance n'existait pas et j'en mangeais donc de temps en temps. Je n'y pensais pas. Ou plutôt, je pensais comme tout le monde, c'est-à-dire que je ne pensais pas. Je regardais ailleurs. Je m'en tapais, quoi. J'étais en mode déni ordinaire. Cerveau humain en position *off*, cerveau reptilien activé. Ce n'était pas très difficile pour un citadin, puisque je ne voyais pas l'horreur de la pêche au chalut. Bon, ce passage va énerver mon éditrice bien aimée (que le Grand Tout la couvre de litchis mûrs, de noix de cajou en bandoulière et d'une couronne d'algues des mers du Sud bien fraîches, macérées dans des peyotls mordorés premier choix), mais avant de parler solution, il faut poser le problème un minimum.

La souffrance abominable d'un poisson, être si sensible qu'il est capable de sentir des vibrations dans l'eau à des kilomètres, était hors d'atteinte de ma conscience punkoïde en mutation. À la rigueur, que des dauphins, mammifères très intelligents, soient noyés par milliers dans les filets des thoniers, ça, c'était vendeur. Ça pouvait convaincre le quidam. Moi, ça me touchait, les dauphins. Mais un merlu, je ne savais même pas quelle tête ça avait. C'était abstrait. On arrivait dans le domaine de la souffrance conceptuelle. Et puis, c'est forcément con, un merlu. C'est comme les homards.

En fait, ce que signifiait mon brillant raisonnement, c'est qu'un bestiau, plus c'est con, moins ça souffre. Un chimpanzé capable de faire des maths, c'est super apte à la souffrance, donc pas touche, les mangeurs de singe sont des barbares, etc., tandis que nous, les hommes, pas du tout, on est beaucoup mieux que les singes, et un homard, quand tu le plonges vivant dans l'eau bouillante, c'est normal. Ça ne souffre pas du tout. Ou alors, ça souffre quelques secondes, hein, vite fait, juste le temps de mourir, et hop, le tour est joué ! C'est pas grave, c'est un homard, et il a pus mal aux dents çui-là, ça passe sans forcer. Il a été tellement surpris qu'il n'a rien senti, médusé qu'il était, interloqué par l'eau bouillante. Il est mort tout de suite. Il est mort ni vu ni connu. Son sifflement, c'est pas un hurlement de douleur, c'est juste l'air qui s'échappe... J'ai quand même conceptuellement arrêté le homard et la langouste, mais c'était pas difficile : au fond de mon squat déglingué, au fond de la nuit, on n'en trouvait jamais.

J'étais comme ceux que je fustige aujourd'hui sur Facebook : je n'avais même pas remarqué que j'étais ultra violent, quoi. Je me préoccupais avant tout de questions environnementales qui, de toute façon, passaient au-dessus de la tête de la plupart des gens. Comprendre qu'être écolo et manger des animaux n'est pas compatible, c'était hyper-hypra-archiconceptuel en 1980. Et ça le reste encore pas mal. C'était hors du champ de connaissances du bipède de base, même chez les plus féroces écologistes que j'ai rencontrés, et je sais de quoi je parle, j'ai été plus tard illustrateur d'*Environnement Magazine,* pendant des années. Un comble, quand même, quand on sait que pour faire un kilo de protéines animales, il faut dix ou quinze fois plus de protéines végétales. Donc quinze fois plus de terrain cultivé pour nourrir ces damnés animaux. Putain, on rase l'Amazonie pour produire des tourteaux de soja OGM afin de nourrir les cochons en Europe. Et donc, un gaspillage et une pollution incommensurable, qui font ressembler l'industrie des transports à du pipi de chat en comparaison. Mais dire ce genre de trucs aux gens, c'était comme leur dire en face « T'as une éthique de merde avec tes merguez au jus. » Forcément, ils n'aimaient pas, et ne voulaient pas entendre ne serait-ce que le début de mes explications, qui m'inspirerait vingt ans plus tard le titre de ma BD dans *Hara-Kiri*, *J'veux pas l'savoir*.

J'étais donc devenu le post-punk écolo végétos de service (la première vague du rock punk s'était achevée avec la décennie précédente). Un peu comme Morrissey, le chanteur végane des Smiths, un groupe dominant de la période à venir. Cette histoire m'a surtout apporté des critiques, des moqueries et encore plus d'exclusion, surtout lors de mes virées en France.

En 1981, ma petite carrière de journaliste rock avait pris des proportions qui me dépassaient. Je voyageais aux États-

Unis, j'allais en France régulièrement avec des billets d'avion offerts par les maisons de disques, j'étais invité à la radio, à la télé… J'étais un jour avec Fela, un autre avec les Stones, Lou Reed, les Stranglers, le Clash, Motörhead, les Stray Cats, Paul McCartney… j'en passe et des meilleures. Je sortais tous les soirs, je rencontrais Jimmy Cliff, Ray Davies, Sting, Nick Kent, Antoine de Caunes, ça n'arrêtait plus.

Pourtant, la nouvelle scène anglaise, que je contribuais largement à faire découvrir aux Français, me déplaisait de plus en plus. Le rock laissait place à une musique pop superficielle, que je trouvais ennuyeuse. Il fallait tout de même que je parle de l'actualité, c'était mon job. Quand mon rédac chef m'a demandé de rencontrer Jim Kerr, le chanteur de Simple Minds, dont je n'aimais pas la musique, je me suis senti piégé. Le nouveau compagnon de Chrissie Hynde était gentil, mais je le trouvais sans saveur, inodore, incolore, comme sa musique. J'ai écrit deux longs articles sur les émeutes raciales à Brixton, qui étaient reflétées par le reggae britannique de cette période. Ça sortait nettement du cadre musique, et ce côté sociétal subversif me plaisait bien plus. Ça préfigurait un peu les écrits à la sauce ethnomusicologique que je ferais pour Frémeaux trente ans plus tard, et surtout ça me donnait envie de parler d'autre chose que du dernier groupe d'emplumés passé en couv du *New Musical Express*.

J'avais aussi reçu des menaces d'un groupe de motards violents qui n'avaient pas aimé un de mes dessins publié sur un T-shirt par Motörhead. Ils traînaient sur la scène rock, je les avais vus massacrer un type qui ne leur revenait pas et j'avais pas intérêt à faire le mariole avec ça. Me rendre à des concerts de rock était devenu dangereux, et, sans dire pourquoi, j'ai décidé d'abandonner ma rubrique de correspondant à Londres, « In The City », qui nécessitait de sortir tout le temps.

Du jour au lendemain, ma vie a changé. Remplacé par Youri Lenquette, j'avais moins de travail, donc encore moins d'argent, et j'ai passé le plus clair de l'année 1981 à travailler la guitare, seul dans ma piaule, fréquentant régulièrement l'excellent Henry Padovani, qui me donnait de précieux conseils de guitariste. Malheureusement, je n'ai pas pu lancer son groupe les Flying

Padovanis avec *Best* et je m'en suis toujours voulu, pour une fois que je pouvais rendre service à un vrai ami... J'étais fan, mais leur premier disque n'a pas marché du tout et *Best* a refusé l'article. Je ne pouvais même pas faire ça. J'étais mal dans ma peau, sans groupe, sans relation affective stable (faut croire que j'étais un amant minable), sans un rond et sans avenir. Ma piaule était de plus en plus crade et on n'avait plus d'eau chaude, je prenais le bus pour les bains-douches de King's Road, tous les deux ou trois jours...

Je fréquentais à cette époque l'entourage de Nico (l'ancienne chanteuse du Velvet Underground), des Français qui réalisaient avec elle le splendide album *Drama of Exile,* auquel contribuait J. J. Johnson, le batteur des Electric Chairs, avec qui je partageais mon appart. Je m'identifiais à ce titre d'album : je vivais en exil depuis déjà six ans. L'héroïne faisait des ravages tout autour de moi — et pas seulement chez Nico, avec qui j'ai passé pas mal de temps. Je me singularisais encore plus en refusant de plonger là-dedans comme le faisaient tant de proches, mais l'isolement aidant (je ne pouvais plus sortir le soir), j'ai commencé à déconner avec ça. Faut dire que l'entourage en question était équipé pour. Je survivais en revendant certains disques promotionnels à bas prix chez Vinyl Solution, un disquaire français spécialisé dans les disques de rock originaux. C'est là que je renforçais ma déjà solide culture musicale. Un jour, j'ai acheté à Yves un exemplaire du premier album de Jacques Dutronc, que j'avais entendu tout môme, à sa sortie, en 1966.

Neuf cents millions de crève-la-faim
Et moi, et moi, et moi
Avec mon régime végétarien
Et tout le whisky que je m'envoie
J'y pense et puis j'oublie
C'est la vie, c'est la vie[38]

38. *Et moi et moi et moi*, paroles de Jacques Lanzmann et musique de Jacques Dutronc, 1966. J'ai publié en 1997 un pastiche de cette chanson inclus sur mon album *Think Différent*.

J'ai aussitôt senti que ma vraie place était en France, où je pourrais composer des chansons dans ma langue maternelle. J'excellais en anglais et je passais pour un British sans forcer, mais à Paris j'avais une famille, quelques vieux amis et une bonne notoriété, tandis qu'à Londres je resterais pour toujours un journaliste français échoué là, que personne ne lisait à part Lisa Anderson, l'attachée de presse de chez Virgin, et dont les chansons seraient toujours celles d'un étranger. Après tout, j'étais surtout connu pour ma plume, et j'en vivais.

À l'été 1982, je suis rentré en France, avec mes collections de disques et de BD (ouf), mes guitares, mon addiction au shit et mon régime végétarien. Ce qui était toléré dans le Londres cosmopolite à la cool passait en France pour une insulte à l'identité nationale, un outrage au steak-frites, au sauciflard et aux andouilles. C'est là que mon sacerdoce a vraiment commencé.

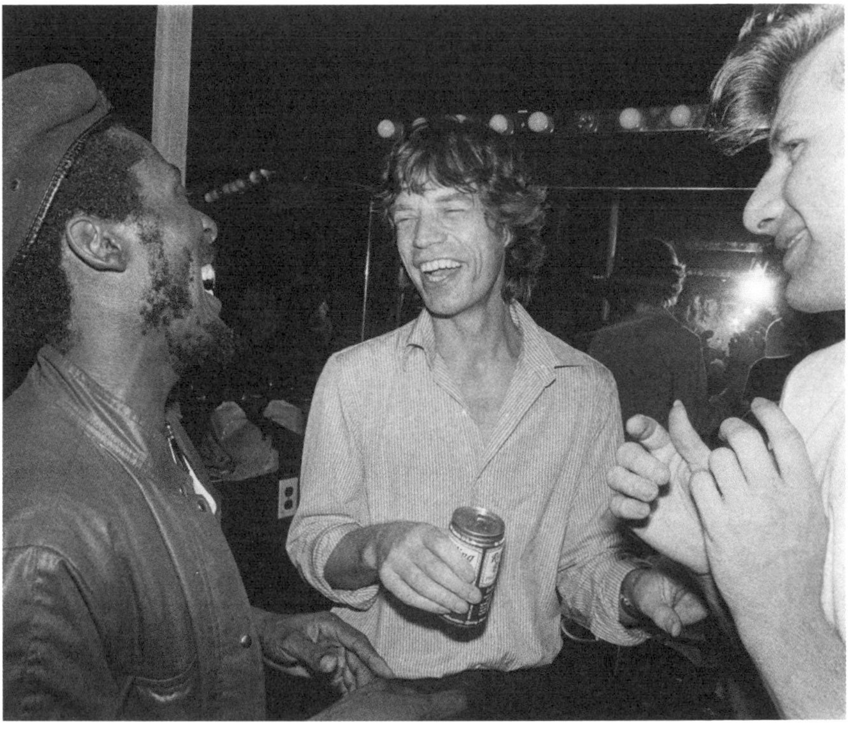

Jimmy Cliff, Mick Jagger & Bruno Blum partagent
une blague dans les coulisses du Ritz, New York City, 1981
Photo © Bob Gruen

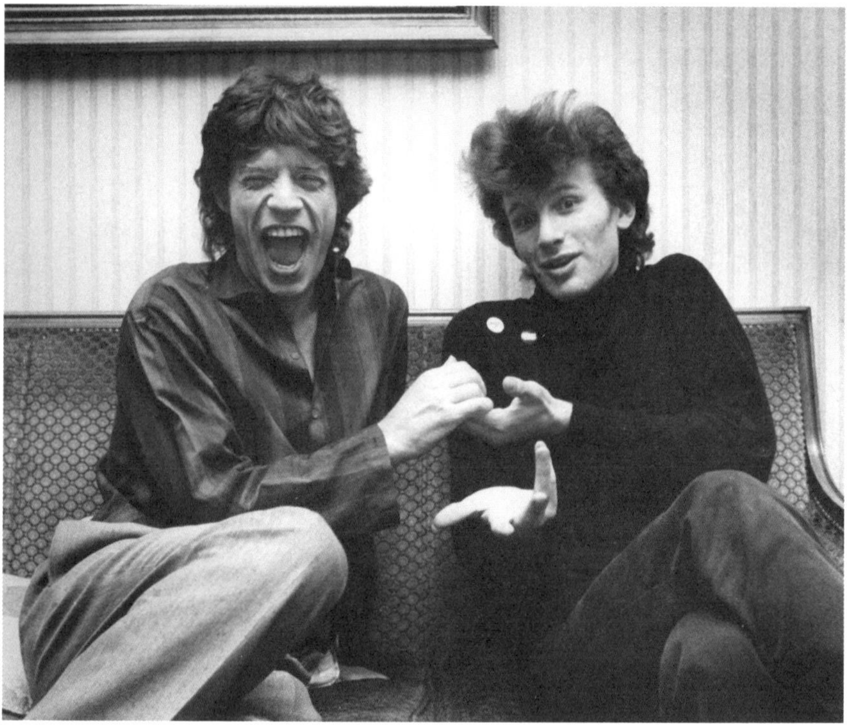

Mick Jagger & Bruno Blum, Hotel Warwick, Paris, 1982
Photo © Claude Gassian

CHAPITRE 8

Bienvenue au pays du steak-frites

Il est plus facile de désintégrer un atome qu'un préjugé.

Albert Einstein

Je ne connaissais qu'un végétarien à Paris : Francis Dordor, un pigiste salarié de *Best* qui, de retour de Jamaïque en 1978, avait viré végétos à la mode Ital rastaquouère. Je lui dois d'ailleurs l'introduction (en 2002) dans mon vocabulaire du néologisme « viandard », qui figure en bonne place sur la couverture de ce livre, et je l'en remercie au passage. On allait parfois au Country Life, une cafétéria VG rue Daunou, pas loin de *Best*. Nous étions donc deux à la rédaction à manger autre chose que des animaux à sang chaud. Je précise « à sang chaud », car je rappelle que les animaux marins étaient considérés comme des poires. Ça me rassurait un peu de connaître Dordor, qui, en plus, s'y connaissait comme moi en reggae (comme Chrissie et Joe Strummer), car, vue de l'étranger, la France était une immense secte laïque dont la religion était la barbaque, et le steak-frites, l'emblème sanglant. Que dis-je l'emblème ? La mentalité française tout entière est une offrande faite à saint Jean-Pierre Coffe, grand patron des viandards délicats (car, en France, il ne saurait exister de plaisir culinaire sans cadavre frais. « Gastronomie végétale » y est un oxymore. Végétarien, c'est forcément dégueu, ça bouffe des raves bouillies ces gens-là, on n'y pense même pas[39]). Et, des escargots aux grenouilles, du merlu à la jument, des œufs en meurette à la cuisine au beurre, les animaux sont en France des vaches à lait, sacrifiés sans arrière-pensée sur l'autel sacré de la gastronomie, de la bonne chère, de la tortore, c'est-à-dire du « bon goût ». Avec la bagnole et la plage, il est en somme considéré comme l'accès des pauvres aux plaisirs de la bourgeoisie, ne vous énervez pas, je vous parle anthropologiquement, c'est comme ça que fonctionne le bipède. Et le bon goût, chez nous, c'est forcément et doublement musclé : a) du muscle frit, je veux dire et, b) les bestiaux filent droit à coups de trique, car les animaux sont faits pour nourrir les hommes, n'est-ce pas, donc ils ont droit à un traitement musclé. L'homme est la race supérieure et il a le droit de bouffer les races inférieures (signé : l'Homme). Comment allais-je faire face à un délire pareil ?

En France, on laisse la laitue sur le bord de l'assiette avec les bouts de gras, et l'industrie agroalimentaire triomphe. Le ministère de l'Agriculture, me dit un jour Hélène, fonctionnaire au ministère de l'Écologie, est « un État dans l'État ». Thune oblige. Essaye, par exemple, d'obtenir un repas végétarien pour ton môme dans une école. Tu le feras au nom des pesticides, des antibiotiques, des tranquillisants, des hormones et des métaux lourds contenus dans la chair animale — bref, au nom des plus élémentaires raisons de santé —, et tu verras l'ambiance qu'ils vont te mettre en retour. Alors que, depuis 2014, plusieurs écoles publiques de l'État de New York deviennent cent pour cent végétaliennes[40], essayez un peu d'expliquer à la diététicienne responsable des menus de cantine que, selon le documentaire *Océans Poubelles,* diffusé sur Arte en 2013, une bonne partie des poissons vendus sur les marchés en France sont radioactifs[41]. C'est ce que j'ai fait en 2014 : la diététicienne de la mairie m'a

39. Dans les années 1990, le « restaurant végétarien et gourmand » Entre ciel et terre fut le premier restaurant végétarien à figurer dans le Guide Michelin. Il avait pour chef Guillaume Botté.

40. La première a été la Public School PS244 dans le Queens, à New York City, en janvier 2013.

41. *Océans Poubelles*, documentaire de Manfred Ladwig et Thomas Reuter.

répondu que la loi obligeait les cantines à fournir des protéines animales, ce que effectivement tout le monde pense (mais qui, en plus, est faux : seules les protéines sont exigées par la loi, et les meilleures sont végétales)[42]. Donc, la diététicienne officielle ne connaissait pas la loi, c'est à ce point-là. En revanche, demandez un repas halal pour vos têtes blondes et, dans la plupart des municipalités, votre vœu sera exaucé au nom de la paix des ménages, de la guerre des banlieues qui couve, et ce en infraction flagrante avec les principes républicains de laïcité. Je précise au passage que je n'ai nulle intention de plaider ici pour qu'on dévore des cochons morts dans les écoles, zarma pas de panique, et j'invite mes amis rebeus du quartier à se goinfrer de tajines de légumes — Inch'Allah. Mais le fait est que les arguments religieux ont plus de poids dans les mairies que les arguments de santé publique, je l'ai moi-même testé pour vous dans les réunions municipales de mon coin. J'y ai constaté que, dans bien des villes, défendre la laïcité dans l'Éducation nationale se limitait à savoir si l'on doit « servir ou non du poisson le vendredi » (car c'est une tradition chrétienne, donc pas laïque). En revanche, questionner ce qu'il y a dans les poissons eux-mêmes, c'était inconcevable.

Cette histoire de manger des animaux était tellement ancrée vissée bétonnée dans les mentalités qu'en fait on était dans le domaine du dogme, de l'irrationnel. On était dans la croyance, de l'indéboulonnable tradition contre le rationnel, ce rationnel étant qu'on peut se régaler sans souffrance, et que le XXe siècle et ses barbecues étaient maintenant derrière nous.

Essaye les barbecues véganes au lieu de faire des yeux ronds ! Des dizaines de produits canon existent ! Mais rien à faire : j'étais un peu comme Galilée ou Descartes (en moins bien), je luttais contre des croyances. Des croyances du genre « il faut manger des protéines animales sinon on n'a pas d'énergie », « les animaux sont bien traités dans les élevages, d'ailleurs mon beauf Paulo a des poules très heureuses à la campagne », etc. Toujours les mêmes salades. Et, en faisant le malin avec les croyants,

42. Voir legifrance.gouv.fr/affichTexte.do?cidTexte=JORFTEXT000024614763

Giordano Bruno a fini brûlé vif. Le message était donc clair : j'étais inadapté à la vie en France. Comment faire quand on est français ? J'avais l'impression de prêcher pour une distribution gratuite de bikinis en Iran.

J'ai ainsi appris que la France est un grand pays d'agriculture, et comme il faut cultiver quinze fois plus de terre pour faire des protéines animales, vous imaginez le poids de l'industrie agroalimentaire, un lobby roi, mastodonte de fer contre le pot de terre. En France, le sang rapporte infiniment plus que l'industrie de l'armement elle-même, et si vous voulez vous éclater en mode anticapitaliste, je vous conseille le bouquin *Bidoche*, de Fabrice Nicolino, sous-titré *L'industrie de la viande menace le monde*. Je sens bien que vous mourez d'envie d'en lire l'accroche, alors régalez-vous. Voici ce que Nicolino avait à vous dire au dos de son bouquin, j'ai bien aimé. Je vous laisse lire pendant que je vais croquer quelques cerises. À mon retour, le problème sera ainsi posé pour le reste du livre, comme ça, on ne sera pas obligé d'y revenir :

Je crois savoir ce que manger veut dire. Mais je dois ajouter que, chemin faisant, j'ai changé d'avis et de goût. Derrière une côte de bœuf, j'ai fini par voir un bœuf. Derrière un gigot, un agneau. Derrière un jambon, un cochon... On peut parler d'un choc, immense et lent. L'histoire que je vais vous raconter est une formidable aventure aux conséquences inouïes. Où rien n'était inévitable. Comment des animaux sont-ils devenus des morceaux, des choses, des marchandises ? Pourquoi des techniciens inventent-ils chaque jour, en notre nom, de nouvelles méthodes pour « fabriquer » de la « matière » à partir d'êtres vivants et sensibles ? Pourquoi leurs laboratoires sont-ils aussi anonymes que secrets ? Pourquoi l'industrie de la bidoche est-elle dotée d'une puissance qui cloue le bec de ses rares critiques ? À la suite de quelle rupture mentale a-t-on accepté la barbarie de l'élevage industriel ? Pour quelle raison folle laisse-t-on la consommation effrénée de ce produit plein d'antibiotiques et d'hormones menacer la santé humaine, détruire les forêts tropicales, aggraver la famine et, dans des proportions étonnantes, la si grave crise climatique ? Qui est responsable ? Et y a-t-il des coupables ?

La réponse n'a rien d'évident, mais elle existe, dans les deux cas. Ce livre vous convie à une plongée dont vous ne sortirez pas indemne. À la condition de le lire pour de vrai, vous ferez ensuite partie d'une tribu en expansion, mais qui demeure on ne peut plus minoritaire. La tribu de ceux qui savent[43].

Bon, vous voilà prévenus. Comment allais-je faire, donc, pour m'accommoder des railleries de mes contemporains au pays de la tête de veau sauce ravigote et du Big Mac à trois euros quatre-vingt-dix (moins cher qu'un kilo de pommes) ? Réponse : je ne m'en suis jamais accommodé. Leur insoutenable légèreté ricanante et hautaine mérite que je m'en offusque et je ne m'en prive pas. Quoi que je dise, que je fasse, j'étais toujours dans leur esprit l'intégriste, le facho ou, pour reprendre la formule consacrée, l'affreux ayatollah qui veut forcer le bon peuple, gastronome car français, à bouffer des carottes bouillies, le mollah qui condamne à la lapidation sans anesthésie, comme les femmes en Arabie saoudite. C'est moi qui passais pour un moyenâgeux, et non le contraire. Un comble. Seul comme une tortue géante des Galápagos dans l'immensité continentale francophone, j'ai donc traîné mon âme en peine, survivant avec mes piges pour *Best* et, comme la plupart des journalistes musique « professionnels » que je connaissais, en revendant disques et autres objets promotionnels, ce qui me permettait à peine de me nourrir. Après un été à Nice à faire la manche avec mon pote Youri Lenquette, avec qui on jouait tous les soirs à minuit, face au Casino Ruhl (on allait acheter des pizzas avec le contenu du chapeau, la mienne « sans jambon, s'il vous plaît », faut bien commencer quelque part), de retour à Paris, ma situation de prêcheur dans le désert a duré deux ans et demi.

On a loué un appart en coloc au 170, quai de Jemmapes, avec Antoine, l'ancien batteur de Private Vices. Je détestais le sport et j'étais maigre comme mes revenus. Je tombais pas mal de filles et la vie était malgré tout assez cool en ce temps-là. Grâce à une copine agent, je suis devenu mannequin. J'étais gaulé comme un

43. Fabrice Nicolino, *Bidoche*, Les Liens qui libèrent, 2009.

haricot vert et mes longues jambes fines m'ont ouvert la porte des pubs pour jeans, ce qui payait drôlement mieux que *Best*.

Ça n'a pas arrangé mes relations avec mes parents et mes sœurs qui, toute leur vie, ont connu des problèmes de poids, alors que j'étais maigrichon depuis toujours (mon régime VG n'avait rien changé à ça). Je me demande aujourd'hui ce qui les horripilait le plus : si c'était mon changement de régime ou ma ligne svelte. Avertissement au lecteur : si, d'aventure, tu décides de devenir végétos à la suite de la lecture de ce livre éblouissant, fais gaffe à ta famille car, pour beaucoup, ne pas reproduire les habitudes alimentaires transmises par maman est vécu inconsciemment comme une trahison, comme un reniement des valeurs familiales, etc.

Un écueil majeur à cette affaire de VG a donc été mes parents et mes sœurs, qui n'appréciaient pas que je remette implicitement en question le statu quo barbaque, ce que je comprends très bien. Je me pointais régulièrement à des réunions de famille où ça ripaillait sec et, avec mes vannes désagréables, j'étais l'empêcheur de ripailler en rond.

Question : Comment savoir si quelqu'un est végétarien ?

Réponse : T'inquiète pas : il va t'en parler !

Fulminante, la famille me rembarrait aussi sec dès que j'ouvrais ma grande gueule. Ne pas le dire serait mentir. Et ratatiné par l'opprobre général, moi l'ayatollah, je rongeais mon frein en mangeant du rab de flageolets. Ça a continué comme ça pendant quelques années où, après une période de devo-lution noctambule, je claquais mes piges au restau japonais de M. Taka aux Abbesses (je les dilapidais aussi en marocain verdâtre à Barbès, en rentrant de Montmartre), au lieu de payer le loyer.

Je fumais des tonnes de shit et tout partait en sucette. De retour à Paris, en 1982-1984, j'ai commencé une croisade contre l'héroïne. J'avais toujours fait attention à ne pas en abuser, je préférais nettement l'herbe (et le mezcal), mais cette saleté était tout à coup à la mode. Quasiment tous les gens que je fréquentais en prenaient. Paris était devenu un territoire poudré. Tout le milieu rock sombrait là-dedans. Les doses trop fortes, les morts, les suicides ont accompagné une dégénérescence générale et j'ai décidé de résister tant bien que mal. Allergique aux poudrés qui envahissaient le milieu rock, j'ai été amené à changer de fréquentations. Mais c'était impossible, l'héro était partout autour de moi. Partout. Il était impossible de se réveiller de ce cauchemar, et je suis devenu un râleur obsédé par la poudre. Je fuyais les soirées tox, je cherchais désespérément des gens branchés sur une autre longueur d'ondes que le *brown sugar* pakistanais, la pako, la rose. Mon attitude m'isolait encore un peu plus. La conquête de Paris par les héroïnomanes était accompagnée par un désastre musical d'ordre esthétique.

J'ai été viré de mon appartement quai de Jemmapes, car mes revenus aussi minables que non déclarés à *Best* ne me permettaient pas vraiment de payer le loyer. Les années 1980 ont été riches musicalement, Paris était rock et les années Mitterrand, c'était cool au début. Mais le reste... Thatcher, Reagan... et surtout la musique, c'était fini. L'invasion des machines, des « boîtes à rythmes », comme on disait, a pourri tout ce qu'il y avait de biens dans le reggae, le rock, le funk et le reste. C'était une horreur et je détestais tout ce qui sortait ou presque. Les années U2-*Inrockuptibles* allaient commencer. Même Miles Davis allait bientôt se mettre aux boîtes à rythmes. Seuls les Rita Mitsouko sortaient encore des disques fulgurants. *Un soir un chien*, la chanson de la décennie. DJ au Gibus pour améliorer la galère, après l'expulsion, le déménagement et les pots cassés à payer, je me suis retrouvé sur le canapé de mon père, à deux pas du Moulin Rouge, ma collection de BD et de disques dans la cave du luthier James Trussart, rue de la Goutte-d'Or (période zone, avant la reconstruction du quartier), à Barbès, où je passais mes nuits à chercher un bout de shit à cinquante balles. Mes bronches dégénéraient, provoquant des maladies respiratoires à n'en plus finir. Ceux que ça intéresse se délecteront du récit de ma période tox dans mon livre *Shit ! Tout sur le cannabis* que je vous recommande chaudement.

Excepté un bout de poisson mort chez les parents une ou deux fois par an pour leur faire plaisir, je n'ai pas pour autant dérogé à mes nouvelles habitudes alimentaires. Je m'offrais un peu de jambon de Parme de temps en temps, c'est tout. J'achetais ça chez Les Noctambules, une épicerie de luxe à Pigalle. Les uns après les autres, mes groupes échouaient malgré mes efforts, minés par ma vie de con. J'étais terrassé par des problèmes de bronchite chronique dus à la pollution et à mes addictions, tabac, shit, alimentation de pauvre, gluten, pâtes, pas terrible. Pour faire face aux crises de tachycardie la nuit et à des palpitations cardiaques très désagréables, j'ai laissé tomber le thé, auquel je m'étais accroché à Londres et que je consommais comme une retraitée de Mayfair. J'avais déjà arrêté le café à Londres — substitué par le thé. Je ne bois plus de thé depuis, excepté un thé vert occasionnel (pas trop de théine dans le thé vert). J'ai commencé à me brancher camomille, je m'envoyais des camomilles au bistrot avec les rockers, ça faisait marrer les gens vu mon look kepon de première. Et ça m'aidait à me coucher plus tôt que six heures du mat.

Le thé noir, qui est très fort à Londres dans les *sandwich bars* où je déjeunais, et qu'on consommait du matin au soir dans mes squats, est le premier truc que j'ai décidé d'arrêter après le café. Le thé noir se mariait très mal avec le chichon. Il fallait bien commencer par arrêter quelque chose.

Je me souviens aussi d'avoir été extrêmement choqué et inquiet quand le navire de l'organisation écologiste Greenpeace a été coulé le 10 juillet 1985 par les services secrets français. Le *Rainbow Warrior* s'apprêtait à appareiller pour Mururoa afin de protester contre les essais nucléaires français (qui, au fil des décennies, ont irradié les populations de toute la région), causant un scandale international. Quel que soit leur combat et aussi juste soit-il, les écologistes étaient considérés comme des hommes à abattre. Sans soutien d'un État ou d'une grande puissance financière, ils étaient voués à rester les damnés de la sphère politique.

Pour ne rien arranger, je commençais à être grillé à *Best*. La nouvelle directrice ne pouvait pas me blairer et la qualité de mes articles baissait depuis mon retour de Londres. Je ne supportais plus d'écrire des chroniques de disques. Je n'arrivais plus à écrire, je n'arrivais plus à rien à part jouer et dessiner, mes deux vrais amours. Je crevais de faim dans l'appartement bourgeois de papa, c'était vraiment minable. J'étais devenu un dealer de shit totalement incompétent, et en manque permanent, faute de dose assez forte. Je consommais pour vivre et vivais pour consommer. Mais j'étais malgré tout à quatre-vingt-dix-neuf pour cent végétarien (l'honneur était donc sauf!), selon la définition de l'époque (les poissons étaient des légumes).

Je fréquentais pas mal Marc Zermati, des disques Skydog, pendant cette période. On passait des soirées affalés dans son salon à consommer des vidéos de musique. Il m'a fait découvrir un tas de musiciens de jazz, dont Thelonious, ce dont je lui serai éternellement reconnaissant. Hospitalier, il m'accueillait en ces temps difficiles de ma vie, il avait toujours à méfu et prenait soin de cuisiner « végétarien » à la mode des années 1980, c'est-à-dire qu'il préparait des poissons surgelés. Je refusais de plus en plus catégoriquement de manger des poissons, mais affamé et invité, il m'était difficile de refuser, et je cédais sans faire de vagues pour ne pas provoquer le courroux de l'irascible Zermati. Ce qui était une humiliation supplémentaire.

Malgré mes problèmes personnels, j'avais pas mal de succès avec les femmes et c'était elles qui, de plus en plus, comblaient mon insatiable appétit en shit. J'avais honte. Je n'étais plus bon à grand-chose. Je perdais mon temps. J'ai quand même continué à jouer, ça me sauvait. On a enregistré mon premier album en 1986. C'était en fait des maquettes financées par un éditeur avec lequel Zermati m'avait branché. On a fait quelques concerts. Je n'écrivais presque plus. Chourave, notre bassiste, est tombé pour deal quelques mois plus tard. Plus de groupe. Pierre-Yves, notre jeune et adorable batteur, s'est barré en me traitant de drogué. Mon père laissait son frigo vide, sauf pour la viande (exprès, faut croire). Mes sœurs avaient de gros problèmes. C'était la merde. Fin 1986, je faisais la manche dans le métro. Avec Jean-Louis Morel à la rythmique, je jouais *Apache* dans le métro aérien entre l'Étoile et la tour Eiffel. On achetait un sandwich dès qu'il y avait trois ronds dans le chapeau. Je n'étais pas trop regardant sur le menu, mais je refusais maintenant toute chair animale, quelle qu'elle soit. La misère commençait à durer. Le pire était à venir. Mon père a lâché son appartement de Pigalle. Torturé par une autre fille qui ne voulait plus de moi, j'ai emménagé dans la ruine que ma mère, cette fois, avait achetée dans un immeuble du 53, rue de Belleville. Partageant l'appart de maman comme un con, je me suis retrouvé à vivre dans un bâtiment en chantier. Ciment. Plâtre. Plomberie. Le flip total. Pendant des mois et des mois, je filais mollement un gros coup de main, trop mollement, et ça n'avançait pas. Je détestais ça. On attaquait le chantier au rosé-pizza en guise de petit déj à quatre heures de l'après-midi, avec le mec de ma mère. Ça n'avançait pas, forcément, car je faisais des deals minables la nuit, je fumais jour et nuit. Je me surprenais à rêver de me faire arrêter avec mes savonnettes de libanais, que je trimballais en mob. Pour que ma vie change enfin. Mes précieux disques et BD pourrissaient dans la cave de Trussart. Je dormais sur un matelas avec mon chat. Le salon était plein de gravats. J'étais sale, perdu, maigre à souhait. J'ai écrit ma chanson *Des couleurs*, celle où j'en vois de toutes les couleurs. Je jouais avec Marc, un clavier génial mais clodo avec qui je répétais dans un squat de Ris-Orangis, le Caes. J'étais amoureux d'une ex-mannequin de Kenzo, inaccessible et folle, cliniquement folle. Puis j'ai été à la remorque d'une beauté qui m'a payé des vacances et a largué les amarres. Je souffrais. Je consommais beaucoup. Noctambulisme. Solitude. Tachycardie, bronchites sans arrêt. Mes poumons étaient en feu. Je crachais du sang. J'en ai pris plein la gueule.

CHAPITRE 9

Redémarrage

N'être personne d'autre que soi-même dans un monde qui fait de son mieux, nuit et jour, pour te rendre comme tous les autres, signifie mener la plus dure des batailles que n'importe quel humain puisse mener et ne jamais arrêter de se battre.

E. E. Cummings

Ça a duré jusqu'en janvier 1988. Après un an de chantier (horreur incommensurable), j'ai arrêté le chanvre du jour au lendemain grâce à de bonnes rencontres, notamment grâce à la délicieuse Kate Barry, fille de Jane Birkin et fille adoptive de Serge Gainsbourg, qui se sortait de ses problèmes d'addiction elle aussi. On en parlait ensemble. On s'entraidait avec d'autres amis et on a arrêté toutes les drogues, y compris les drogues légales (le corps ne fait pas la différence), comme l'alcool, dont j'abusais dès que je pouvais. Les choses se sont arrangées petit à petit. Cette année-là, j'ai aussi arrêté le tabac (wow!). J'ai totalement cessé de manger des poissons après avoir avalé un truc bien dégueu dans un fast-food Free Time, place de Clichy, où j'avais été traîné par des copains. Je ne touchais quasiment plus à un animal, même marin, depuis des années, mais chaque fois que je dînais en famille, ils préparaient un saumon de soixante centimètres de long, ou un bar, ou je ne sais quel bestiau, en signe de bonne volonté, en signe de compromis végétos. Plutôt gentil, non?

Quelle attention ! Pourtant, prenant mon courage à deux mains, je leur ai annoncé que je cessais désormais la consommation de tout animal, ce qui a entériné une détérioration supplémentaire de nos relations. Fini les animaux marins *aussi*. Je voulais simplement jouer le jeu jusqu'au bout. Je ne voyais pas l'utilité de flinguer des thons, c'est cruel, et on peut manger un tas d'autres choses bien meilleures, y a qu'à chercher un peu. Je préférais les cacahouètes, les pistaches, le risotto, les navets, les poivrons, l'amarante, les cèpes, les blettes, les panais, le fenouil, le millet, les artichauts, le céleri, les salsifis, les pois chiches, les fèves, le manioc, la laitue, les falafels, les épinards, le couscous, l'avoine, les carottes, le blé, la chicorée, les asperges, les aubergines, les poireaux, la batavia, l'oseille, les patates douces, les lentilles, le potimarron, le quinoa, les radis, les plantains, le riz, la roquette, les betteraves rouges, les brocolis, les girolles, les gombos, le cerfeuil, les mousserons, les shitakés, la menthe, les pommes de terre, les pois cassés, les morilles, la frisée, la mâche, le maïs, les haricots, les champignons de Paris, le chou, le chou rouge, le chou-fleur, le durian, les choux de Bruxelles, le chou romanesco, le concombre, les coprins chevelus, les cornichons, les trompettes-de-la-mort, l'igname, les pâtissons, les petits pois, le radis noir, la romaine, les coulemelles, les truffes, les courges, le seigle, les courgettes, le cresson, les échalotes, les topinambours, les olives, l'orge...

Dans la vie, j'essaye de ne rien faire à moitié. Cette fois, c'en était trop : j'étais bien l'ayatollah qu'ils avaient toujours senti bouillonner en moi. Le coup du poisson est hyper mal passé. Ce coup-ci, j'étais végétarien pour de bon. Je ne mangeais plus que des plantes, comme, par exemple, du camembert. La logique était limpide.

Je ne prends aucune drogue, légale ou illégale, depuis 1988 : pas de cachetons sauf prescription nécessaire et urgence, ni alcool, tabac et le reste : chanvre et toute la panoplie. Toucher à n'importe lequel de ces produits aurait pour principale conséquence de me donner envie d'en consommer plus, j'ai testé pour toi. Pour que l'obsession disparaisse, pas touche. Une fois, c'est trop ; mille fois, pas assez, compris ? Boire me donne envie de fumer, fumer me donne envie de mezcal et arrêter un produit me donne envie de le substituer par un autre. Voilà ce que j'ai appris. Voilà comment je fonctionne, et toi ?

Quand on arrête tous ces produits, les émotions ne se sentent plus pisser. Elles te jouent *Armide* de Lully en CinémaScope Technicolor Sensurround© du matin au soir. Séances ciné tous les jours. Pas de vacances. Les femmes me rendaient complètement dingue. Tellement de souffrance. J'étais déchiré, je me tordais dans les affres d'un énième chagrin d'amour. Il n'était pas question que je retombe en plus dans le marasme du shit, qui m'appelait par mon prénom et m'invitait à venir fumer un cône autour d'un verre de Château de Parenchère. Problèmes de bronches infernaux, problèmes de noctambulisme aigu, j'étais un naufragé de la nuit, problèmes de laisser-aller, de comportements, problèmes problèmes problèmes. Mais, cette fois, j'étais dans la solution. Je n'allais plus voir mon dealer, feu Pierrot, qui a pris cinq ans de taule peu après mon arrêt du shit. Une partie de ses clients est tombée aussi, paraît-il. J'ai eu de la chance, j'ai arrêté de le voir juste à temps. Les perdreaux le surveillaient et j'aurais pu me retrouver au gnouf, moi aussi. Pour assurer mon abstinence de toute drogue dans ce monde de tox, j'étudiais sérieusement la question. Je m'intéressais à mon cas. Je me regardais fonctionner (un spectacle fascinant, tiens, je devrais en faire un film, un si bel homme).

Les rechutes étaient dans la statistique mais, avec l'aide d'une asso fréquentée par d'anciens tox, on partageait les solutions à la pelle. Les contre-attaques disponibles, et les processus d'addiction y étaient décortiqués et sont devenus mes sujets favoris. Pour niquer la dépendance, j'ai fréquenté de nouveaux amis, des amis cent pour cent clean, pour commencer. J'ai participé à des réunions de partage d'expérience et j'ai potassé mon dossier. Je suis devenu expert ceinture noire en addiction, basé sur mon expérience et celle de mes potes clean. J'ai aidé des copains à se sortir de leurs mauvaises habitudes, et partager mon expérience m'a aidé à ne pas l'oublier. Chers adeptes, mes consultations sont gratis : elles me sauvent la peau. J'espère bien que ça vous en bouche un coin. Car, pour réellement s'en sortir et avancer, c'est le tarif : rester en contact avec ce que j'ai appris. Et j'ai appris, par exemple, que, fondamentalement, la dépendance n'a rien à voir avec les produits toxiques qu'on prend.

Depuis quelques années, j'avais arrêté les drogues dures, dont je n'avais jamais véritablement abusé (excepté le LSD, *of course*). Alors, dépendance oblige, j'utilisais les drogues douces de manière dure. Quand tu arrêtes le shit, il y a des effets de manque physiques (bénins) et mentaux, des inconvénients de nature spirituelle qui font surface plus que jamais (égocentrisme, déni, isolement, justifications, etc.). Pour cesser de se mentir à soi-même et regarder les conséquences de l'addiction en face, tu as intérêt à avancer. Sinon tu recules. Et derrière toi, il y a un trou bien réel, donc tu as *super* intérêt à avancer si t'en as marre d'en avoir marre. J'avais à peu près tout planté, donc c'était mon cas : marre d'en avoir marre. Je voulais plutôt réussir, m'épanouir, et j'y suis parvenu. Et puis j'espérais pouvoir aider des gens de mon entourage, ce qui a été le cas, mais la plupart n'étaient pas intéressés du tout. La rechute est la norme. Mais j'ai toujours été hors norme, vous ne saviez pas ? J'ai une bonne étoile. La solution me pendait au nez, suffisait d'arrêter de discuter. Donc, disais-je, la dépendance n'a rien à voir avec les produits toxiques qu'on prend : la plupart des gens goûtent à l'alcool, mais seulement dix pour cent (à la louche) deviennent alcooliques, non ? Donc, c'est bien la preuve qu'ils étaient dépendants avant même de commencer à consommer cette drogue dure. La preuve, c'est que les autres continuent à consommer modérément. Oui, l'alcool est une drogue dure, appelons les choses par leur nom, si ça te plaît pas, tu peux retourner bouquiner les prospectus Auchan, c'est gratos et y en a plein la poubelle de l'immeuble, mais ici on appelle un chat un chat, une chatte une chatte, et un steak, un muscle. Faudra t'y faire, t'es dans un bouquin sérieux. C'est pas parce qu'on y cause rock and roll et BD que je suis un cake. Bien au contraire. Écoute un peu.

L'objet sur lequel se fixe la dépendance n'a rien à voir avec le processus d'addiction, je te dis. Un pochetron était dépendant avant de goûter à la bibine, sinon il aurait fait comme tout le monde : un peu de bordeaux avec le museau vinaigrette, du sauternes avec le pâté de canard mort chez Ginette, et basta le reste du temps. Conso modérée. L'addiction, en revanche, est un mode de vie dysfonctionnelle. Une fête, un chèque, une bonne nouvelle ? Hop, je consommais pour fêter ça. Une contrariété, une tension, une galère, une feuille d'impôts ? Hop, je consommais pour oublier. Je fuyais mes responsabilités, mes culpabilités : j'avais, pour résumer, une estime de moi merdique. Donc, apprendre à s'aimer, à se respecter, voilà le tarif pour traiter l'addiction.

Pour arriver à mes fins et fuir la déplaisante réalité, j'avais essayé toutes sortes de produits toxiques, du tabac à l'héroïne, et tout ça, c'est la même merde : c'est agréable au début puis ça devient vite une envie, un truc malsain qui te prend comme une envie de pisser, sans prévenir. Alors si, *en plus*, le produit qu'on prend crée un manque physique, ça se corse. Le tabac et l'héroïne sont dans cette case-là, par exemple ; en manque, tu es physiquement perturbé. Le chanvre, pas trop. Mais une fois le sevrage de n'importe quel produit effectué, les obsessions sont à peu près les mêmes pour tout le monde. Le déni est identique, l'isolement, les justifications, les rationalisations, etc. : c'est kif kif. Quel que soit le produit, la dépendance est une maladie qui a toujours les mêmes symptômes, c'est comme le rhume. Mais c'est une maladie mortelle.

Pour arrêter de consommer à tort et à travers, il a fallu que j'ouvre mon esprit à coups de pied dans le ionf, que j'écoute, que j'accepte, que je partage, que je fasse une introspection, sans oublier une recherche spirituelle afin de construire l'harmonie avec tout ce qui m'entoure plutôt que de construire une cagnotte pour aller voir Pierrot rue de Cotte. Nombre de dépendants qui arrêtent de consommer tel ou tel truc substituent un comportement par un autre. Ils remplacent le pinard par les cachetons : benzodiazépines (Valium), antidépresseurs, anxiolytiques (Equanil) en tout genre. D'autres arrêtent l'héroïne pour la substituer avec de la méthadone ou du Subutex (prescrits), etc. D'autres encore prennent la métha par-dessus l'héro. Rien de tout cela ne règle les comportements de dépendance : obsession, compulsion (toujours plus), déni, isolement, rationalisation, égocentrisme et tout le tralala. Donc, rien ne calme la souffrance et puis, forcément, ça finit par une rechute à tel ou tel produit. Sans oublier les comportements vains et autodestructeurs : obsessions affectives ou sexuelles, ou les deux, ou fuite dans le travail, tout ce que vous voudrez. La pire des dépendances est peut-être la boulimie, particulièrement sévère avec son cortège de comportements de honte, d'anorexie complémentaire, de vomissements déclenchés pour maigrir, etc. Oui, la consommation d'aliments, n'importe quel aliment, peut être une addiction. Nous y voilà.

***

J'ai connu, dans un hôpital parisien où j'allais voir mon pote italien Otello (décédé du sida depuis), un étage réservé aux potomanes : des gens qui boivent beaucoup trop d'eau, jusqu'à risquer leur vie. Ouais. Ça existe. Décroche de l'eau à sec, ça te dit ? Pas marrant. Combien de gamines en France sont-elles atteintes d'anorexie ou de boulimie ? Assurément, il y en a plus que des héroïnomanes, et certaines en meurent, mais on en parle moins, car il n'y a pas de règlements de comptes à Marseille pour trafic de pains aux raisins. Or quand, en plus, un *aliment* provoque un manque physique, c'est comme pour les drogues : ça se corse. Et des aliments capables de produire un manque physique, il y en a plein. Voyons. Cherchons un peu.

Tiens ! Le sucre, par exemple ! Aaaaaaahhh, le sucre ! Bon exemple, merci d'y avoir pensé. L'OMS recommande de ne pas consommer plus de vingt-cinq grammes de sucre par jour. Sinon, risques d'obésité, carences en nutriments essentiels, dysfonctionnements métaboliques à gogo.

Dans une seule canette de Coca, il y a trente-cinq grammes de sucre, soit une fois et demie la dose quotidienne à ne pas dépasser. Et je ne parle même pas des femmes enceintes. Personnellement, j'étais raide accro au sucre. Chocolats, biscuits, sucre dans la camomille, dans le tilleul-menthe, gâteaux, j'en étais dingue. Je ne parle pas de fructose naturelle (poires, fraises des bois, ramboutan, figues de Barbarie, corossols, melons, ananas, bananes, clémentines, pastèques, coings, cranberries, dattes, figues, mirabelles, mûres, fraises, fruits de la passion, goyaves, oranges, grenades, myrtilles, sapotilles, nectarines, pommes, kakis, kumquats, prunes, raisins, abricots, airelles, cassis, groseilles, cerises, châtaignes, pamplemousses, framboises, papayes, akis, pêches, pomelos, litchis, mandarines, anones, mangues, reines-claudes – j'en passe et des meilleures), mais de sucres toxiques, ces sucres en paquet qui pourrissent les dents, font grossir, ne servent à rien, vous niquent le système, et qu'on nous vend à coups de publicité genre « il faut du sucre à nos têtes blondes pour leur développement », et toutes ces conneries. Comme si Samson, Melchisédek, Moïse et Mathusalem avaient eu des problèmes de développement. Donc, on nous fourgue un truc hyper addictif à coups de baratin.

Quelques années plus tard, j'ai voulu arrêter cette addiction au sucre, cette consommation de produit toxique, appelons ça par son nom : ouais, le sucre est un produit carrément pas bon pour la santé, et, par la force des choses, c'est un produit toxique. Donc, être accro au sucre, c'est de la toxicomanie, et ici pas de salades, on appelle un chat un chat, un tox un tox et un diabétique, un diabétique. J'ai arrêté le sucre à sec et j'ai été victime d'un manque physique, de phénomènes d'obsession. *Sugar cold turkey*. C'est passé au bout de cinq jours environ, et ensuite j'étais libéré du sucre. Mais dès que j'en remangeais un peu, l'obsession revenait comme en 14. Aujourd'hui, j'évite le sucre, ou alors vraiment à petites doses.

Je crois que vous voyez où je veux en venir, mais pour l'instant on va arrêter là avec les histoires d'addiction. En résumé : on peut être *addict* au sucre, mais aussi à des trucs aussi divers que la maltraitance, l'automaltraitance, ou encore à l'orgasme, à la sodomie, à la flotte comme à la bibine, au fric et au shopping, aux dettes, au lait... Tiens, le lait, par exemple, contient un produit addictif, la caséine, une protéine qui agit un peu comme de la morphine en faisant que les veaux reviennent téter sans arrêt. À cette époque, je voyais déjà les choses comme ça, mais je n'avais pas encore fait le lien viande = addiction. Ça valait mieux pour moi, car cette idée fait criser absolument tout le monde. J'avais déjà assez d'ennuis comme ça. Végétarien, ça passait encore, mais ne pas fumer de shit pour un musicien de reggae, avoir arrêté la clope trois ans avant la loi Évin, ne pas boire de café après le dessert, ne pas trinquer au pot de départ de Momo et ne pas vouloir de coke dans le show-biz, je passais vraiment pour le dernier des cons. Tous mes potes fumeurs de shit m'avaient déjà largué. Si j'avais commencé à leur servir que le hot-dog, c'était de la toxicomanie, je ne te raconte pas ce que j'aurais pris. Donc, ne jette pas ce livre tout de suite, reste calme, on reviendra peut-être sur ce thème plus tard. Pourtant, je ne peux pas m'empêcher de te dire que les hot-dogs, par exemple, contiennent un tas de saloperies addictives et nocives: hormones, antibiotiques, tranquillisants, pesticides, résidus divers... des trucs toxiques, quoi. Si on appelle un chat un chat et un tox un tox, manger un truc pareil, c'est toxique, et consommer des trucs toxiques alors qu'il en existe plein d'autres aussi bons et pas toxiques, c'est très nettement à rapprocher de la toxicomanie. Donc, les shootés au sauciflard, ne venez pas me raconter que vous n'êtes pas accros à un truc toxique. En un temps, j'aimais bien le saucisson, le jambon de Parme, la viande des Grisons, ce genre de trucs. Je trouve aujourd'hui un bonheur supérieur dans les différents types de tomates séchées à l'huile d'olive, et d'autres légumes préparés comme ça. Je les trouve au marché, chez le traiteur. C'est beaucoup moins cher. Et surtout: zéro souffrance.

CHAPITRE 10

Les lâches on les encourage, les courageux on les lâche

Bruno, je trouve que tu as une grande gueule mais j'admire ça. Tu n'as pas peur de te faire des ennemis et tu sais que tu ne vas pas plaire à la plupart des gens. Mais tu le fais quand même[44].

Lucas M. Coelho à l'auteur

Une fois clean, ma cote a remonté chez *Best*. Ma vie changeait enfin, après une décennie de gloire journalistique en dégénérescence rapide et riche en déconvenues. Au printemps 1989, en guise d'encouragement, ce cher Christian Lebrun m'a proposé un reportage en Jamaïque, puisque je tenais la rubrique mensuelle « Reggae Express » du canard. Invité par les disques Virgin qui me proposaient un nouvel entretien avec Ziggy Marley, j'y ai rencontré des rastafariens qui mangeaient strictement Ital. Ces rastas ne touchaient pas aux poissons — comme moi, quoi. J'y ai enregistré un disque de reggae avec les musiciens de Ziggy, et j'ai pressé le disque 45 tours là-bas[45], une belle aventure qui augurait de futures productions dans l'île. Il y a plein de res-

44. Lucas M. Coelho est un chanteur et guitariste brésilien vivant à Paris (citation : Facebook, septembre 2015).

45. Bruno Blum, *Jamaïque, sur la piste du reggae*, Scali, 2008, et l'album *Bruno Blum*, New Rose 201, 1990.

taurants végétariens en Jamaïque où beaucoup de chrétiens ont flashé sur la Genèse 1:29 — et pas que des adventistes. Les quenelles (*dumplings*), les ragouts Ital (*stews*), les akis frits ne sont que quelques-unes des succulentes recettes VG locales.

C'est alors qu'un beau jour de juin 1989... dans un fabuleux restau chrétien cent pour cent végétarien de New Kingston, j'ai découvert un petit livre, *What's Wrong With Eating Meat?* (« Qu'est-ce qu'il y a de mal à manger de la viande ? »). Je me suis offert ça pour trois ou quatre dollars[46]. Jusque-là, en vérité, je ne m'étais pas beaucoup intéressé aux questions techniques des végétariens. Je faisais ça pour des raisons éthiques évidentes, pour l'écologie, et ça me suffisait. J'étais ignorant, avec des excuses : j'avais d'autres chats à fouetter. Et vlan, du jour au lendemain, avec ce bouquin minus, je me suis retrouvé informé. J'ai été mis au courant d'un nombre vertigineux de faits et d'idées. J'ai découvert des absurdités qui passaient partout pour des vérités premières. C'était incroyable. La première chose dont j'ai été averti, c'est de mon insondable ignorance en matière de diététique, et donc de végétarisme.

Mais, Dieu merci, ce n'était plus le cas maintenant. Ah oui, tu vois, je suis tout de suite prétentieux, je me vois déjà sorti de l'ignorance, je me suis hissé au-dessus du *vulgus pecus*, du peuple ordinaire, de la fange, des cakes, des cons. Quelle vanité, hein ? Déjà, avec le rock, je faisais gaffe de ne pas être trop snob, car si j'avais réellement été ayatollah à l'époque, ceux et celles qui ne connaissaient pas des sommets comme le *Surfin' Bird* des Trashmen ou le *Devil With a Blue Dress On* de Mitch Ryder and the Detroit Wheels n'auraient même pas eu le droit de vote et encore moins de l'ouvrir, si l'on m'avait demandé mon avis. Pour que je te serre la pince, il fallait connaître le blaze de Bo Diddley, et l'année de sortie du *Space Guitar* de Johnny Guitar Watson. Donc, maintenant que je découvrais ma propre ignorance, j'allais pas trop faire le malin avec ces histoires de végétaux auxquelles personne n'entendait rien. En 1984, être végétarien en France,

46. Vistara Parham, Andrea Carmen, *What's Wrong With Eating Meat?*, Ananda Marga/PCAP, 1981.

c'était pire que de ne pas blairer Dépêche Mode ou Balavoine. J'étais une sorte de paria.

Tu pensais peut-être tomber sur un livre de diététique ? Sur un manuel de cuisine végane, mmmhh ? Ou sur un exposé des méfaits de l'industrie de l'élevage ? Eh bien non. Nous voilà bien plus au cœur du sujet : le snobisme. Et quand je parle de snobisme, ce n'est pas du snobisme à la Boris Vian qu'il s'agit : « Chemise d'organdi, chaussures de zébu, cravates d'Italie et méchant complet vermoulu. » Je ne parle pas de fric. Mais le dandysme rock me tirait encore par la manche, je faisais gaffe aux godasses que je portais, et mes boots Anelo & Davide, modèle Beatles 63, faites main et achetées à Drury Lane, m'avaient coûté une fortune. Non, je veux parler de la bonne attitude à avoir quand on dit à quelqu'un « Tu ne trouves pas ça dégueulasse d'égorger les cochons pendus par un pied et de les laisser se vider de leur sang pendant qu'ils hurlent » et qu'on te répond hargneusement un truc genre « Tu es un dictateur !… Tu veux m'empêcher d'être libre ! Tu fais souffrir les carottes ! D'ailleurs Hitler était végétarien ! » Tu finis par te poser des questions sur le QI de ton interlocuteur. Ça rend un poil snob. C'est lui qui trouve ça formidable de tuer dans des conditions aussi atroces et c'est moi le dictateur. On en revient toujours à « la raison du plus fort est toujours la meilleure » du *Loup et l'Agneau*, sauf que le loup n'a pas le choix et nous, si.

J'ai commencé à me demander pourquoi les bipèdes ne regardaient jamais les choses du point de vue des victimes. C'est une question hautement philosophique qui me turlupine vraiment. Par quel processus mental mystérieux alimente-t-on cet incommensurable déni ? On va y revenir, je ne veux pas aller trop vite, ce ne serait pas psychologiquement bon d'attaquer si vite le chapitre psycho. Faisons donc une pause préalable en ouvrant une parenthèse saignante sur Hitler, dont on brandit régulièrement le nom quand j'ose évoquer que Prince, Bob Dylan, Stevie Wonder, Bono, Carl Lewis, Bill Clinton ou Al Gore sont véganes (c'est eux qui le disent).

Dans un livre très sérieux consacré au régime d'Adolf Hitler, l'écrivain Rynn Berry nous explique avec précision que le Führer était tout sauf végétarien. Non seulement Adolf était un salopard pour toutes les raisons qu'on connaît, mais en plus, il mentait sur son régime alimentaire pour des raisons de propagande. Je vous laisse découvrir la démonstration de Berry, qui défonce sans pitié ce mythe urbain d'un Hitler amateur de carottes bouillies sans sel. L'immonde Adolf se goinfrait au contraire de pigeon farci et de saucisses, tous ceux qui l'ont connu en ont témoigné[47]. Dois-je ajouter : évidemment. Les déclarations de Margot Woelk, la goûteuse de Hitler qui jure qu'il était strictement végétarien, ne tiennent pas debout quand on sait que son patron a persécuté les sociétés végétariennes dans tout son pays, allant jusqu'à faire saisir les livres de recettes VG. Goebbels voulait présenter le furieux tyran comme un type cool et sympathique, un gendre idéal, ascète et plein de santé, végétarien comme Gandhi, un dirigeant animé par son idéal sacré de massacres pour le bien des Schleus, une sorte de moine qui ne touchait donc pas aux femmes pour mieux se consacrer à son œuvre de purification, mains propres tête haute, qui n'aurait pas fait de mal à une mouche et aimait les tits chiens — mais qu'il fallait pas emmerder. En fait, Berry explique très bien que le médecin d'Adolf lui avait conseillé de se calmer sur la barbaque pour raisons de santé, mais que le cuistot du Reich n'y connaissant rien en recettes véganes, l'affreux moustachu n'écoutait pas son toubib et se tapait de la chair animale sans scrupule — pour ça comme pour le reste.

Hitler a finalement choisi le suicide après avoir testé ses pilules de cyanure sur sa chienne Blondi (à ne pas confondre avec le groupe de rock du même nom), ce qui montre bien qu'il n'avait pas plus de considération pour la vie des animaux que celle de sa famille (qu'il a également empoisonnée).

Je m'efforçais donc de ne pas me sentir trop snob. Je ne souhaitais pas faire le malin auprès des légions de truculents Français amateurs de bonne chère, comme on dit (« bonne chère » étant un synonyme de l'homonyme « bonne chair »). Pourtant, l'argument favori de mes imperturbables contradicteurs était (je n'invente rien) : « Les légumes souffrent aussi, que fais-tu du

47. Rynn Berry, *Hitler: Neither Vegetarian Nor Animal Lover*, Pythagorean Publishers, 2004.

cri de la carotte qu'on égorge dans les potagers ? » Est-il bien nécessaire d'expliquer ici que, les carottes n'étant pas munies d'un système nerveux, elles ne connaissent pas la souffrance, mais que les animaux, si ? Une double souffrance, car elle est mentale et physique ; excuse-moi de t'embêter, mais la souffrance de la carotte qu'on arrache à sa terre n'est pas équivalente à celle d'un veau qu'on arrache à sa mère. C'est une question de quotient intellectuel. Je veux parler du quotient intellectuel de la carotte, bien sûr. Je n'évoquerai pas ici le QI de celui qui a cru entendre le cri de la carotte — mais qui n'entend pas les meuglements de millions de vaches à qui l'on choure leur môme, l'hiver, au fond des élevages.

Je débloque ou non ? Parce qu'à la fin, la question était encore et toujours une affaire de marginalité. Il me fallait assumer ma condition de marginal, de pionnier. Je vous parle d'une époque où il n'y avait pas à Paris la quarantaine de restaurants végétariens qu'on connaît aujourd'hui. Il y en avait une dizaine tout au plus, et Le Bol en Bois, rue Pascal, n'était pas plus sexy que le restau Hare Krishna vers la rue de Lancry. Les végétariens, on les montrait du doigt et, à Paris, on ne les invitait pas à bouffer. J'aurais aimé qu'on m'encourage à prospérer dans ma voie intelligente, mais la tendance, c'était pas ça. J'étais en fait comme un miroir. On ne voyait pas en moi le bon gars qui sauve sa peau en arrêtant de fumer et qui tout à coup sent bon pour le même prix. Non : je renvoyais aux gens l'image de ce qu'ils ne parvenaient pas à faire, tandis que, en leur for intérieur, ils savaient bien que j'avais raison sans trop se l'avouer. Arrêter de fumer culpabilise ceux qui n'ont pas encore arrêté, voilà la leçon du jour. Arrêter le tabac provoque avant tout des réactions de rejet.

Je ne consommais plus de café, plus de thé, plus de shit, plus d'alcool, plus de cachetons, plus d'animaux, et j'étais devenu un Martien pour la plupart des gens. Ajoutez à ce cocktail les épices suivantes : profil psy HPI et HPE fonctionnant de manière intuitive et autodidacte, MBTI de type ENFP avec une pensée en arborescence à la vapeur, sous pression permanente, hypersensible, famille dysfonctionnelle et, comme je l'ai déjà énuméré plus haut, dessinateur, musicien, guitariste, chanteur, que tout le monde prenait pour un journaliste, journaliste gonzo (en gros, écrivant à la première personne), non-fumeur intégriste, pauvre dans une famille riche… Je n'étais plus *underground*, j'étais à part, pour de bon. Je n'en étais plus à un paradoxe près : punk et écolo, c'était presque un oxymore (surtout en France), rocker et amateur de reggae, aussi (surtout en France), Blanc spécialisé dans les musiques noires, à la fois clean et rock, juif ashkénaze élevé dans la tradition laïque et athée française mais de plus en plus passionné par la spiritualité, tous ces paradoxes s'entrechoquaient dans la boîte aux stéréotypes. Chacun de ces éléments contribuait à définir ma singularité mais, plus que tout autre, mon approche raisonnée de l'alimentation me donnait à la fois un sentiment de libération et de stigmatisation négative (comme on dit aujourd'hui).

Je voulais évoluer, progresser, avancer, je commençais à être bon à la guitare, Brian Setzer *eat your heart out*, j'arrive, mon premier album était enfin sorti chez New Rose avec le divin Chourave à la basse, et je déchirais en dessin. Même mes articles connaissaient un regain de succès avec *Best*, qui, par ailleurs, se cassait complètement la gueule (le non moins vénérable rédac chef Christian Lebrun, au bord de la dépression en raison de tensions avec la direction du journal, s'était noyé accidentellement, le 14 juillet 1989, ce qui a précipité la bérézina du « mensuel du rock »).

Ces progrès et avancées n'avaient pas d'objet si elles n'étaient pas corroborées par d'autres améliorations, sur d'autres plans. Maintenant que j'étais clean, je souhaitais avoir une relation affective satisfaisante, une activité professionnelle épanouie, enregistrer mes nouvelles chansons, réactiver ma carrière sur scène (je jouais surtout au Gibus Club depuis déjà dix ans), publier des dessins ; mais aussi progresser en matière de connaissance et d'estime de moi-même, de spiritualité, de lâcher prise, de contrôle de mon esprit et de mon corps, et donc en matière de diététique, un domaine intimement lié : on est ce qu'on mange — tout ça.

C'était une période introspective et perchée, où je lisais des auteurs comme Arnaud Desjardins et Krishnamurti. J'étais définitivement sorti des griffes des plans deal quotidiens et j'étais passé par la case nouveau départ. J'avais pour ambition d'enregistrer des musiques originales, puisées dans les sommets musicaux d'autres pays, afin qu'ils servent mes chansons francophones. Je souhaitais toucher le grand public, et surtout ne pas me limiter au public reggae, ni rock français ou que sais-je encore.

Paradoxalement, je vivais de plus en plus en marge du monde urbain de viandards-fumeurs de base défoncés, carburant au Nescafé. Il fallait que je me constitue un minimum de réseau qui aille (ouille) dans le même sens que moi. Seulement, même quand je dénichais un spécimen clean dans le magma parisien, il était rarement à la fois clean, végétarien, rock and roll, reggae (et zèbre, un profil psychologique expliqué depuis par la spécialiste Jeanne Siaud-Facchin, je vous laisse vous débrouiller avec ça). Mon originalité d'apprenti libre-penseur et ma soif de justice se heurtaient de plus en plus à l'incompréhension chronique du bipède (notez bien : j'allais écrire « l'incompréhension chronique du bipède ordinaire », mais je me suis retenu pour prévenir toute éventuelle attaque me reprochant d'être snob. Prenez acte de ma tolérance, de mon ouverture d'esprit et de ma mansuétude de vieux sage en dépit du massacre permanent en cours, que personne à part bibi ne semblait remarquer). Celui qui pense comme tout le monde ne pense pas. Et je pensais tout le temps à un tas de trucs dingues. Voilà.

UN PEU D'ÉCOLOGIE

L'homme est un animal raisonnable
qui se met régulièrement en colère lorsqu'on lui demande
d'agir en accord avec les préceptes de la raison[48].

Oscar Wilde

En 1990, après un épique épisode de résistance de la rédaction à la direction, Francis Dordor est devenu le nouveau rédac chef de *Best*. Il a été invité à interviewer Chrissie Hynde dans

48. Oscar Wilde, « Le Critique comme artiste », in *Intentions*, 1891.

les bureaux de la Warner à Paris, à l'occasion de la sortie du nouvel album des Pretenders, *Packed!* Et, bien que je n'écrive plus beaucoup, Francis m'a gentiment invité à venir avec lui pour que je revoie ma copine Chrissie, devenue entre-temps une grande vedette, avec une série des numéros un internationaux, dont *Don't Get me Wrong*. Ça faisait dix ans que je ne l'avais pas vue. Chrissie était toujours aussi brillante, drôle, bavarde et plus que jamais engagée dans la cause animale. Quand je lui ai dit que j'essayais à tout prix de laisser tomber le trip *rock critic*, elle s'est exclamée, ravie : « Encore un journaliste qui mord la poussière ! » Nous étions trois briscards végétos dans la pièce. On était obligés d'aborder le sujet. Elle nous a raconté que, lors d'une conférence de presse récente, un journaliste lui avait demandé ce qu'elle désirait le plus au monde. Pour déconner, elle avait répondu « Foutre une bombe dans un McDonald's ! », ce qui avait été très critiqué dans la presse du lendemain. Et, le jour suivant, un attentat à la bombe frappait inopinément un McDonald's ! Elle avait dû se cacher pendant des semaines pour échapper aux journalistes. Chrissie nous a expliqué que cet entretien faisait partie du lancement de l'organisation Ark Trust, des anciens de Greenpeace qui lançaient des produits de grande consommation non polluants, concurrentiels, afin d'inciter les géants du genre (Procter & Gamble, etc.) à mettre eux-mêmes des produits verts sur le marché. Les produits Ark étaient sponsorisés par des stars du calibre de Paul McCartney, Sting et David Bowie, qui, à cette occasion, communiquaient sur leur végétarisme. Ils s'exprimaient sur le thème « Le premier problème environnemental, c'est le dérèglement climatique, et le dérèglement climatique, c'est avant tout la filière viande ». D'où la sortie de Chrissie, qui s'en donnait à cœur joie.

Le mouvement végétarien décollait fort en Angleterre, à cette époque. L'écologie y était de plus en plus populaire, et Ark a connu un grand succès outre-Manche. Nombre d'autres stars les ont rejoints et ont fait gratuitement la promo des produits d'entretien verts, de couches, etc. Et, croyez-moi, en Angleterre, quand Paul McCartney vante les qualités d'une lessive, tout le monde sait que c'est pas pour le fric. J'ai aussitôt proposé à Chrissie d'essayer de monter une branche à Paris et elle m'a mis en contact avec Ark. On l'a fait. J'ai rameuté mon pote Christian Guerrée, on a monté une équipe de publicitaires et de professionnels du marketing en tout genre, on a déniché des gens de valeur qui sentaient venir le joli coup. Et, très vite, un cabinet d'avocats nous a passé sa salle de réunion pour vingt ou trente personnes, paf, avenue du Président-Wilson, près du palais de Chaillot.

J'étais le fondateur chargé des relations avec les stars, mais avant d'en arriver là, il fallait monter la structure d'Ark en France. Premier problème, l'Association pour la recherche contre le cancer s'appelait ARC et on avait l'air de bigorneaux avec notre ARK (*ark* = arche, comme l'arche de Noé), ça ne passait pas. On est devenus Ark Planète et Londres nous a passé du matos promo, dont une incroyable vidéo d'animation sur l'état de la planète. On a fait des photos de l'équipe devant la tour Eiffel, tout ça. Les coordinateurs ont coordonné, les publicitaires ont conçu une campagne, les marketeurs ont fait du marketing. On a discuté, fait des photocopies, transmis la bonne parole, parlé pin's. Les maisons de disques me suivaient. Et puis, l'étude de marché est tombée : un truc pareil, ça ne marcherait jamais en France. En tout cas, c'est ce qu'ils ont dit.

Du jour au lendemain, tout ce beau monde est rentré chez lui, et j'ai été me rhabiller. La morale de l'histoire, c'est qu'en dehors de mon camarade Christian et de deux autres bénévoles à la ramasse, personne dans la bande n'était végétarien, et aucun ne se sentait, peut-être, véritablement concerné par l'environnement, à l'exception de Stéphane Dieutre, un brillant publicitaire qui, à la suite de cette affaire, a monté une agence de pub répondant au doux nom de l'Agence Verte. Ark Planète était un trop gros morceau pour moi, et je m'étais fait déborder par des pros alors que je n'étais qu'un marginal passionné, sincère et un peu candide. Deux ans plus tard, des marques « vertes » ont commencé à inonder le marché français, Écovert et compagnie, avec le succès que l'on sait. Mais j'avais montré que j'étais capable de prendre des initiatives, de foncer vent debout dans un pays de poltrons grégaires, enfin c'est l'impression peu flatteuse que me donnait mon bled.

Je vivais à cette époque avec la délicieuse Sybille, qui regardait toute cette agitation écolo de loin. Les réunions et les palabres chez Ark l'ennuyaient, et prenaient une partie de mon temps. Elle n'appréciait pas trop tout ça, mais en comprenait l'utilité, et, comme la plupart des femmes, respectait ma volonté de limiter notre « empreinte écologique », comme on dit maintenant — et de foutre la paix aux animaux. Bien que nourrie au jambon et à la sauce carbonara pleine de bouts de gras croquants, comme la majorité de nos congénères en Île-de-France, cette jeune femme pleine de problèmes me suivait dans mon exploration de la conscience humaine avec sarcasmes et autodérision, mais toujours avec compréhension. Le trip VG passait mieux que d'habitude dans sa famille ouverte d'esprit, comme dans sa tête à elle. Elle serait bientôt l'objet d'un nouveau chagrin d'amour particulièrement carabiné, qui a rythmé les pulsions de mon blues pendant les mois qui suivirent.

C'est, en effet, en 1990 que j'ai commencé à jouer avec le guitariste américain de blues John Weeks. Avec Jean-Paul Effe, alias John Paul, à la basse, on a formé les Sexy Frogs, un groupe de reprises de rock anglo-américain et de blues. John travaillait à l'Université américaine de Paris, avenue Bosquet dans le sept, qui demandait des musiciens capables d'interpréter des standards anglophones. On a commencé par une série de concerts dans leurs locaux, puis dans des fêtes américaines diverses, dont une en haut du Centre Pompidou. On changeait tout le temps de batteur, mais on était plutôt bons, et ça marchait bien. Un an plus tard, on était la tête d'affiche à la Locomotive, un samedi soir. La plupart de nos employeurs nourrissaient les artistes, ça faisait partie du contrat. La fonction de musicien te range parmi les employés. Dans les salles modestes, bars et restaurants comme la Guinness Tavern de la rue des Lombards, où l'on jouait tous les mois, les loges se confondent le plus souvent avec la réserve de boissons. On range ses instruments entre les bocaux d'olives et les boîtes de thon mort, puis on dîne à la bonne franquette, avant l'ouverture, avec les autres employés : videur, barman, barmaid, cuisinier, etc. Une fois de plus, j'ai ainsi été plongé dans l'univers des arrière-boutiques et des cuisines.

On n'avait pas droit à de la gastronomie, croyez-moi. Du Front Page de la rue Saint-Denis aux restaurants américains des Champs-Élysées, de la rue de Berri, la cuisine était invariablement infecte et, dois-je le préciser, omnivore à fond. Il fallait que je me tape chaque fois l'humiliation de réclamer un truc sans bestiole dedans. Le sketch habituel se passait comme ça :

« Je voudrais un plat qui ne contienne aucun animal, s'il te plaît.

– On peut te faire un sandwich au thon si tu veux.

– Mais le thon est un animal.

– Ah non ! C'est un poisson, c'est pas pareil, c'est pas un animal. »

Les musiciens du groupe me chambraient en ingérant leurs burgers et les cuistots soupiraient à mes exigences de snob, ils se disaient « Encore un qui fait sa star. » Ça finissait souvent avec des crudités de la veille au frigo et une barquette de frites pour la star.

J'ai vite été engagé par *Environnement Magazine*, où je publiais tous les mois des dessins de presse sur l'écologie. Ce mensuel professionnel était lu par tous les acteurs de l'écologie en France : collectivités locales, politiciens, élus, journalistes, etc. Je m'entendais bien avec l'équipe, mais j'y ai été confronté à l'inconcevable : aucun des écologistes patentés que je rencontrais dans ce milieu n'était sensibilisé au végétarisme. C'était comme si l'info cruciale, il faut de dix à quinze kilos de protéines végétales pour produire un kilo de protéines animales, n'était pas entrée en contact avec leurs neurones surinformés. Surprenant pour des professionnels. Car, en 2015, selon les chiffres de la FAO[49], l'élevage accapare trente pour cent de la surface de la Terre et soixante-dix pour cent de toutes les surfaces agricoles. En gros, ça signifie que si l'humanité devenait végane du jour au lendemain, on remettrait des forêts à la place de quatre-vingt-dix pour cent des cultures. Donc, si l'humanité devenait végane, on cesserait par exemple de raser l'Amazonie pour y produire des tourteaux de soja OGM afin de nourrir des cochons

49. Food and Agriculture Organization of the United Nations.

en Allemagne et en France. Comment ce genre de chiffres pouvait-il échapper à mes amis écolos ? Ça signifierait pourtant quatre-vingt-dix pour cent moins de pesticides, de pollution, de gaspillage incommensurable d'eau, etc. J'étais perplexe. Pendant les années qui ont suivi, je n'ai pas cessé de les chambrer sur leur mauvaise foi et leur bonne conscience. Au sommet de la COP à Paris en 2015, la responsabilité de l'élevage dans le dérèglement climatique a été à peine évoquée dans les débats, tout juste pour dire que les bœufs produisaient du méthane, et qu'en modifiant leur alimentation on pourrait y remédier et que ça coûterait « pas forcément plus cher ». Comme si l'humanité ne pouvait remettre en question sa consommation d'animaux, laquelle, d'après un article dans le très sérieux *The Independant*, serait pourtant responsable de plus de la moitié du réchauffement de l'atmosphère. L'incurie était totale, le déni, abyssal.

Elle [la vraie révolution] ne s'accomplira jamais dans le déni des valeurs morales[50].

Roger Martin du Gard

En 1991, un des grands sujets environnementaux dont on parlait déjà était la prolifération d'algues vertes sur les côtes de Bretagne, notamment du côté de Saint-Brieuc. Nul n'en discutait la cause : les algues vertes qui ont ruiné l'industrie touristique d'une grande partie de la Bretagne étaient produites par une proportion anormale de nitrates dans l'eau des fleuves, donc dans la mer. Cette pollution majeure était due à l'épandage de milliers de tonnes de lisier de cochon (déjections), appelées pudiquement « engrais agricoles », dans les champs. Vous n'avez jamais senti d'odeur pestilentielle en traversant une campagne en voiture ? Moi si. Eh bien, c'est ça : des milliers de tonnes de merde qui s'infiltrent dans les terres, les pourrissent, infectent les nappes phréatiques (il n'y a quasiment plus d'eau potable dans toute la Bretagne depuis des décennies !), les fleuves, la mer, puis ça devient des millions de tonnes d'algues flottantes

50. Roger Martin du Gard, *Les Thibault, L'Été 1914*, Tome 2, Gallimard, 1936.

qui asphyxient tout, tuent toute vie dans la flotte sur des mètres d'épaisseur, puis crèvent et pourrissent en couches d'un mètre sur des dizaines de kilomètres des plus belles plages et rochers de France (Calvados, etc.), où il n'y a plus un plagiste depuis les années Mitterrand. Par-dessus le marché, en se décomposant sur le sable, les algues empestent à des kilomètres et produisent de l'hydrogène sulfuré, un gaz mortel à forte dose (« possibilité d'accident mortel très rapide en cas de fortes inhalations >1000ppm »[51]). Pour lutter contre le chômage, les Côtes-d'Armor ont donc choisi : elles préfèrent les cochons aux touristes. Et le nettoyage des algues, c'est pas les tortionnaires des millions de cochons des élevages du coin qui le paient : c'est nos impôts. Fabuleux, non ? Pour répondre à ça, j'ai trouvé une solution : comme beaucoup d'autres, je ne vais plus en Bretagne. J'ai tout de même donné une conférence à Guingamp, un jour des années 2000, et dans ma salle de bains à l'hôtel, un panneau annonçait la couleur : « En raison du prix de l'eau, merci de prendre votre douche ailleurs, si possible, ou alors faites vraiment très vite. Et pour vous laver les dents, veuillez utiliser la bouteille d'eau minérale posée sur le lavabo. » À elle seule, cette pollution justifierait largement qu'on interdise l'élevage en Bretagne. Ce qui n'est pas près d'arriver, étant donné la puissance des syndicats de l'industrie agroalimentaire et la priorité à la lutte contre le chômage. Oui, que faire pour recycler des milliers d'éleveurs bas du front et de tortionnaires en abattoir ? Et puis, on n'abolit pas l'esclavage parce qu'il pollue la mer. On abolit l'esclavage parce qu'il est intolérable[52].

Très bizarrement, mes amis écolos faisaient la sourde oreille dès qu'il s'agissait de remettre en cause l'élevage. La souffrance, la pollution, le saccage d'une région super, ça ne passait pas. Aucun d'entre eux n'était végétarien, c'était dingue. Pourtant, le dérèglement climatique ne peut pas être réglé autrement qu'en cessant de gaspiller les cultures. C'était déjà un très gros

---

51. Site internet du ministère de la Santé travailler-mieux.gouv.fr/hydrogene-sulfure-H2S.html

52. Coffret de 3 CD *Slavery in America* (Frémeaux et Associés / musée du Quai Branly), un florilège documenté de morceaux évoquant la traite négrière.

dossier au cœur de l'actualité en 1992 (on en causa jadis à la convention de Rio, dans ce pays où les fermiers massacrent les Indiens Guarani et autres pour mieux raser l'Amazonie et produire le soja OGM qui nourrit les cochons en Europe). Je vous parle quand même du gaspillage de cultures produites par des terres qui, au passage, servent à produire des plantes pour nourrir des animaux d'élevage — au lieu de produire des aliments pour nourrir directement les gens qui crèvent de faim sur place. Pour beaucoup parmi les gens informés, la faim dans le monde est la conséquence de ces cultures visant l'alimentation animale au lieu de celle des gens. J'évite d'en parler en public, car ça fait tellement culpabiliser les gens qu'ils crisent à tous les coups. Philip Wollen a quitté la Citibank, dont il était vice-président, pour se consacrer à la protection des animaux dans son pays, l'Australie. Dans un congrès sur l'éthique tenu à Melbourne au printemps 2012, il a prononcé un discours bien envoyé, populaire sur Internet, qui m'a marqué moi aussi[53]. Dans l'extrait de son allocution qui suit, voici comment il présenta les choses :

Comme vous le savez, l'eau, c'est le nouveau pétrole. Il y a des pays qui sont sur le point d'entrer en guerre pour avoir de l'eau. Des nappes phréatiques qui ont mis des millions d'années à se remplir sont presque à sec. Il faut cinquante mille litres de précieuse eau potable pour faire un kilo de bœuf. Aujourd'hui, un milliard d'hommes ont faim. Vingt millions de personnes vont mourir de malnutrition cette année. Si l'on réduisait la viande de seulement dix pour cent, ça suffirait pour nourrir cent millions de personnes. Éliminer la viande abolirait la faim dans le monde pour toujours. Mais si tout le monde mangeait comme les Occidentaux, il faudrait deux fois la Terre pour nous nourrir ; on n'en a qu'une et elle est en train de mourir. Les émissions de gaz à effet de serre produites par le bétail, c'est moitié plus que les transports, que toutes les voitures, les bus, les trains, les avions, les bateaux, les camions, tout ça. En voyageant à travers le monde, je vois des pays pauvres qui vendent leurs céréales aux

53. « Retirons les animaux du menu », Philip Wollen : https://www.youtube.com/watch?v=1WYMoP-3le8

Occidentaux, alors que leurs propres populations sont affamées. Et les Occidentaux donnent ces céréales à leur bétail pour qu'on puisse manger un steak ! Est-ce que je suis le seul ici qui pense que c'est un crime ? Croyez-moi, chaque morceau de viande qu'on mange, c'est une gifle dans le visage couvert de larmes d'un enfant qui a faim. Quand je le regarde dans les yeux, est-ce que je reste là à ne rien dire ? La Terre peut produire assez de nourriture pour les besoins de tout le monde, mais pas assez pour la cupidité de tout le monde.

Oui, ça défrise. Être végétarien, c'est la gestion des susceptibilités, c'est la gestion de la culpabilité des autres et de la mienne. Gérer ma différence, ma conscience élargie, ma conscience en crise de croissance, est devenu une préoccupation centrale. À force d'accumuler des informations sur l'écologie, sur l'éthique, et d'en tirer des conséquences, ma présence a progressivement été perçue comme hostile par un nombre incroyable de gens, de l'extrême gauche pourtant prompte à s'indigner jusqu'aux conservateurs en passant par les Verts. En réponse à ce sentiment d'isolement, je me suis une fois de plus rapproché de Britanniques, beaucoup plus ouverts sur ce front. On avait deux Anglais dans l'équipe d'Ark Planète, je rencontrais souvent des végétariens british ou américains, et la France avait un énorme retard dans ce domaine, c'était flagrant. Les livres de recettes comme celui de Carl Lewis[54] ou d'éthique comme celui de Peter Singer[55], qui m'a gentiment envoyé son bouquin des États-Unis, étaient inconnus au pays des andouilles.

***

En 1992, j'ai présenté un dossier de dessins de presse et de BD à Ariel Kyrou, le rédacteur en chef adjoint du mensuel *Actuel*, qui m'a aussitôt présenté le journaliste Léon Mercadet. J'ai été engagé comme illustrateur des brillants articles courts

54. Jannequin Bennet, *Carl Lewis Presents... Very Vegetarian,* Rutledge Hill Press, Nashville, 2001.

55. Peter Singer, *La Libération animale*, 1975, Payot, 2012.

de Léon, la rubrique « Tout nu ». Il y livrait des informations inattendues et étonnantes, sur les innovations notamment, qui manquaient souvent de photos ad hoc. J'appréciais beaucoup l'équipe d'*Actuel*, dont le dénominateur commun était clairement la vivacité d'esprit. Des maquettistes Jean-Louis Caron et Laurent Barbarand au rédacteur en chef Frédéric Joignot, la rapidité d'esprit et l'ouverture à différentes idées nouvelles étaient la norme. J'étais fier de faire partie de cette équipe. *Actuel* avait bercé mon adolescence, et les quelques dessinateurs qui, dans le passé, avaient illustré ce mensuel fièrement indépendant incluaient carrément Gotlib, Crumb et Shelton, pour ne citer que les principaux.

Je traînais tous les mois dans les bureaux à la recherche d'idées et je dessinais souvent sur place. J'y ai rencontré un tas de gens qui, à ma grande surprise, avaient lu mes articles dans *Best*, et j'ai sympathisé avec d'excellents journalistes comme le surdoué Léon Mercadet bien sûr, mais aussi Christophe Nick, Christophe Tison, Philippe Vandel, Frédéric Taddéï et le grand reporter Thomas Johnson. Mais si une ostensible ouverture d'esprit régnait, et bien que certains aient été imprégnés d'idées progressistes, et parfois d'avant-garde, dans ce qu'il faut bien appeler une élite du journalisme français de l'époque, aucun d'entre eux n'était végétarien. J'étais néanmoins à l'aise avec ces jeunes intellectuels toujours prêts à répondre de façon fulgurante et originale à différentes questions de société. Je n'ai pas manqué de saouler tout le monde avec mes arguments de végétarien et d'écolo, et j'ai publié plusieurs dessins sur ces thèmes dans *Actuel*. Ça me faisait bizarre d'être enfin considéré comme autre chose qu'un journaliste. Même si c'était parfois tentant de proposer des idées, je n'écrivais pas pour *Actuel*, et je ne cherchais pas à le faire. Mais ça n'a pas raté, le boss, Jean-François Bizot, un brillant fils de milliardaire désireux de s'inscrire dans la légende de ce qu'on appelait en 1970 la contre-culture, m'a proposé, en 1992, d'animer une émission quotidienne sur Radio Nova, dont il était le taulier. Les locaux de sa radio étaient situés à l'étage en dessous, dans l'immeuble d'*Actuel*. C'est là que j'enregistrais chaque semaine une série de chroniques musicales, *Le docteur Blum*. Je me suis retrouvé invité dans un tas d'émissions, notamment avec les jeunes Édouard Baer et Ariel Wizman, les deux principaux animateurs de Radio Nova à l'époque. Tous ces gens rigolos et brillants semblaient indifférents à mon choix de refuser la cruauté, et je m'accommodais très bien de la distance que cela alimentait entre nous. En plus, une bonne partie de l'équipe d'*Actuel* était branchée picole, tabac, pétard et compagnie, alors que j'étais ultra clean, et que je ne touchais plus à tout ça depuis déjà des années. Le moins qu'on puisse dire, c'est que ça ne nous rapprochait pas. C'est quand j'ai commencé à dire aux gens « je bosse à Nova » que ma copine Sybille de Montreuil, dont j'étais raide accro, a décidé de me virer, atomisant ce qui me restait de cerveau et d'organes afférents. Un blues de l'espace m'a complètement plombé pendant des mois, me causant des difficultés de concentration carabinées.

Je ne sais plus trop comment j'étais devenu copain avec Jackie Berroyer, un journaliste de *Charlie Hebdo* connaisseur en jazz, spécialisé dans les chroniques musicales (et futur acteur). J'avais lu son impeccable colonne « Méchamment rock » pendant des années. Jackie m'avait offert son livre *J'ai beaucoup souffert*, qu'il était allé acheter exprès dans une librairie, et il était plein d'attentions pour moi, je suppose qu'il avait dû lire mes trucs dans *Best*. Je l'aimais bien. Je lui ai raconté que j'étais un admirateur de *Charlie Hebdo* et, au début des années 1980, il m'avait emmené à une réunion de rédaction rue des Trois-Portes, où j'avais rencontré Reiser (qui avait un cancer et utilisait des béquilles), Wolinski et une partie de l'équipe de *Hara-Kiri*. Je me suis très bien entendu avec Georges Bernier, alias le Professeur Choron, que ses vieux amis appelaient Jo. Je m'entendais bien aussi avec Charlie Schlingo, un génial dessinateur de BD loufoque. Choron m'a fait visiter son empire, le studio photo, tous les recoins de ce vieil immeuble en pierre à deux pas de Notre-Dame, y compris le stock de whisky pur malt (une pièce entière). Il avait installé un local de répétition dans les caves de *Hara-Kiri*, où il chantait accompagné par Berroyer. Ils étaient carrément passés à l'Olympia ensemble et s'en souvenaient avec fierté et émotion. Choron ne buvait pas la journée mais attaquait le whisky à 19 heures pile tous les soirs, et ça dégénérait vite. Il était tout sauf végétarien, évidemment.

Je suis resté ami avec Berroyer, qui est devenu comédien après une série de sketchs télévisés sur Canal+, où il faisait le con au standard téléphonique. Dix ans après ma première visite chez *Hara-Kiri*, le 2 janvier 1993, je traînais à Radio Nova quand j'ai reçu un appel inattendu de Choron. Il m'a proposé de dessiner une demi-page de BD dans la nouvelle formule de *Hara-Kiri,* aux côtés de Stéphane Rosse (qui dessinait dans un excellent style cubiste bizarre), Schlingo et Vuillemin. Choron montait une nouvelle équipe. J'avais carte blanche et j'ai créé une histoire à suivre intitulée *J'veux pas le savoir*, sur le thème de la physiologie végétarienne de l'homme. Ah oui, je ne t'ai pas dit, l'homme est un primate, et comme la plupart des primates, on a une dentition, un tube digestif et une physiologie de végétariens. Pas du tout d'omnivores. Non, ne referme pas le bouquin, t'es pas au bout de tes surprises. Je sais, tu ne veux pas le savoir — c'est le titre de ma BD. Pourtant, on est des hominoïdes et, comme les chimpanzés et les gorilles, on est faits pour manger des bananes. Oui, je sais, les chimpanzés mangent parfois des bouts de cadavres, ramassent des œufs de temps en temps et chopent à l'occasion des chenilles et des fourmis pour le dessert; il leur arrive même de tuer et de bouffer des petits singes. Mais, comme l'*Homo sapiens*, qui lui aussi est pas mal tordu, les singes ne sont pas adaptés à manger ça. Tu peux croire le contraire, mais c'est comme ça. Faut lire ma BD, je la vends dix balles, ton côlon bouché vaut bien ça.

Si tu veux t'obstiner à soutenir que la nature
t'a fait pour manger telle viande, tue-la donc toi-même
le premier, je dis toi-même, sans user de couperet
ni de couteau ni de cognée, mais comme font les loups,
les ours et les lions qui, à mesure qu'ils mangent,
tuent la bête; aussi toi, tue-moi un bœuf à force
de le mordre à belles dents, ou de la bouche
un sanglier, déchire-moi un agneau
ou un lièvre à belles griffes

et mange-le encore tout vif,
ainsi que font ces bêtes-là[56].

Plutarque, vers 100 après J.-C.

Manger des animaux est un désastre pour notre santé, c'est rien de le dire. Je ne vais pas insister lourdement car je t'entends d'ici grincer « Cette fois, il va trop loin, quel illuminé ce mec » dans un recoin de ta tête, je te sens ricaner bêtement. Oui, bêtement, car Carl von Linné (1707-1778), le génial naturaliste ayant établi le premier système de classification des espèces, a publié cette affirmation de poids dès le XVIIIe siècle : « D'après son anatomie, l'homme n'a pas été physiologiquement préparé pour manger de la viande. »

Ça ne te suffit pas ? Tu veux plus récent ? Georges Cuvier (1769-1832), naturaliste français, anatomiste et géologue, professeur à l'École et au Muséum de France, secrétaire de l'Académie des sciences et chancelier de l'Université, a créé rien de moins que la théorie de l'anatomie comparée et la paléontologie. Honoré par Napoléon Ier, Louis XVIII et Louis Philippe, grand officier de la Légion d'honneur (j'en passe et des meilleures), Cuvier, le monstre sacré de la science des Lumières, a donné son nom à la rue qui longe le parc du Jardin des Plantes, à Paris. Il a écrit ceci :

L'anatomie comparée nous enseigne qu'en toute chose,
l'homme ressemble aux animaux frugivores
et en rien aux carnivores.

Oui, tu as bien lu, aux frugivores. Personnellement, quand j'ai lu ça, je me suis posé un tas de questions sur les conneries qu'on entend à longueur de siècle du genre « Et tu fais comment pour ne pas avoir de carences ? »

Bon, t'en veux encore ? Alexander von Humbold (1769-1869), naturaliste allemand, explorateur et géographe, est considéré comme le fondateur de la climatologie, de la morphologie ter-

56. Plutarque, *Trois Traités pour les animaux*, P.O.L., 1992.

restre, de la géographie physique des océans et des planètes. Voilà ce qu'il affirme :

Se nourrir des animaux n'est pas loin
de l'anthropophagie et du cannibalisme.

Oui, c'est vrai qu'un singe ou un cochon, ça ressemble quand même beaucoup à un homme, quand il est présenté sous la forme de rôti au jus. D'ailleurs, pour info, le cannibalisme existe toujours en 2015, comme du temps des hommes de Cro-Magnon (qui étaient anthropophages, en guerre contre les autres hommes, et qui en conséquence vivaient armés). Le cannibalisme est actuellement pratiqué chez des hommes vivant à l'âge néolithique, en Papouasie, où manger un homme est supposé transmettre sa force aux convives. Un peu comme ces Chinois qui massacrent les derniers rhinocéros en s'imaginant qu'ils vont bander plus s'ils mangent sa corne, vendue à prix d'or. Ou un peu comme ces Français qui s'imaginent qu'ils vont être plus costauds s'ils mangent des bœufs. Alors que Patrik Baboumian a reçu trois fois la coupe du monde d'haltérophilie après avoir adopté le régime végane. Alors que Carl Lewis et Venus Williams sont végétaliens. En fait, ce que tu risques fortement de gagner, à manger des animaux, c'est ce que le Professeur Choron appelait un cancer de l'anus (terme politiquement correct : cancer du côlon). Quand Choron n'aimait pas quelqu'un, il braillait élégamment « J'espère qu'il va choper un cancer de l'anus, celui-là ! »

Oui, mon gastro-entérologue à trois doctorats me l'a confirmé : la viande est l'un des principaux facteurs du cancer du côlon, qui ravage l'Occident. Il a ajouté que personne ne pouvait publier d'infos là-dessus dans la littérature scientifique, sous peine de pressions de l'industrie agroalimentaire. Et si vous n'êtes pas d'accord, allez parler de ça avec le Dr Arianna Boschetto, chirurgienne émérite à l'hôpital de Saint-Denis, spécialiste des viscères et, tiens, tiens — végane engagée.

Du calme ! Je n'amalgame pas ici les cannibales sadiques aux mangeurs de singes ! Ni aux dégustateurs d'écrevisses bouillies vivantes ! Tu peux te rasseoir, relax, te sens pas visé, c'est pas pareil, bien sûr ! N'empêche que les cannibales existent toujours, et je me suis toujours intéressé à ça. L'*Homo sapiens* est capable de tout. L'anthropophagie est actuellement utilisée comme arme de guerre dans l'est du Congo (en 2015), où des combattants bouffent des villages entiers devant témoins, puis amputent le bras d'un témoin terrorisé et font de la bière avec. Ils ont proposé une chope de bière faite comme ça, avec son propre bras, à une fille amputée à la machette sans anesthésie et l'ont relâchée pour qu'elle aille raconter le massacre à ses copains. Comme le viol, le cannibalisme est ainsi utilisé comme arme de guerre, comme arme de terreur. Dans la récente guerre civile en Sierra Leone, les soldats affamés ont mangé des familles entières. L'homme est capable de faire n'importe quoi pour des raisons liées à des croyances, ou simplement quand il a faim. Je trouve qu'il n'y a pas beaucoup de différence entre croire qu'on va recevoir sa force et sa ruse en mangeant quelqu'un et croire qu'on va être plus costaud si on mange un steak de vache. Ou encore qu'on va manquer de protéines si l'on ne mange pas d'oiseaux et de saucisses. Car la science existe, merde, arrête de croire que la pub à la télé, c'est l'évangile. Comme l'a écrit un certain Charles Darwin (1809-1882), auteur de *De l'origine des espèces par voie de sélection naturelle* (1859), « Il est évident que la nourriture de l'homme est végétale. »

Bon, si ça ne te suffit pas, retourne bouquiner les recettes saignantes de *Viandes, parer, découper, cuire, 36 techniques, 700 pas à pas* du délicat Thierry Molinengo, et surtout n'essaie pas d'en savoir plus sur ta propre anatomie. Sinon, continue à lire, ça va aller tout seul.

Choron a rajouté le sous-titre *Les chroniques carnassières du docteur Blum* à mes aventures de Cochonou le goret. J'ai publié ma BD chaque semaine et il m'a foutu la paix totalement. Il était drôle et brillant quand il ne sombrait pas dans les excès qui ont fait son style. *Hara-Kiri* me payait bien. Ça changeait d'*Actuel*, de *Best* et de Nova... J'ai amené là Patrick Eudeline, un dandy de *Best* qui a commencé à écrire un délire à suivre pour *Hara-Kiri*, devenu depuis son premier roman. Il m'a annoncé en 2015 qu'il était devenu végétarien. Improbable, quand on connaît l'oiseau... J'ai aussi amené chez *Hara-Kiri* ma nouvelle petite amie, Cécile, qui y a publié des dessins de pin-ups. Avec mes dessins sur l'écologie, et le lisier de cochon en particulier, pour *Environnement Magazine*, ma BD à suivre dans *Hara-Kiri* sur l'homme physiologiquement frugivore, ma carrière prenait un tournant inattendu. Je continuais aussi à écrire pour *Best*. C'est comme ça que Lenny Kravitz (période Vanessa Paradis), que j'ai rencontré plusieurs fois à cette époque où je le soutenais (ça ne marchait pas encore pour lui) et à qui j'ai filé des cassettes de reggae, m'a confié au Royal Monceau qu'il était végétarien.

J'avais aussi commencé à écrire une très longue biographie de Lou Reed, le *Rock and roll animal,* qui, en ce temps-là, racontait à qui voulait l'entendre qu'il revenait à ses amours macrobiotiques comme au temps du Velvet Underground (où son guitariste, Sterling Morrison, était comme lui végétarien). Atteint d'une grave hépatite qui finirait par lui coûter la vie, le terrible Lou Reed, terreur de tous les journalistes, venait justement de reformer le groupe avec Moe, Sterling et John. L'un de mes derniers reportages pour *Best* m'avait mené à une répétition du Velvet Underground à Londres. Tout arrive. Pour ménager son foie en ruine, Lou a fini ses jours dans le trip végétalien, comme beaucoup de musiciens américains désireux de prolonger leur vie[57].

Oui, la cuisine végane est non seulement délicieuse, mais elle optimise les performances et la résistance du corps (surtout la cuisine crue), et pas seulement en matière de course à pied. Comme la vitamine C, la consommation de fruits et de légumes crus renforce les défenses immunitaires, et de plus en plus de malades refusent les délices de la chimiothérapie, lui préférant, ou lui ajoutant, un régime végane bio crudivore, parfois efficace contre certains cancers et un tas de maladies[58]. Pas la peine de me traiter d'illuminé, c'est comme ça la vie, on apprend des trucs chaque jour, pas vrai ? On reparlera cancer à la fin du livre.

J'écrivais des piges alimentaires sur le reggae pour le Club Dial, pour *Best*, j'avais mon émission sur Nova, je dessinais pour *Actuel*, *Best*, *Hara-Kiri*. Et surtout, je jouais sur scène sans arrêt avec les Sexy Frogs. On a commencé à enregistrer des titres qui ont fini sur mon troisième album, *Think Différent*. En 1993, on

---

57. Bruno Blum, *Lou Reed, Electric dandy*, Le Castor Astral, 2014.

58. Voir le film de Janette et Alan Murray, *Raw* (2015).

a fait un deuxième samedi soir bondé à La Locomotive, sous le Moulin Rouge. Et, après la période Cécile, la sublime mannequine VG canadienne Chantale m'a plaqué dans un virage, et je me suis retrouvé à la colle avec Tatiana, qui a emménagé dans ma piaule du 53, rue de Belleville. Je note qu'aucune de ces concubines n'a été vraiment réticente à manger autre chose que des animaux. Je me faisais vanner par les beaux-parents, par la famille, par les copains, mais dans l'ensemble, pour les femmes, ce n'était jamais un obstacle. Elles sentaient bien que j'étais dans le vrai et que remonter un peu l'éthique ambiante, c'était respectable. Les femmes aiment les hommes qui ont un cœur en état de marche.

Laurie (la cousine germaine de Tatiana), encore enfant, a décidé que j'avais raison, au désespoir de ses parents. Elle fut ainsi la première adepte de ma secte Natural High et reçut en mains propres une couronne de Grand Chambellan. J'ai constaté que les femmes étaient beaucoup plus sensibles à la violence sur les animaux que leurs comparses masculins, souvent sûrs-de-leur-bon-droit-de-la-raison-du-plus-fort-qui est-toujours-la-meilleure et facilement enclins à la brutasserie ricanante ordinaire.

Conceptuellement, un mec végétos, ça passait bien. Défendre les opprimés, ça touche les filles et ça fait rire jaune les garçons. D'ailleurs, je connais un tas de nanas évoluées qui se traînent des viandards bornés refusant de goûter la bonne came VG, des poilus foot-bière accros aux chipos, au cervelas façon « ça me rappelle la cuisine de ma mère » et tout ça. En fait, le problème central des animaux, c'est que les gens qui les consomment sans vergogne n'ont jamais imaginé, ne serait-ce qu'un instant, que la côte de bœuf et le reblochon ne leur manqueraient jamais, que la cuisine végane était d'une variété, d'une richesse et d'une imagination aux dimensions cosmiques, infinie, succulente, radieuse, rassasiante, nouvelle, fraîche — triomphante. J'en sais quelque chose : j'ai été pareil.

Penser contre a toujours été la façon
la moins difficile de penser.
Jacques de Bourbon Busset

***

En 1993, *Best* était en train de se casser la gueule. Dordor galérait avec la direction du canard, c'était la guerre ouverte entre les clans Dordor-Perrin contre Eudeline-Riberolles. Dordor en avait marre, rédacteur en chef, c'était pas son truc. Il écrivait déjà en douce pour *Les Inrockuptibles* sous un pseudo. On a quitté les locaux de la rue d'Antin, à côté de l'Opéra, pour un local moins cher, au fin fond de Clichy-la-Garenne, rue Médéric, près de la Seine. Les salariés ont tous été virés dans des conditions ahurissantes. Les immenses archives photo de Jean-Yves Legras ont disparu, chourées par la direction. On ne les a jamais revues. La patronne ramait et était plus que jamais exécrée par l'équipe. L'ambiance était épouvantable. C'était la bérézina. Et, pour ne rien arranger, les Sexy Frogs se sont séparés.

En 1994, je suis devenu le rédacteur en chef d'un hors-série *Best of Reggae* et je suis reparti en Jamaïque interviewer Sly & Robbie et d'autres. J'y ai approfondi ma connaissance de la cuisine rasta Ital en déjeunant tous les jours dans la rue, à l'échoppe rasta de Cutty, sur la deuxième rue de Trench Town, le ghetto hyper pauvre d'où émergèrent Peter Tosh, Leroy Sibbles, Ken Boothe ou Bob Marley. Cutty vendait ses Ital *stews* VG pour trois fois rien, du fond de sa cabane pourrave en tôle de zinc, et tous les fauchés du quartier venaient y chercher leur pitance. Les enfants venaient taper l'incruste. La plupart n'avaient pas de chaussures. Le sens du partage communautaire dans les ghettos était estimable et estimé de tous. Les Jamaïcains des quartiers « défavorisés » (là-bas, il n'y a que des quartiers défavorisés, alors...) sont miséreux, d'accord, mais ils sont tous musclés et solides. La cuisine Ital de Cutty était végétarienne tendance végane, et tout le monde se portait plutôt bien. Les obèses y sont rares. Dans un tel contexte, les sornettes habituelles à la française « ah, mais pour les protéines, il faut compenser, sinon attention aux carences » devenaient grotesques. Il arrivait à Cutty de faire frire quelques poissons quand il en trouvait, mais c'était pas trop l'idée. Les gens chopaient une mangue par-ci, une banane par-là en plus, et roulez jeunesse. Partout où j'allais, je tombais sur des rastas balèzes, grands et musclés, qui avaient grandi en mode Ital. La vraie plaie, c'était le sucre dans les boissons. En ville, la plupart des rastas des ghettos mangeaient ce qu'ils trouvaient, et ne se souciaient pas trop de préceptes bibliques, mais dans les classes moyennes et les campagnes, les rastas plus cultivés ou plus proches de la terre ne touchaient pas aux poissons ni à la soupe de tête de chèvre (qui donna son nom à un célèbre album des Rolling Stones, enregistré à Kingston[59]). Tout cela m'a été mille fois confirmé lors d'un nouveau voyage en Jamaïque, l'année suivante. J'ai aussi contribué à un grand article de Frédéric Joignot paru dans *Actuel* sur l'impact écologique désastreux de la consommation de bœufs par l'homme. *Best*, *Actuel* et *Hara-Kiri* ont cessé de paraître en 1994.

Heureusement, Chris Blackwell, le producteur de Bob Marley, m'avait proposé de sortir deux titres inédits rares de Marley dans un canard de mon choix. C'était l'époque où Internet n'était pas encore répandu et où les magazines offraient des CD de qualité à leurs lecteurs. J'ai proposé au boss d'*Actuel*-Nova, Jean-François Bizot, de sortir un magazine spécial Bob Marley avec un CD *Punky Reggae Party*, plus un dub inédit *(Is This Dub)* et il a accepté.

C'est comme ça qu'avec Patrick Zerbib et Léon Mercadet on a fondé ce qui est vite devenu *Nova Magazine*. Le numéro zéro a été ce *Radio Nova Collector* spécial Bob Marley au même format, papier, style et esprit. Et je suis reparti bourlinguer à Kingston, où, en passant, j'ai enregistré deux de mes chansons à Studio One. J'étais allé rendre visite au studio pour acheter des vinyles, et j'ai montré mon hors-série *Best of Reggae* à l'immense producteur de reggae Coxsone Dodd. Le légendaire vétéran a rigolé en voyant sa photo et m'a répondu, en compliment : « Alors, comme ça, tu es Doctor Reggae ! » Les musiciens du studio ont commencé à m'appeler Doc pour déconner et Coxsone m'a

---

59. Voir les photos de la pochette intérieure de l'album des Rolling Stones *Goat's Head Soup*, Rolling Stones Records, 1973.

auditionné. Il voulait sortir une de mes chansons sous le nom de Doc Reggae. On a enregistré sous sa direction, et le surnom ne m'a plus lâché. J'ai ensuite dirigé en Jamaïque le film documentaire de cinquante-deux minutes *L'Histoire du reggae,* que j'avais écrit et vendu à Canal+. À ma grande surprise, Brenda Jackson, qui était chargée de la musique chez Canal, m'a appelé un soir pour me dire que j'avais un million de francs pour faire mon premier film. Mon destin semblait maintenant lié pour toujours à la Jamaïque et à ses rastas végétos, magiciens de la musique.

La fréquentation des associations qui m'ont aidé à sortir de la toxicomanie et de différentes obsessions néfastes m'a profondément marqué. Pour avancer, je passais par une introspection qui m'ouvrait les yeux sur mes différents comportements autodestructeurs, pas seulement les drogues, et surtout sur des méthodes de nature spirituelle, qui me permettaient d'échapper à ces compulsions, et de mieux m'épanouir, d'avancer, de progresser. J'avais, par exemple, compris que la production de musique, de compositions, d'enregistrements, de concerts était essentielle pour mon équilibre, puisque c'était ma nature profonde. J'étais totalement imprégné par la musique, que j'écoutais sans arrêt, que je composais, chantais, jouais, enregistrais, interprétais sur scène avec plusieurs groupes. Idem pour le dessin et la bande dessinée. Dans mon esprit, le journalisme, et la rédaction — je vivais de ma plume depuis plus de quinze ans —, n'était décidément qu'un boulot alimentaire qui me permettait de me consacrer à ce que j'aimais vraiment faire, et je devais l'assumer. J'avais d'ailleurs toujours détesté écrire. Ça prend trop de temps, de concentration, de solitude — et c'est trop mal payé. Après *Best,* j'ai donc rejoint *Rock & Folk,* la mort dans l'âme. Je pondais pour eux quelques piges sur le reggae et le rock, mais tout ce cirque superficiel ne m'intéressait plus.

À la suite d'un litige avec Jean-François Bizot (il avait signé le film que j'avais écrit et vendu à Canal+, je me suis fait enfler de dix briques, dont j'avais bien plus besoin que lui) et l'un de ses valets, je me suis fait virer de *Nova Mag* après le numéro un, et, dans la foulée, de Radio Nova et Nova Prod, qui assuraient ma subsistance depuis quelques années. Puis c'est *Environnement Magazine* qui a décidé de se passer de mes services. J'ai publié quelques dessins de presse dans *Panda Magazine,* et je continuais au magazine du Club Dial mais ma situation financière était super tendue. Je venais pile de prendre un appart avec la jeune Tatiana, qui avait bien plus de problèmes que moi et pas le moindre boulot. Par-dessus le marché, aucun de mes parents, tous deux producteurs de films pour la télévision, n'est venu à la première de mon film, dans la salle de ciné de Canal+. Mon père, dont la vie était consacrée à la télévision et au cinéma, enregistrait tous les bons films diffusés à la télé. Il était à la tête d'une collection de VHS incroyable. À tel point qu'il avait conçu, créé et programmé un logiciel pour les classer. Mais il n'a jamais enregistré ni regardé mon film, pourtant diffusé cinq fois sur Canal. J'ai commencé à me poser des questions sur mes parents et leur attitude à mon égard. Mes sœurs se débattaient dans des problèmes personnels à l'époque, mes parents passaient beaucoup de temps à réparer leurs conneries — elles ont toutes deux fait un gamin pendant cette période, ce qui les a mises au premier plan de l'attention des parents —, mais ça n'expliquait pas cette indifférence blessante à mon égard. Mon père et sa nouvelle épouse picolaient pas mal, et j'ai commencé à sérieusement me détacher d'eux, de ma mère et de mes deux sœurs, dont les embrouilles occupaient complètement le terrain. Et, pour que le tableau soit complet, les années sida avaient succédé aux années héroïne, et l'hécatombe avait commencé. On ne parlait plus que des problèmes de santé de nos potes, maladies opportunistes, candidoses, zonas, AZT et compagnie. Mon oncle Jean-Max avait lui aussi chopé le sida, mais pour d'autres raisons. Le désastre était complet. J'en avais plus que marre des zombies, des anciens toxicomanes qui, en apprenant à mûrir, m'aidaient à avancer, à progresser. Car bien qu'en constante évolution, ils étaient tous carrément dysfonctionnels. C'était étouffant, et je cherchais une fois de plus à renouveler mes fréquentations. Quelles nouvelles rencontres allais-je faire ? Quels nouveaux voyages allais-je vivre ? Quels pays allais-je découvrir ? Quelles musiques allais-je jouer ? Quelles chansons allais-je écrire ? Quelles histoires allais-je dessiner ? Quels paysages allais-je croquer ?

TROISIÈME PARTIE

CATHARSIS

C'est dans l'Art que l'homme se dépasse
définitivement lui-même[60].

Simone de Beauvoir

60. Simone de Beauvoir, *Faut-il brûler Sade ?*, Gallimard, 1972.

CHAPITRE 11

Repas compris

L'art est notre seul salut de l'horreur de l'existence.

Auteur inconnu

Je dessinais de plus en plus de paysages d'après nature. Des monuments, des bouts de vacances, des coins de nature, des dessins qui montraient la beauté du monde. Ça demandait pas mal de discipline et de temps, mais en revenant à ces dessins un peu académiques (enfin, académiques... je faisais tout au pif) qui immortalisent des endroits que j'aime, dans mon esprit, ça correspondait à une sorte d'écologie appliquée à l'art. J'y exprimais simplement mes qualités pures de dessinateur, équipé de matos rudimentaire : un crayon noir, une gomme et un feutre à bille Ball Pentel R56 ou un stylo à plume quelconque, voire d'un pinceau de (argh !) martre (mon vieux pinceau du temps des Arts appliqués, qui n'a pas bougé en trente-cinq ans) et d'un peu d'encre de Chine. Par cette simplicité d'approche, cet objectif d'un art figuratif dénué de toutes les constructions intellectuelles qui affectaient le monde de l'art — parfois superficiellement —, art conceptuel, art décadent comme art religieux, art pop, art moderne, art modeste, graph hip-hop, street art, art conceptuel, et tout le tralala qu'on enseignait aux Beaux-Arts en méprisant le dessin, j'avais le sentiment, et l'ambition, de refléter l'esprit de mon époque, ou peut-être celui de l'époque à venir, avec un peu d'avance. On arrivait dans un temps où la valeur était l'authenticité, à l'inverse du superficiel et de la production de masse. La demande de vérité augmentait avec l'inondation générale de produits manufacturés asiatiques merdiques, de plastoc, de désinformation, d'art publicitaire manipulateur, mercantile, de malbouffe, d'émissions de télé débiles, d'images photoshoppées sans âme et sans intérêt, de flyers atrocement tape-à-l'œil, aux couleurs saturées, un monde de l'art où le passage obligé était les installations prétentieuses, hideuses et sans émotion, des musées subventionnés, toute cette devo-lution massive dont la description à elle seule mériterait au moins un bouquin intitulé *Tout est con* (j'ai déjà commencé à l'écrire avec Michel Tourte). On était gavés de représentations du monde à des fins de réclame, à des fins de marketing, à des fins de com, à des fins inavouables. Par contraste, j'aimais simplement réaliser un joli dessin avec mon bout de papier et mon stylo à deux balles, qui montre un truc beau, réel, avant qu'on ne construise un centre commercial ou un centre des impôts à la place.

Ces dessins contribuaient aussi à rendre une petite place aux animaux qui pullulent dans les villes comme dans les campagnes, mais sont toujours bien moins représentés que les bipèdes consommateurs triomphants. J'étais un peu dans le trip réaliste, voire naturaliste ou peut-être néoclassique, à la Ingres disons, si je me la pète, mais avec les grosses nanas en moins et une touche écolo-végane postmoderne très début XXIe siècle en plus, si tu vois ce que je veux dire. Cependant, contrairement à Ingres qui estimait devoir représenter uniquement ce que Dieu avait créé, j'aimais aussi créer des images de fiction, nées de mon imagination, comme mes BD. Soucieux du trait avant tout (« Le dessin est l'honnêteté ! Le dessin est l'honneur ! »), le néoclassique Ingres s'opposait furieusement au romantique et plus ardent Delacroix, qui voulait embellir, ajouter, colorer. Dans mon esprit, j'étais à la fois Ingres et Delacroix, tantôt l'un, tantôt l'autre. J'étais à la fois Beatles et Stones. J'étais un moqueur, à la fois mod et rocker. J'étais à la fois jazz trad et jazz moderne. J'étais en même temps hippie et punk, deux formes d'expression, deux courants musicaux rebelles issus d'une même génération, à sept ou huit ans près.

C'est un peu ce que j'aimais dans le blues, le reggae et le rock, ce côté émotion en direct, ce rythme du cœur transposé en musique, ce rythme naturel et fluctuant d'avant les boîtes à rythmes, d'avant le sampler et le copier-coller. Je préférais cette maîtrise simple d'outils simples à effet simple. J'y trouvais un sentiment de pureté.

J'allais au cœur du sujet avec ces dessins et ça me plaisait, je trouvais ça élégant. Et surtout, mes dessins d'après nature sont une forme de méditation radicale. Ils nécessitent une grande concentration, de la patience, une volonté de transcrire la réalité avec un simple trait noir, et de la faire briller. Pour ça, j'ai besoin d'être en contact visuel intense avec mon environnement, de me fondre physiquement et spirituellement avec lui. Ce qui provoque à la fois un sentiment d'humilité absolue et de bien-être, émanation d'une bonne estime de moi-même.

En fin de compte, la satisfaction intérieure est ma principale motivation, puisqu'une fois qu'ils sont terminés j'ai toujours plaisir à contempler ces dessins léchés, qui redorent la précieuse mais très fluctuante estime que j'ai de moi-même[61]. Ils reflètent la paix intérieure que je recherche, un perfectionnement sans cesse renouvelé, et une conscience croissante, auxquels j'aspire. Le but est d'élever mon âme, quoi, d'accéder à un truc profond, qui me rapproche de qui je suis vraiment, et d'y trouver un équilibre avec la vie que je mène. Le fabuleux Oscar Wilde disait que seuls les gens superficiels se connaissent vraiment. Ça ne m'exempte pas pour autant de chercher un peu. Le but, c'est le voyage, pas la destination.

Pour moi, ces pratiques artistiques étaient indissociables de mon approche de l'alimentation. Elles faisaient partie d'une quête esthétique où ma vie même tentait d'être une sorte d'auto-œuvre d'art — repas compris. Comme disait avec modestie Oscar Wilde, je mets tout mon génie dans ma vie ;

61. Un certain nombre de mes dessins sont en ligne dans les albums photo de la page Facebook «Bruno Blum artiste».

dans mes œuvres, je ne mets que du talent. *Get some soul* — cherche ton âme.

> *La plus haute critique est, en fait, le journal de notre âme. Celui-ci fascine davantage que l'Histoire car on n'y trouve que soi-même. Il a bien plus de charmes que la Philosophie car son sujet est concret et non abstrait, réel et non vague. C'est l'unique forme civilisée d'autobiographie car il ne rend pas compte des événements mais des pensées de notre vie, ne rend pas compte des accidents matériels de notre vie concernant les actions ou les circonstances mais des états d'âme et des passions imaginatives de l'esprit*[62].
>
> Oscar Wilde

Comme la rédaction, la maîtrise de ma voix ou de ma guitare, le dessin fait partie d'une même philosophie où beaucoup d'exigence et un peu de discipline sont utiles. Et je suis encore loin du compte, bien sûr.

Je n'ai cessé d'approfondir ce style tout au long de ma vie. Aujourd'hui, je vois que l'on peut envisager ce genre comme étant écolo, puisqu'il pousse à approfondir le lien avec son environnement. Qu'il représente un coin de Paris, de Yaoundé ou le Mont-Blanc, il vise en fin de compte à décorer un habitat où l'on préférera un crobard discret, noir et blanc, sobre et fin, à une vulgaire affiche fluo[63].

J'avais fait un choix analogue avec la musique : quand je ne jouais pas les morceaux des autres, je composais et enregistrais des chansons en apparence simples mais dont, l'air de rien, les paroles et les musiques étaient chiadées, avec des doubles sens, des rythmiques senties et des solistes libres. Mon slogan était « Musique de culture biologique, garantie jouée sans machines par des musiciens vivants élevés en plein air ».

---

62. Oscar Wilde, *Aphorismes*, Éditions des Mille et Une Nuits, 1904.

63. Voir Bruno Blum, *Carnets de voyage*, Éditions Magellan et Cie, 2017.

CHAPITRE 12

Déni d'oppression

La noblesse du métier d'écrivain est dans la résistance à l'oppression, donc au consentement à la solitude[64].

Albert Camus

Une parenthèse pour signaler qu'après une collection de difficultés ma vie affective a pris sa vitesse de croisière au milieu des années 1990, devenant progressivement acceptable et même satisfaisante.

Mes années d'introspection m'avaient, entre autres, appris les mécanismes de mes comportements compulsifs, c'est-à-dire toujours plus de consommation : abus de produits toxiques, suivis dans l'abstinence par un phénomène de substitution, remplaçant la goinfrerie de came et son obsession par tout ce que vous voudrez du moment que c'est toujours plus : télévision, sexe, travail, aliments, boulimie-anorexie, sucre, pistaches, cacahouètes, chocolat et, en ce qui concerne les viandards, chair animale plein pot. Mais allez expliquer à un mangeur d'animaux que la barbaque est toxique, qu'elle participe énormément au diabète, à un tas de cancers, à l'obésité, à des accidents cardio-vasculaires, qu'elle est sans conteste la principale cause de décès en France, loin devant l'héroïne, la coke, l'alcool et le tabac

64. Albert Camus, *Le Premier Homme*, Gallimard, 1994.

réunis... Je passais pour un fou alors que c'est marqué noir sur blanc sur la page d'accueil des sites de prévention du cancer (en mode *soft*, genre « réduisez votre consommation de viande rouge »). Tout cela, donc, dans un joyeux foutoir de rationalisations, de justifications, de mensonges aux autres comme à moi-même, bref, de déni. Le déni, ou dénégation, m'intéressait particulièrement. J'avais décidé de cesser de consommer des drogues en comprenant que je me mentais. Comment pouvais-je me mentir à moi-même, m'infliger des comportements autodestructeurs, me la raconter, nier les conséquences sur moi-même et les autres, faire du mal tout en étant contre tout ça ? Comment pouvais-je croire à ma propre publicité ?

Je me suis tapé une recherche en matière de déni. Déni caractéristique des toxicomanes, bien sûr; ou encore le déni et la honte des boulimiques; sans oublier le déni du Dr Mengele, un type charmant au demeurant, mais capable des pires tortures; le déni des criminels, des fous, des psychopathes, comment ça marche ? Déni des chevillards dans les abattoirs, déni des transporteurs d'animaux vivants en poids lourds (où les captifs endurent des voyages interminables sans nourriture, sans eau, sans chauffage...) : toujours du déni.

Différent du refoulement, le déni est une stratégie
de défense qui mène à éviter, sinon à nier, une réalité
(ex : une adolescente refusant d'admettre la réalité
de sa grossesse, et dissimulant celle-ci à elle-même
et à son entourage jusqu'à l'accouchement).
Dans le cas d'une psychose, il y a véritablement négation
de cette réalité extérieure à laquelle se substitue une idée
subjective fantasmée. Le schizophrène, par exemple,
s'invente un monde déréel.

Psychologies.com

On a réduit en esclavage le reste de la création animale
et on a tant maltraité nos lointains cousins à poils et à plumes
que s'ils devaient formuler une religion,

ils représenteraient sans aucun doute le diable
sous les traits d'un humain[65].
William Ralph Inge

Selon feu mon amie Martine Knecht, une grande thérapeute addictologue, contrairement à ce que prétend une tendance dans la médecine psychiatrique, le déni n'est pas du tout réservé aux fous et autres déséquilibrés, et il a une fonction protectrice. Pour elle, un toxicomane et/ou une personne coupable d'actes de violence souffrirait beaucoup s'il avait pleine conscience de ses actes. Le déni serait ainsi une façon irrationnelle de nier une réalité douloureuse (rationalisation, justifications, etc., du toxicomane) qui permet au patient de faire, en gros, comme si de rien n'était. Cette fonction serait ainsi un automatisme d'autodéfense de la psyché, un principe de déculpabilisation permettant au sujet de continuer à fonctionner sans être écrasé par le poids de ses actes. Connaissant, par exemple, mes propres mécanismes de déni (« ah, le shit, c'est pas comme l'héroïne, en consommer non-stop jour et nuit, c'est pas un problème, c'est juste que je sais apprécier les bonnes choses », etc.), c'est intuitivement que j'avais intitulé ma BD dans *Hara-Kiri J'veux pas le savoir*. La compréhension de mes schémas de déni a beaucoup contribué à mon développement personnel, à ma maturité croissante et aux progrès de ma conscience, qui sont, en fin de compte, la véritable substance, le fil conducteur de ce bouquin. Le déni est l'ennemi de la conscience. Il est l'ami de l'inconscience, et le carnage comme régime alimentaire n'avait été acceptable à mes yeux qu'en parvenant à ne pas en regarder les conséquences.

Hannah Arendt a réfléchi à la racine du « mal radical »
qui est apparu pendant la guerre.
Selon elle, il ne s'agissait plus d'une « faiblesse » humaine.
Chez Eichmann, comme chez un toxicomane,
il y avait un refus d'utiliser sa conscience pour dire « je »,

65. William Ralph Inge, *L'Idée du progrès*, 1920.

d'où une incapacité de penser. Le mal est lamentablement humain, nous dit-elle, parce qu'il correspond simplement au désir d'abdiquer sa propre pensée au profit d'une pensée commune, d'une idée. C'est, ultimement, un refus de la responsabilité, une dépersonnalisation où la loi vient remplacer la conscience. Alors, chacun dit « on » et ne s'implique pas. Il faut méditer « la leçon que nous a apprise cette longue étude sur la méchanceté humaine — la leçon de la terrible, de l'indicible, de l'impensable banalité du mal ». L'enfer n'est rien d'autre que les « on » incapables de poser un jugement personnel. Par cette analyse très profonde, Hannah Arendt empêche d'utiliser Eichmann comme bouc émissaire de la guerre et invite chaque homme à se remettre devant sa propre conscience, devant cette voix intérieure qui suscite notre liberté en nous proposant toujours un bien plus grand[66].

Suzanne Anel, chronique du film
Hannah Arendt, La banalité du mal

Pendant qu'on y est, j'avais aussi observé mes comportements obsessionnels dans la tabagie, le sexe, le contrôle de tout, jusqu'au travail, tout ce que je trouvais qui me remplissait provisoirement et m'enfermait dans mon isolement égotique, dans ma fuite de la réalité. Pourtant, comme disait Bob Marley, tu peux courir, mais tu n'échapperas pas à toi-même. Sans parler, surtout, d'énormes besoins affectifs, un trou sans fond, un entonnoir — tous des symptômes de l'addiction. Sacré dossier. Au fil des années, cette introspection récurrente m'a amené à avoir conscience de quantité de choses dont la plupart des gens se foutaient complètement. Je me démarquais toujours plus de l'immense majorité, je voulais vivre le truc, en tirer les bénéfices que je voyais chez d'autres, et les personnes qui étaient sur ma longueur d'ondes en étaient d'autant plus précieuses.

66. terredecompassion.com/2013/02/23/hannah-arendt-la-banalite-du-mal 23 février 2013.

Un autre aspect — cette fois très positif — de la question est la puissance qu'un groupe d'individus uni et solidaire était capable de fournir. Comportements grégaires du bipède. Faire partie d'un groupe, s'identifier à ses membres, adopter ses codes et suivre ses méthodes, son mode de vie, est une grande force.

De la même façon qu'un groupe pouvait devenir un moyen de commettre des actes sans en assumer la responsabilité (par exemple, Eichmann), la force du groupe était capable de briser le déni et de faire face, de trouver le courage de passer à l'acte. J'avais fait ça ado avec le monde de la BD, partageant une passion commune avec ces gens que j'avais rencontrés et qui me fascinaient, Goscinny, Gotlib, Mandryka, Franquin, Mœbius ou l'écrivain Numa Sadoul, avant de devenir moi-même dessinateur. Je m'étais enfin senti faire partie d'un truc que j'avais choisi, et c'était essentiel pour mon équilibre. J'avais ensuite reproduit ce mode d'exploration du monde et de développement personnel avec une immersion et une intégration complète dans le monde du rock, puis a fortiori celui des musiciens tout court, ensuite celui du reggae, tout en portant ma casquette de journaliste rock, un club assez fermé qui m'a apporté de nombreuses fréquentations et opportunités. J'ai ensuite traversé une intense phase dans le monde des anciens toxicomanes en cours de rétablissement, et je me suis rapproché d'anciens fumeurs à une époque où personne n'imaginait que fumer dans les bistrots serait un jour interdit. En revanche, je n'avais pas trouvé, en 1995, de réseau végétarien au sein duquel j'aurais pu participer à l'évolution de ma propre conscience dans ce domaine — et contribuer à ouvrir celle de tous ceux qui souhaitaient progresser en ce sens. Je suis resté dans l'isolement, avec ma nana et ses gratins dauphinois, mes ratatouilles au curry et ma conscience cosmique du calvaire de milliards de veaux, vaches, cochons, chiens et thons traités comme des objets.

Musicien non-fumeur, j'étais en permanence confronté à des opinions de gens que ça dérangeait que je ne fume plus d'herbe (j'étais à peu près le seul non-fumeur de tout le milieu reggae à Paris !), alors que, comme moi par le passé, tant de musiciens avaient fait du chanvre un étendard de ralliement. Pour d'autres, on ne pouvait pas jouer de rock sans se goinfrer de hamburgers-frites et de café crème-clope, sans parler des autres drogues. La majorité des rockers méprisaient le reggae et les amateurs de reggae ne voulaient pas entendre parler de rock. Ces clivages entre les styles, les formes d'art différentes, m'exaspéraient. D'autant plus que mon truc, c'était la chanson. Sur scène, mes compositions francophones alternaient et mélangeaient rap, blues, reggae, valse, jazz, rock and roll et tradition chanson. Je me foutais des barrières imaginaires entre les styles mais, visiblement, ça défrisait ces cons de *rock critics* et une partie du public, habitué à un marketing plus ciblé. Il fallait se définir en clans, voire en ethnies ou en nations grégaires, où les autres nations étaient comparées, ignorées, déconsidérées et parfois combattues. La base du nationalisme. À commencer par les nations animales — invariablement considérées comme inférieures. Du moins en Europe, où les animaux ne sont pas calculés comme des Terriens ayant comme tout le monde droit à la vie et à la liberté. Être humain, ça se limite à être humain avec les humains.

Pourtant, l'anthropologue Claude Lévi-Strauss lui-même estimait que « l'homme a resserré trop près de lui-même les frontières de son humanité ». L'humanité est synonyme de spiritualité, un champ qui pour moi est synonyme d'écologie, c'est-à-dire de symbiose avec l'être vivant qu'est la Terre.

Je fais partie de la Terre, de l'immensité de l'univers, et en avoir pleinement conscience est la vraie dimension de la vie. Il ne s'agit pas juste d'avoir lu ça dans un bouquin de donneur de leçons comme celui-ci, les gars, mais de le vivre, de le ressentir. La vision étroite de la vie telle qu'elle nous cerne, c'est nul. Ici, les animaux sont traités comme des produits ou — comme les esclaves — ils sont traités comme des outils de production. Seulement voilà : les hommes ne sont pas des esclaves. Les femmes ne sont pas des putes. Les arbres ne sont pas du bois. Les animaux ne sont pas de la viande.

Les animaux de compagnie sont souvent devenus des sortes d'outils affectifs, des prothèses vivantes, un peu comme des poupées gonflables pour le cœur, qui remplaceraient l'affection d'un enfant, d'un mari, qui donnent l'amour inconditionnel dont on a tous besoin. En résumé, les animaux de compagnie nous donnent l'humanité dont pas mal d'humains sont incapables. Comme quoi beaucoup d'animaux sont plus « humains » que certains hommes. Vous le comprendriez tout de suite si vous connaissiez ma mère, qui vit une relation vertigineusement intense et symbiotique avec son vieux chien. Comme avec le précédent. Et tous ceux avant lui.

Même musique même reggae pour mon chien
Que tout le monde trouvait si vilain
Pauvre toutou c'est moi qui bois
Et c'est lui qui est mort d'une cirrhose
Peut-être était-ce par osmose
Tellement qu'il buvait mes paroles

Serge Gainsbourg, *Des laids des laids*[67]

J'ai souvent pensé que le très intelligent cochon, par exemple (trois fois plus intelligent qu'un chien, paraît-il, et, évidemment, aussi sensible), en sait beaucoup plus sur la spiritualité que bon nombre de bipèdes à roulettes. Une esclave truie inséminée, immobilisée dans son armure de barres de métal pour allaiter en permanence, allongée de force dans sa pisse, dans sa merde, bafouée, torturée par les commanditaires mangeurs de jambon qui ne finissent même pas leur assiette, a plus de spiritualité, de conscience du moment présent, de sens de l'espoir, d'empathie et de compassion pour ses compagnons d'infortune qu'un mangeur d'animaux ordinaire. Oui. Voilà de quoi je suis venu vous parler.

Un autre exemple de compartimentation : journaliste ou artiste, il fallait choisir son camp, sa corporation. Sa profession. Son groupe humain. Faire les deux, ça n'ouvre pas des portes, ça les ferme. Contrairement aux Américains, les Français détestent les casquettes multiples et, à vrai dire, je suis un vrai marchand de casquettes. Dessinateur ou musicien, c'était idem : pas trop

67. Parue en 1979 sur l'album *Aux armes et cætera*, la chanson de Serge Gainsbourg *Des laids des laids* fait partie de la période reggae de l'artiste qui m'a d'autant plus marqué que je l'ai entièrement revisitée de 2001 à 2015 puisque, avec le soutien de sa famille, j'en ai réalisé de nouveaux mixages, des versions dub, des versions interprétées par des artistes jamaïcains, etc.

compatible, pas assez ciblé. Pire encore, j'étais fondamentalement perçu par une partie du public comme une espèce de journaliste, une impression très réductrice car j'étais parolier, guitariste, chanteur, dessinateur, scénariste, écrivain — c'était devenu comme une double ou triple vie. *Double trouble*, comme disait Stevie Ray Vaughan à qui l'on reprochait de jouer de tous les instruments, car il prenait le boulot de tout le monde. Comme dans *Room Full of Mirrors* de Jimi Hendrix, j'ai enfin pété le miroir et vu le monde tel qu'il était à travers tous les éclats.

En 1995, il ne me restait plus qu'à devenir moi-même pour de bon. Cela ne laissait qu'une ouverture possible : un nouveau départ.

Stéphane Dieutre, un ami publicitaire que j'avais aidé à arrêter de fumer, m'a branché avec Guillaume Botté, qui tenait un petit restau végétarien nommé Entre ciel et terre, situé près de la banque de France, à deux pas d'*Environnement Magazine*. Signe des temps, c'était le premier restau VG français mentionné dans le Guide Michelin, Saint-Graal de la gastronomie française. J'ai réalisé la carte du restaurant avec de tendres dessins colorés aux pastels évoquant le ciel et la Terre, pleins de fées et de sorcières : entrée des étoiles, desserts galactiques, etc. Guillaume avait le chic pour projeter des images positives et enchanter ses convives tant avec ses mets que sa gentillesse, et son idée de ciel et de terre évoquait la nature, les fées, les lutins, le ciel, le cosmos, etc.

Guillaume me payait en repas, et je m'éclatais avec sa cuisine cosmique. Bientôt, je donnais là tous mes rendez-vous. Je traînais les mangeurs d'animaux incrédules et ironiques dans ce temple du bon goût exempt de cruauté, enfin presque, puisque, apparemment, une loi en faveur des éleveurs exigeait que les restaurateurs proposent au moins un plat contenant des protéines animales (ici, du fromage blanc). C'est à cette époque que j'ai vraiment compris à quel point la politique française était au service de l'industrie agroalimentaire, grande source de revenus du pays. Dans ce restaurant, je découvrais le monde des végétariens parisiens, c'était un soulagement, car ma conscience un peu trop avancée au goût de certains m'isolait vraiment, mais chez Entre ciel et terre, je rencontrais enfin ce que j'appelais des gens normaux, dont l'éthique n'était pas au ras du macadam, comme c'était habituellement le cas chez le Parigot tête de veau basique. La démonstration était faite : on pouvait s'en mettre plein la lampe avec des plats VG succulents. C'était la démonstration que la cuisine française sophistiquée pouvait se passer d'oiseaux morts et autres barbaries de croisière. Guillaume me racontait qu'il ne passait pas une semaine sans qu'un viandard bravache demande en rigolant un steak saignant à la serveuse. On continuait à me parler du cri de la carotte qu'on égorge, des pauvres animaux qui allaient disparaître si les élevages fermaient, et toutes les lourderies habituelles. Aucun de ces arguments de mauvaise foi ne tenait la route une seconde. Je ne comprenais qu'un argument : quand on a été élevé, comme moi, à la côtelette de veau, au saucisson à l'ail et au blanc de poulet, on panique un peu à l'idée d'être privé de sa pitance habituelle. Se remettre en cause n'est jamais fastoche. Je comprenais très bien que certains aient du mal à lâcher le jambon de Parme ou le vol-au-vent, j'étais passé par là. Mais avec un restau pareil, abordable, plein à craquer, les possibilités infinies de la cuisine VG la plus variée et la plus succulente triomphaient sans appel. À chacun son chemin, ça prend parfois du temps, mais Entre ciel et terre était un havre pour les gens de goût ouverts d'esprit[68].

---

68. Débordé de travail, croulant sous la paperasse et les charges, Guillaume Botté a été repéré par des Américains et est devenu chef en Californie. Il n'est revenu en France que vers 2012.

CHAPITRE 13

Ciel, mon mardi

Je l'avais bien senti, bien des fois, l'amour en réserve.
Y'en a énormément. On peut pas dire le contraire.
Seulement c'est malheureux qu'ils demeurent si vaches
avec tant d'amour en réserve, les gens.
Ça ne sort pas, voilà tout.
C'est pris en dedans, ça reste en dedans,
ça leur sert à rien. Ils en crèvent en dedans, d'amour[69].

Louis-Ferdinand Céline

C'est à ce moment-là qu'un assistant de Christophe Dechavanne m'a appelé pour me proposer de participer à un débat sur le végétarisme pendant deux heures, en direct, dans la très populaire émission de télé *Ciel, mon mardi*, sur TF1. J'en étais l'invité principal, tout beau, jeune, mince, cheveux longs, chemise orange vif et bagout d'ex-animateur radio. Dechavanne cherchait visiblement à forcer le trait par son casting, et j'étais un concentré de choix : marginal et original, j'étais « le dessinateur d'*Actuel* », le dessinateur de *Hara-Kiri*, le baltringue rock and roll de service. J'étais soutenu par une équipe de végétariens attrayants venus témoigner avec moi (une charmante

69. Louis-Ferdinand Céline, *Voyage au bout de la nuit*, Denoël et Steele, 1932.

comédienne, des mannequins sexy, des artistes brillants, un vétérinaire protestant contre le sort réservé aux animaux, des sportifs véganes, le grand chef VG Jean Montagard, etc.). Par contraste, venus vanter les mérites de la souffrance et du cadavre en tranches, on avait face à nous le délégué national du syndicat des bouchers en costard-cravate gris, également président d'un club de foot ; l'excellent patron du Centre d'information sur la viande (comprenez : le lobby surpuissant des éleveurs subventionnés à mort par nos impôts), un mètre quatre-vingt-dix, deux cents kilos, accent prononcé du Sud-Ouest, 70 ans, la super haine contre les écolos-gauchos-parigots-tête-de-chien-chevelus-drogués qui veulent lui casser son bizeunesseu ; et la cuisinière vedette de la télé, Maïté, double menton, deux cents kilos, dont cent cinquante rien que dans les cuisses[70]. L'émission était, à ma connaissance, la première du genre sur ce thème en France, et les débats passionnés de Dechavanne attiraient des millions de téléspectateurs. Celle-ci n'a pas fait exception. Les votes par appel téléphonique départageaient les concurrents à la fin de l'émission, et il fallait absolument que je ne dise pas trop de conneries. Après le briefing organisé par le coanimateur Renaud, juste avant de monter sur le plateau, une fille de la protection animale (a-t-elle dit) a beaucoup insisté auprès de moi pour que je ne parle pas de la souffrance des animaux. Elle m'a expliqué que ça ne passait pas du tout dans le public, que ça culpabilisait les gens, que ça risquait de les braquer, et qu'il était plus convaincant de parler écologie et santé. J'avais envie de lui répondre que s'ils culpabilisaient, c'est parce qu'ils étaient coupables. Selon Gandhi, qui était végétalien, le fond du débat ne doit être ni la santé ni l'écologie, mais la morale. Pour ma part, je préfère souvent parler en termes de droit et d'éthique que de morale. Droit à la vie, droit à la liberté. Et pour être plus précis, la morale intervient dans ma vie parce que participer à ouvrir les consciences sur ces questions est devenu pour moi

70. Spéciale dédicace à Juls Ozor, membre de la police politique stalino-végane qui sème la terreur sur Facebook et m'a un jour traité de « grossophobe » après avoir vu un de mes dessins.

une question de morale (le Schtroumpf à lunettes, le Schtroumpf moralisateur, c'est bibi).

Mais après l'intervention de cette femme, dans le doute, j'ai choisi sous influence, sans doute à tort, de ne pas insister sur l'aspect boucherie = torture, pourtant fondamental, et de parler plutôt écologie. En toute honnêteté, c'est d'ailleurs ce qui m'avait initialement convaincu de rejoindre les humains, tu t'en souviens. « On ne devient humain qu'en se surpassant », comme disait Aristote. Or, je préfère partager ma propre expérience, ça sonne plus vrai. Parler écologie, c'était dans mes cordes.

Et, malheur, je me suis emmêlé les crayons dès le début de l'émission. Ma rhétorique n'était pas au point, et dans un pays à quatre-vingt-dix-neuf pour cent omnivore, assoiffé de sang présenté en rôti du Père Dodu hilare en mode MDR, je partais avec un super handicap. Je ne sais pas si ma tchatche a beaucoup évolué depuis, mais le grand paléoanthropologue Yves Coppens a commencé par m'enfoncer en direct, en affirmant du haut de son piédestal de professeur émérite au Collège de France qu'on avait toujours trouvé des ossements d'animaux autour des habitations humaines préhistoriques. Ça ne veut pas dire qu'ils ne mangeaient que ça. Je pense personnellement que les animaux ont toujours été une nourriture d'appoint, pas une nourriture centrale, avant de devenir des symboles de richesse, d'adresse (chasse) et des « objets » rituels (la dinde de Noël est fondamentalement un sacrifice rituel). Un peu comme dans les sociétés néolithiques de l'actuelle Papouasie, où les femmes assurent les mômes et l'agriculture pendant que les mecs vont faire les cons dans la jungle, en jouant avec leurs arcs. Ils rapportent de temps en temps un bestiau crevé (tiens, chérie, un tapir et des gros vers pour dîner) au lieu de bosser dur au potager comme les nanas. Je vous cause d'une organisation sociétale basée sur la force, celle du mâle dominant, modèle séculaire de la société machiste. L'âge glaciaire a vraisemblablement contraint les bipèdes à manger des mammouths et, donc, à élever les chasseurs au rang de demi-dieux capables de trouver de quoi vivre en plein hiver. En gros, cette consécration du tout-puissant chasseur, le macho absolu, est restée un modèle un peu partout depuis, tu ne trouves pas ? Les terrains de chasse sont restés l'apanage des seigneurs, des rois, des riches, des chasses à courre, des snobs, et sont aujourd'hui la revanche des ruraux, qui ont tous les droits dès lors qu'ils chassent, flingue à la main, faut voir les effarantes lois actuelles[71] ! Quoique, soit dit en passant, je préfère encore un chasseur à un mangeur ordinaire de jambon, qui est commanditaire des abjects élevages. Depuis les braconniers qui tuent sur les terres qui ne leur appartiennent pas jusqu'aux chasses à courre, pas besoin d'avoir fait Sciences-Po pour voir que la raison du plus fort est toujours la meilleure, dès qu'il s'agit de massacrer des animaux qui ne t'ont rien demandé. La chasse est, en France, toute-puissante. Je n'ai pas su répondre du tac au tac à Yves Coppens que les Neandertal assommaient aussi les gonzesses à coups de massue puis les traînaient dans leurs grottes pleines d'ossements en décomposition pour ensuite les tringler peinards au coin du feu sur une peau d'ours à la graisse d'oie, mais qu'on n'était pas obligés de faire pareil. Personnellement, je n'ai pas envie de vivre comme un homme des cavernes. Coppens a toutefois admis que l'homme n'avait pas du tout besoin de manger des animaux pour vivre, je lui ai demandé de le dire à la caméra et j'ai marqué dix points. Heureusement, c'est Dechavanne lui-même qui est venu à la rescousse en montrant des images d'abattoirs particulièrement atroces (une vache, la jambe cassée, forcée à descendre du camion à coups de bâtons électriques enfoncés dans le cul, puis une autre pendue vivante par une patte, sortie du camion par une grue), hurlant, se débattant, *business as usual*. Le reportage a glacé le sang de tout le monde. Puis on a eu droit aux joyeux éleveurs qui arrachent les testicules des porcelets vivants, d'un coup de scalpel sans anesthésie, avant de renvoyer ces bébés couiner dans leur merde à coups de pied dans le jambon. Les truies étaient placées dans de cauchemardesques cages d'acier à la taille de leurs corps, forcées à rester immobiles, contraintes à rester allongées sur le flanc et d'allaiter vingt-quatre heures sur vingt-quatre. Ainsi, c'est Dechavanne qui a lui-même mis en avant la souffrance et balancé le pathos en Technicolor,

71. Voir le très bon petit livre d'Armand Farrachi *Pour la séparation de la chasse et de l'État*, Droit des Animaux, 2008.

sans appel. On a aussitôt encaissé quatre-vingt-dix pour cent d'appels de soutien. Maïté s'est ensuite autodétruite en plein vol en commentant, ricanante : « Mais mong petiii, ça c'est la traditiong, on a toujours fait ça-eu, pas de sangg-siblerieu. » Maïté = un cargo coulé. Ouste, dans les choux.

Les animaux ne courent aucun risque
d'aller en enfer. Ils y sont déjà.

Victor Hugo

Ironiquement, c'est quand le feuilleton écolo est arrivé sur la table que j'ai glabulé. J'ai martelé que l'on rasait l'Amazonie afin de produire du soja pour les animaux d'élevage et je me suis mangé un joker dans les carreaux ! Renaud, coanimateur et arbitre, est intervenu de toute son autorité pour baver que c'était faux, qu'il avait vérifié lors de son enquête ! On ne rase pas l'Amazonie pour nourrir les animaux de boucherie, môssieur ! Je n'avais pas le droit d'insister. En français, ça s'appelle se faire traiter de menteur en direct devant cinq millions de bipèdes qui se foutent de ta gueule. Ça m'a montré à quel point la désinformation était omniprésente, et surtout à quel point l'ignorance était la norme, même chez un journaliste qui a un peu bossé son dossier. Parce que avec le gaspillage incommensurable de la flotte, la production de tourteaux de soja en Amérique du Sud est évidemment le désastre *number one* du dérèglement climatique, doublé d'un empoisonnement général par pesticides sur place et du massacre de la diversité des espèces. C'est le gaspillage absolu, c'est le parangon de l'addiction cataclysmique à la bidoche, le comble de la connerie humaine, le drame suprême de notre siècle, la honte insurpassable de l'humanité qui, en gaspillant ces terres, affame ses congénères afin de produire toujours plus pour l'élevage.

Un jour, j'ai compris qu'on ne pourrait bientôt plus gaspiller les terres arables, qui servent très largement à produire des céréales données à des animaux alors qu'on devrait les utiliser pour nourrir les enfants qui ont faim. Dans les fermes, les vaches ont rarement faim. On les gave pour qu'elles grossissent plus vite. Or les terres qui les nourrissent devraient produire des céréales pour en finir avec la faim dans le monde. Vingt mille enfants meurent de faim chaque jour, merde. Tout ça parce qu'on préfère donner ces céréales aux animaux afin de manger leur chair. Les pays pauvres préfèrent exporter leurs céréales pour gagner des devises au lieu de produire des aliments pour leur population. Excusez-moi de casser l'ambiance, mais, personnellement, tant de conneries, ça me révolte un peu, le soir, au coin du feu.

Et je ne t'ai pas encore entrepris sur le dossier OGM. On va y venir. Car tout ce maïs, ce soja américain et sud-américain — sans parler du coton produit en Inde, avec lequel tout le monde s'habille — est génétiquement modifié (ce n'était pas encore le cas en 1995). Même dans une émission de télé de ce niveau, l'équipe n'était pas au parfum d'un délire aussi essentiel que celui de la destruction de l'Amazonie pour cultiver la terre. Ça n'a d'ailleurs pas beaucoup évolué puisque les débats n'ont pas encore intégré cette notion : chacun sait que — même si la FAO elle-même dénonce cette folie de l'addiction à la chair animale — s'attaquer de front à l'industrie agroalimentaire ne passe pas encore.

On la comprend, d'ailleurs, l'industrie. Imaginons que, du jour au lendemain, afin de survivre, l'humanité devienne végane dans un sursaut de raison, intégrant enfin que l'alimentation omnivore est un désastre suicidaire, on réduirait soudain de dix fois la surface des cultures. J'imagine, ému, l'Île-de-France redevenant une immense et sublime forêt, comme celle de Rambouillet, aves ses cèpes et ses chênes comme au bon vieux temps, au lieu de ces infinies étendues sinistres d'agriculture intensive. Où l'appauvrissement des sols est, par-dessus le marché, devenu catastrophique. Demandez à n'importe quel ingénieur en agronomie qui a les yeux en face des trous, comme Claude Bourguignon, par exemple (ses vidéos sont éloquentes). Ah oui, parce que non seulement on gaspille les terres arables, non seulement on les fout en l'air avec les labours, les engrais azotés et le tassement qui les rend imperméables, mais en plus on y déverse des tonnes de pesticides qui empoisonnent tout le monde. Excusez-moi d'enfoncer des portes ouvertes, mais ça va quand même mieux en le disant. Et c'est pas dans *Le Figaro* ni dans *Le Monde diplomatique* qu'on remettra une seconde en question le modèle économique viandard. Dans le premier, on nous parle de la concurrence de l'étranger qui n'a pas de charges aussi élevées que nous (etc.), dans l'autre on nous parle de capitalisme destructeur (etc.) sans vraiment calculer ou envisager de remède aux bouleversements environnementaux, économiques et démographiques en cours, et aucun des deux ne prend en compte sérieusement le point de vue des principaux intéressés : les milliards d'animaux, considérés comme des produits. Et, en l'occurrence, personne ne prend non plus en compte le point de vue qui devrait être celui des bipèdes, puisque l'empoisonnement aux pesticides est général et tue un maximum de monde.

***

Dans la foulée, rappelons que les chairs animales sont infestées de métaux lourds, d'antibiotiques, de tranquillisants, de résidus de pesticides divers, d'hormones, une vraie poubelle, un concentré de la dévolution ambiante, sans blagues. Sans parler des poisons naturels genre ptyaline et graisse. Ce qui nous amène à une question de fond : je suis bien obligé de tolérer que la majorité refuse d'essayer l'alimentation végétale dans toute sa splendeur, je suis contraint d'accepter que dans leur immense majorité les gens font n'importe quoi avec leur corps, avec leur esprit. Je suis impuissant contre tout ce carnage, contre tout ce déni, contre toute cette ultra-violence, j'y ai moi-même participé. Mais je ne suis plus obligé de faire pareil. D'accord, la société nous a formatés pour le massacre, la famille idem, les traditions, c'est les traditions, mais je refuse le mode de pensée qui voudrait que je doive me conformer aux usages d'un groupe, en l'occurrence le Français moyen, que j'agirais en fonction de cette identité, de mon éducation, et surtout des habitudes de la société dans laquelle je vis. Un tel mode de pensée prend les gens pour des cons. Retirer l'individualité à quelqu'un, c'est une vision totalitaire du monde.

On est dans une société où l'on peut faire un maximum de choix, on n'est pas un « bobo » ou un « prolo » ou un « rebeu » ou un « feuj », on est muni d'une cafetière en état de marche, et la loi est la même pour tous. Même Dieu ne peut pas tout faire à notre place, faut pas déconner. Depuis Moïse et Freud, on sait que c'est à chacun de s'améliorer, de s'élever, « de fournir quelques efforts personnels dont le succès ou l'échec ne doivent rien au groupe, à la société, à la tribu, au clan, au capitalisme ou au communisme. [...] On ne peut espérer une société plus libre, plus juste, plus désireuse du bonheur et de la réussite, si les individus qui la composent ne se posent pas, à l'échelle de leur vie, la question de la liberté, de la justice, du bonheur et de la réussite, afin d'y trouver des réponses personnelles »[72].

C'est pas parce que j'ai grandi avec du Coca-Cola dans mon biberon et du steak hachié dans mon assiette que je suis obligé de faire ça toute ma vie. Nier la responsabilité de chacun, c'est nier l'idée même de liberté, de libre arbitre que l'on a tous. Quand je me fais traiter (c'est récurrent) de bobo parce que je suis végétarien, ça signifierait que respecter les animaux serait réservé aux bourgeois (bobo = bourgeois bohême ; je précise qu'étant donné mon histoire, mes faibles revenus et mon mode de vie, je suis tout ce qu'on voudra sauf un bourgeois). Manger autre chose que des animaux, un truc bourgeois ? Rien n'est plus bête comme raisonnement. Je connais aujourd'hui plein de véganes — et il y a parmi eux des jeunes (beaucoup, beaucoup de jeunes, ouf) —, des vieux, un milliardaire, une chirurgienne, des chômeurs, des malades, des bien portants, des jolies filles (plein), des moches (plein aussi), des gros, des maigres, des Noirs, des Blancs, des Asiatiques et des prolos. Bon, d'accord, il y a plus de gens cultivés que d'analphabètes parmi les végétariens de France. Mais il y a en Inde cinq cents millions d'hindouistes et de jaïns dont une grande partie est végétarienne (ou presque) ; ils ont, pour la plupart, reçu une instruction limitée et aucun n'a reçu le prix Nobel — sauf Gandhi. Beaucoup ne savent même pas lire. Ça ne les empêche pas de respecter les animaux. Ce n'est donc pas une question d'études supérieures ni de richesse. En Europe, les végétariens se trouvent dans tous les milieux : on est tous égaux devant la réalité et l'inculture. À chacun de progresser, et j'avais fini par comprendre que devenir VG était

72. Philippe Val, *Malaise dans l'inculture,* Grasset, 2015.

un colossal progrès pour les animaux, pour moi-même et pour le monde. C'était la façon la plus simple et la plus efficace de contribuer à l'amélioration générale, y compris à mon propre épanouissement.

La fin des années 1990 a été pour moi une période riche en musique. J'ai composé un certain nombre de chansons, enregistré ou produit un tas de morceaux, donné pas mal de concerts et réalisé nombre de dessins et de bandes dessinées. J'ai aussi continué la rédaction de ma biographie fleuve de Lou Reed et, pendant six ans, contribué de très près à l'élaboration du *Dictionnaire du rock* avec Michka Assayas. Tout cela a été une émanation de mes choix personnels, de la même manière que mes choix alimentaires: transmettre la culture, valoriser l'art et créer activement. Vivant seul, ou presque, pendant des mois après 1998, j'ai perfectionné de bon cœur mon approche de la cuisine (pendant les cinq années que j'ai passées avec elle, Tatiana avait refusé que je cuisine: je n'avais même pas accès à la cuisine).

Et j'étais encore loin du compte. Pendant les deux décennies suivantes, j'ai appris quantité de choses sur la diététique, les arts, l'amour, qui forment un grand tout dans ma vie spirituelle, une conscience intime de mon lien indéfectible avec le monde, l'univers. Tout ça nourrit mon accès à une dimension personnelle de plus en plus épanouie (le premier qui dit que je suis perché mangera un navet bouilli).

Je fais très attention à ce que je mets dans ma tête: j'essaie inexorablement de m'instruire, de rechercher, de comprendre, c'est ma nature, que dis-je, c'est devenu mon boulot. Je passe ma vie à écrire, à causer, à créer, je veux tout savoir, tout mouliner dans ma cafetière, et ce depuis toujours. Je fais gaffe à ne pas regarder la télévision compulsivement, à ne pas lire n'importe quoi, à ne pas regarder n'importe quoi sur Internet, etc. Et, en toute logique, je fais également gaffe à ce que je mets dans mon corps: aliments, mais aussi vaccins, drogues légales (alcool, tabac, médicaments), sucre. J'essaie d'avoir un pH de sang alcalin, ce qui est la clé pour éviter de futurs problèmes comme l'arthrose, je prends des vitamines de temps en temps, etc. Ça me semble être une attitude fondée, pas con, de bon aloi, quoi. Eh bien non. Je me fais en permanence traiter d'extrémiste, de sectaire, de radical, de facho — de perché. Pendant ce temps, pendant que j'essuie ces attaques idiotes, l'atroce vérité de la condition des animaux me pèse, et les sarcasmes, l'ignorance de mes congénères tout autant. En rencontrant peu à peu des gens impliqués dans la protection animale, j'en ai connu qui dépriment, qui angoissent, seuls et seules face à leur conscience torturée par l'insoutenable légèreté de leurs semblables. Comment supporter d'avoir brisé le déni qui masquait jusque-là l'incommensurable massacre, comment vivre en comprenant qu'avec leur pusillanimité, leur inconscience, leur ignorance, nos congénères foutent en l'air la planète et causent des souffrances terribles ? Comment exprimer sans se faire tirer dessus que, au contraire, ce sont bien les mangeurs d'animaux qui se conduisent de façon radicale, de façon facho justement, cramponnés à leurs *chicken nuggets* ? Comment supporter un monde où le consommateur moyen a choisi l'insuffisance et refuse de changer quoi que ce soit à son alimentation, à sa consommation ? C'est parfois angoissant dans les virages. Un coup de blues et hop, la misanthropie vient dire bonjour. Heureusement que j'ai le houmous à la tehina de chez Eden Cach', les grenades fraîches et l'olivade du marché (c'est comme la tapenade, mais sans les anchois morts en purée) pour me remonter le moral.

DU TOFU POUR LES TOUAREGS

Les végétaux n'ont pas de système nerveux.
Or, s'il n'y a pas de nerfs, il n'y a pas de capteur de douleur,
donc pas de douleur ressentie.

vegan-france.fr/cri-de-la-carotte.php

Je refuse systématiquement les sacs en plastique au marché depuis vingt ans et je suis le seul à le faire dans tout le marché du quartier. Comme si de rien n'était, mon marchand d'olives, à qui j'en achète toutes les semaines, me tend un sac en plastique, tous les samedis, pour y coller d'autres sacs en plastique, olivade, poivronade, olives au citron, etc. Il n'y pense jamais alors que je viens avec mon cabas d'écolo, qui me fait passer pour un relou culpabilisateur, et non pour le brave gars muni d'un sens civique que je suis. Comme si c'était moi l'emmerdeur. Je retire ensuite rituellement ses sachets du sac mauve et les range dans mon cabas en chanvre tressé *made in Jamaica*. Nous sommes convenus que j'apporterai désormais mes propres bocaux de verre. Déstabilisé, le bipède ordinaire m'attaque en ricanant, comme on se moque d'un Hare Krishna ou d'un Témoin de Jehovah. Voilà ma vie. Le sarcastique ricanant de base me parle de ses canines. Il n'a jamais vu de gorille, physiologiquement frugivore comme toi et moi (les gorilles ont des canines de trois centimètres de long). Il me demande si je veux forcer les Touareg à manger du tofu et les Inuits à manger de la salade de tomates. Le bipède ordinaire me demande sans rire où je trouve mes protéines. Il établit un parallèle entre la viande, la force et la virilité. Les légumes, c'est pour les filles (comme la végane Venus Williams, par exemple ?) Mais pas pour Maïté, qui me vannait en direct à la télé : « Aloreu mong peti-eu, vous êtes un peu pâle, faudrait voireu à mangg-ger des vitamineu hi hi. » Là encore, c'est Dechavanne qui lui a collé une torpille dans le buffet : pour toute réponse, il a fait entrer sur le plateau le champion du monde de surf, un rutilant étalon végane australien, deux mètres de haut sans ses tongs, torse nu, cheveux longs, tout bronzé pieds nus dans son bermuda. Comme l'immense champion d'athlétisme Carl Lewis, qui est invité dans toutes les émissions de cuisine américaine, notre surfeur n'était pas du tout pâle. Il n'avait visiblement pas de problème de protéines, ni de testostérone dans les coucougnettes, comme disait Dechavanne. Sa mère, une petite femme plus chétive, l'accompagnait fièrement. Elle a balancé dans le micro (en anglais dans le texte) : « Voilà mon fiston, les aminches. Je l'ai élevé au lait de noisettes, il est végane depuis sa naissance, car je suis moi aussi végane. » À ta santé, Maïté, tiens, va un peu apprendre à cuisiner chez les surfeurs australiens, ma grosse, ça va te changer du boudin en sauce et du cassoulet-saucisse de Toulouse.

***

Pour certains, le fait d'être humain, et donc d'être différent des animaux, justifie le fait de les manger. Tu comprends, l'homme est la race supérieure, on a le droit de massacrer les bêtes, car elles sont bêtes, comme leur nom l'indique, et moi, intelligent. J'en connais un rayon sur la question, quand tu sais pas tu demandes, c'est quand tu veux, et passe-moi le plat de cochonnaille. Inversement, d'autres trouvent que les humains ne sont pas différents des animaux, donc, logiquement, puisque le tigre mange des tapirs et le lion des gazelles, on peut faire pareil puisqu'on est pareils. Pourtant, le tigre n'a pas le choix, et moi, si. L'interlocuteur décrit le végétarisme comme un truc élitiste, une préoccupation de riches citadins. Quoique, sur ce point, il n'ait pas tout à fait tort, puisque sur les onze milliards versés à l'Europe pour la politique agricole commune, les trois quarts reviennent à la France sous la forme de subventions pour les éleveurs, ce qui baisse le prix du kilo du cochon à un niveau obscènement bas, en dessous de celui du kilo de pommes. Ce qui, par-dessus le marché, ne permet même pas aux éleveurs de vivre décemment (mais quand même mieux que leurs animaux, t'avais deviné — c'est le porcelet qui dit « maman bobo », pas le bobo).

Toute cette cruauté pour ne rien gagner à l'arrivée et ruiner tout le monde en subventions, un comble quand même ! (Un éleveur français gagne moins de cinq euros par cochon vendu.)

On me dit solennellement que je ferais mieux de m'occuper des humains — mais, comme dit Lamartine, on n'a pas deux cœurs, l'un pour l'homme, l'autre pour l'animal ; on a du cœur ou on n'en a pas. Et toc.

On me fait aussi remarquer que certaines de mes possessions contiennent des produits animaux. Cet enfoiré de Dechavanne m'a coincé comme ça. Au cœur du débat, sentant qu'il perdait du terrain, la tête de lard du Sud-Ouest m'insultait pendant les pubs : « Tu vas pas me casser-eu mong bizeunesseu, petit cong, je vais te chauffer les oreilleu moâââ » (intervention des services de sécurité pour qu'il se rasseye). Après la pub, le monstre rassis, Dechavanne m'a décoché un coup bas : un gros plan sur mes godasses en cuir. J'avais mis mes belles Anelo & Davide (Beatles boots) pour la télé. J'ai répondu que je les avais achetées avant de cesser de manger les animaux et que je les portais toujours, tu crois pas que je vais les balancer au prix où je les ai payées, et puis quoi encore, idem pour mon vieux blouson de cuir, etc. J'ai précisé que je n'achetais plus de cuir depuis des années. J'avais même trouvé une sangle en nylon pour ma guitare. L'argument n'est pas bien passé, et Dechavanne m'a asticoté illico sous les ricanements de la foule, qui avait bien besoin de ça pour se remonter le moral, vu le nombre de leurs porte-avions qui dérouillaient par le fond (où ils ont rejoint Maïté dans l'épave du *Titanic*). En bref, c'est tout ce qu'ils avaient trouvé pour me niquer. Comme dirait Michel Tourte, j'aurais mieux fait de lui répondre que je n'avais pas l'intention de bouffer mes boots. Il n'empêche qu'on a gagné le débat haut la main avec plus de cinquante pour cent d'appels en faveur des végétariens. Ce qui montre bien que le mouvement de libération animale n'a pas fini de faire parler de lui. Forcément, il suffit de montrer une vache éventrée vivante, pendue par une patte, dans un abattoir Charal[73] (merci L214 !), pour faire frémir les foules. Mais le spectacle fini, le rideau du déni retombe et les gens détournent à nouveau le regard.

***

J'entends toujours les sempiternels « Mais tu manges quand même du poisson ? », une question à laquelle il est difficile de répondre, car il semble que personne ne soit prêt à entendre que les animaux marins sont hyper sensibles et qu'ils méritent de finir autrement qu'écrasés dans un filet sous des tonnes de congénères, la vessie natatoire explosée à vif, agonisant des heures sur le pont d'un bateau par moins cinq, éviscérés puis congelés vivants, moribonds, comme s'ils étaient des papayes ou des mangues — ou un tas de cailloux.

Et, par-dessus le marché, les pêcheurs balancent un tiers ou la moitié de la pêche par-dessus bord : poissons trop petits,

73. *Charal vu de l'intérieur*, sur YouTube.

espèces protégées ou invendables, hop, plouf, suppliciés pour rien. Ils couleront et pourriront dans les grandes profondeurs puisque les gigantesques filets dérivants ont exterminé tout prédateur potentiel en dessous du bateau. Les pêcheurs gardent aussi une partie de la pêche pour en faire une farine qui servira à nourrir d'autres poissons, dans d'immondes cuves d'élevage. Personnellement, j'ai arrêté de manger des poissons par intuition, sans trop penser à tout ce massacre, simplement parce que je trouvais ça contradictoire avec mon éthique. Je vivais à Pigalle, à l'époque, et les grandes brasseries « fruits de mer » exposaient en devanture des homards vivants, pinces fermées par des élastiques, atrocement coincés dans la cruelle glace, avant de finir ébouillantés vivants, hurlant de douleur (le sifflement). Je trouvais ça révoltant, tous ces vieux venus claquer leur retraite en infligeant cette abjection à des animaux qu'ils prenaient pour des fruits. De mer. Les voir déchiqueter patiemment les pattes des araignées de mer me faisait penser à un festin d'extraterrestres dévorant des gens.

Tant que les hommes massacreront les bêtes,
ils s'entre-tueront. Celui qui sème le meurtre
et la douleur ne peut en effet récolter la joie et l'amour.

Pythagore, VIe siècle avant notre ère

À cela s'ajoutent un tas d'arguments d'ordre écolo auxquels tu n'échapperas pas : en cinquante ans, la population des poissons a baissé de quatre-vingt-dix pour cent. À tel point que les joyeux pêcheurs français reviennent bredouilles, protestent contre la concurrence des Espagnols, veulent des subventions et autres hypocrisies qui cachent mal la réalité : ils ont épuisé les ressources et méritent d'être eux-mêmes mangés en bouillabaisse, voilà, avec de la rouille. Ils en sont arrivés à pratiquer la pêche en grande profondeur : des filets qui râclent le fond des océans et foutent en l'air toute la faune et la flore marine, comme des gros sagouins. Ils arrachent chaque jour des dizaines de kilomètres carrés de délicats coraux millénaires, des vies fragiles qui croissent très lentement dans ces zones glaciales et obscures, derniers retranchements de la vie sur Terre. En

2015, cette pratique était interdite dans toute l'Europe sauf en France, où l'on subventionnait même les onze derniers bateaux pratiquant ce génocide stupide, pour sauver quelques emplois indignes à Dunkerque. La loi n'est pas respectée[74]. Bon, tu te fous des fonds marins délicats ? Très bien, changeons de registre. Regarde comme moi le chouette documentaire *Océans Poubelles*, c'est bien plus trash (on le trouve sur Dailymotion). Ce n'est pas un film underground de militants intégristes puisqu'il a été largement diffusé par la chaîne Arte[75]. On y apprend que les cent cinquante mille tonnes de déchets nucléaires français balancés au large dans l'océan Atlantique des années 1950 aux années 1980 ont, en fait, été larguées dans la Manche par trente mètres de fond, pas loin du Cotentin, à quelques kilomètres de la Normandie. Le capitaine n'avait pas envie de passer deux semaines assis sur des fûts radioactifs et il a tout foutu à l'eau à peine parti. Les fûts se sont depuis détériorés et toute la côte française est radioactive. Chez les habitants de Jersey, c'est l'hécatombe. Leucémies, cancers, beaucoup sont partis en Grande-Bretagne pour échapper à l'épidémie. La plage est radioactive. Les enfants jouent dans les goémons radioactifs. Un poisson sur trois est radioactif, côte de Bretagne comprise, c'est dans le film, bon appétit. Tout le monde en mange joyeusement et ne veut pas le savoir. Avec la prolifération des algues vertes et les millions de tonnes de lisier dans la soupe en bonus, ça ne donne pas envie de se baigner à Saint-Malo, dis donc. Idem en mer d'Irlande : déchets nucléaires partout. Selon Greenpeace, cette pollution va jusqu'au Congo. C'est pas grave, il reste le Pacifique. Ah non, merde, il y a eu le désastre de Fukushima. Bon, on va aller en Méditerranée, à Nice à la sortie du Paillon, les plages privées sont nickel. Voilà. Il suffisait d'y penser.

***

74. Pour en savoir plus sur la pêche industrielle et en eau profonde, consulter le site de Claire Nouvian : bloomassociation.org

75. *Océans Poubelles*, Manfred Ladwig & Thomas Reuter, 2013, rediffusé sur Arte le 23 avril 2013.

Des gens me racontent régulièrement qu'un jour ils ont vu des animaux dans un pré et qu'ils avaient l'air super heureux. Ils croient que ça va me convaincre de quoi ? On me cause d'un végétarien qu'on a connu et qui était malade. Et de suggérer qu'il s'agissait sûrement d'un manque de viande. Ou encore, on me dit que je veux donner le droit de vote aux canards, alors que je veux simplement leur accorder le droit de vivre et de vivre libres : les animaux ne nous appartiennent pas. Ils ont leur raison de vivre, qui leur appartient et ne nous regarde pas. Les différences d'intelligence, de force, ne sont pas la question. L'*Homo sapiens* est un Terrien avec ses qualités — et plein de défauts dont le XXIe siècle serait bientôt le révélateur, le catalyseur et à la fois la cour martiale, car le tarif de nos conneries est au-dessus de nos moyens. Voilà le genre de pensées qui carburaient dans ma cafetière, vers 1995.

Depuis 1950, nous avons prélevé plus de quatre-vingt-dix pour cent des poissons et phoques des océans. Quatre-vingt-dix pour cent des baleines bleues, soit trois cent mille baleines bleues, ont été exterminées. Chaque jour, une baleine bleue défèque trois tonnes d'excréments riches en azote et en fer. Le fer étant l'aliment principal du phytoplancton, ceci explique le déclin massif du plancton, qui est la source de l'alimentation du reste de la faune marine. Nous avons complètement perturbé les mécanismes des océans, qui nous permettent pourtant de survivre. Quarante pour cent des poissons pêchés dans les océans servent à nourrir des cochons, des vaches, des poulets et des saumons d'élevage. Les poules mangent plus de poissons que tous les albatros et les macareux du monde réunis. Les chats domestiques de ce monde mangent plus de poissons que tous les phoques du monde réunis. Les cochons mangent plus de poissons que tous les requins du monde réunis. Donc, manger un burger ou un bout de jambon, c'est manger des poissons et contribuer à la destruction des océans. Au point qu'il est étonnant que les océans aient tenu le coup si longtemps.

L'industrie de la pêche touche
soixante-dix sept milliards de dollars
en subventions chaque année. Avec cet argent,
les pêcheurs peuvent se payer des bateaux gigantesques
équipés de matériel extrêmement coûteux. Il y a soixante ans,
les pêcheurs attrapaient des poissons parce qu'il y en avait.
Aujourd'hui, ils utilisent des filets de plus de cent kilomètres
de long, des sonars, des satellites pour repérer les poissons,
qui sont traqués où qu'ils aillent, jusqu'en Arctique[76].

Paul Watson

Environnement Magazine, la plus ancienne publication périodique de France (sous le nom *Les Annales de la voirie et de l'environnement*), a sorti un numéro spécial pour ses cent cinquante ans. La première moitié du numéro était consacrée à la réédition d'articles anciens, comme ce papier de 1905 qui protestait déjà contre la pollution automobile à Paris. Pour la seconde moitié du numéro, l'éditeur Charles-Henry Dubail avait eu l'idée de demander à des spécialistes de l'environnement, dont Brice Lalonde et Théodore Monnot, comment ils imaginaient le monde dans cent cinquante ans. Et en tant qu'illustrateur du canard, j'ai eu droit à deux pages de BD pour égayer un peu l'ensemble (qui était un poil flippant et austère). Ma BD *Voyage en 2145* y décrit une mère expliquant à sa fille comment elle avait dû quitter la Terre, qui suffoquait sous la pollution en raison de la surproduction d'élevage — et bien sûr, la surproduction de plantes pour nourrir ces animaux ou plutôt, pardon, « le bétail ». La scène se passait dans une biosphère artificielle, une bulle dans laquelle un morceau de terre et une ville avaient été embarqués[77]. Beaucoup de pros ont forcément lu cette histoire, qui tranchait avec le discours vert habituel. J'espère qu'il a ouvert l'esprit de certains d'entre eux. Pas sûr. Ils ont dû prendre ça pour de la fiction.

76. Paul Watson, conférence à Lille, le 25 août 2015.

77. Cette BD *Voyage en 2145* a été rééditée dans mon comic book *Humour végane intégriste bête et méchant*.

CHAPITRE 14

Ital vital

Natty dreadlocks dread
And we are cultural dread
Say we don't make joke
That's why we don't eat pork[78]

Big Youth, *Natty Universal Dread*

De retour de Jamaïque, j'ai été contacté par Manu Maizeret, un aventurier urbain dingue de reggae. Mehdi Boukhelf, un employé d'Air France comme lui, était venu en Jamaïque avec moi pour un reportage paru dans *Best of Reggae*. Il avait fait écouter à Manu mes enregistrements produits à Kingston par le légendaire Coxsone Dodd à Studio One. Dans sa banlieue sud, Manu était à la tête d'un fabuleux orchestre de roots reggae antillais en mal de chanteur. Fans de Studio One, les Dub Ambassadors avaient appris mes deux titres *Sous la douche* et *Bien plus érotique*. Ils voulaient que je vienne les chanter avec eux dans le local de répétition du comité d'entreprise d'Air France, à Orly. On y a ensuite répété un tas de chansons à moi et on a commencé à enregistrer un album au studio Ras In de Nono Nobour, dans mon quartier de Ménilmontant. Puis on

78. Big Youth, *Natty Universal Dread* (45 tours Negusa Nagast, vers 1974), *Natty Universal Dread* (CD Blood & Fire, 2000).

est passés au seize pistes du studio Campus à la Bastille, avec Thierry Bertomeu, un excellent ingénieur du son. Bertomeu donnait des formations en son dans ce local immense, résultat de la politique culturelle de Jack Lang dix ans plus tôt. C'est là qu'on répétait avec les Sexy Frogs auparavant. L'album était autoproduit, bien roots, mais rassure-toi, j'avais bossé les compositions, les Dub Ambassadors étaient bons et passionnés. Et Bertomeu déchirait à la prise de son comme au mix. Ensemble, on a enregistré la majeure partie de mon futur album de reggae francophone, *Nuage d'Éthiopie*.

Ce que je ne vous raconte pas trop dans ce livre, c'est que je passais (aussi) ma vie à faire des recherches sur l'histoire du reggae, du blues, du rock, du jazz et de toutes les musiques du cosmos, par goût, mais aussi parce que ça me servait, accessoirement, pour mes articles. Au fil des années, j'avais accumulé une imposante bibliothèque et une collection de disques fabuleuse, mais extrêmement encombrante. L'avantage était que j'avais maintenant une compétence indéniable pour la réédition. Avec mon pote ricain Roger Steffens, spécialiste incontesté de Bob Marley, on a monté la production d'une série de dix albums mirobolants, regroupant plus de deux cents titres de Bob la superstar, dont la moitié inédits, un projet fabuleux. Je me suis retrouvé à bosser avec un gangster américain, l'incontournable Danny Sims, qui avait légalement acquis les droits de tous ces titres. Sentant l'âge le gagner, Danny était devenu un *health freak* californien, végétarien, bourré de vitamines, un sacré personnage. Il avait longtemps été un cocaïnomane notoire, et ce qui lui servait de cerveau était cramé au troisième degré. En août 1996, je débarquais à Los Angeles pour attaquer la numérisation de la légendaire collection de Steffens, des disques jamaïcains incunables et rarissimes que j'emporterais bientôt au studio d'Abbey Road, à Londres, pour les restaurer.

Les Californiens sont facilement végétariens, surtout pour des raisons de santé. Dans l'entourage de Roger Steffens, qui grouille de rastas, c'était courant. Vue de si loin, la France m'apparaissait une fois de plus comme un pays avec une rame de tromé de retard, un pays européen du Sud, hors du temps, empêtré dans son histoire pesante, les traditions de papa, un peu comme la

Grèce, l'Espagne ou l'Italie. On était loin à la traîne derrière nos voisins d'Europe du Nord, les Hollandais, les Belges, les Boches ou les Rosbifs. On était aussi très loin de l'époque des Lumières de Rousseau ou de Voltaire (frères ennemis, mais tous deux avocats du végétarisme) qui avaient fait la gloire de notre bled. Oui. On était dans la France de Chirac, ex-ministre de l'Agriculture, et ça fleurait bon la FNSEA, la dinde aux marrons et le foie gras de canard gavé de force.

À L.A., tu as des restaus VG dans tous les coins, des plats VG chez les Éthiopiens, les Italiens, les Jamaïcains, les Malais, les Indiens, partout. Comme à New York, Portland ou San Francisco. Paris, capitale de la gastronomie ? Ma capitale me semblait surtout être un fossile, une ville conservatrice, où rien n'avance sans tergiverser. Bon, c'est l'impression que j'avais. Les États-Unis ont aussi leurs défauts, on en reparlera peut-être dans le tome II. Je suis reparti avec mes précieux enregistrements numérisés, mais je serais bien resté.

J'ai ensuite débarqué en Jamaïque, où l'on a tourné des images promo pour le projet à venir et cherché d'autres enregistrements. Retrouvant mes copains les Wailers, les musiciens survivants de Bob Marley, menés par le bassiste virtuose Aston « Family Man » Barrett, j'ai enregistré mon futur tube *War* avec eux, le 1e septembre 1996. Sur cette reprise de Bob Marley dont les paroles avaient été empruntées à un discours de Hailé Sélassié Ie (empereur d'Éthiopie et incarnation de Jésus pour les rastas), j'ai ajouté la voix de Sélassié en personne, prononçant aux Nations unies le discours en amharique qui avait inspiré Marley pour sa chanson. Merci à Roger Steffens, qui m'en avait fourni la bande. J'en ai aussi interprété une version anglaise et une française. Comme beaucoup de rastas, les Wailers avaient de nettes tendances végétariennes, notamment le chanteur guitariste Junior Marvin, qui était à fond dans le truc, tout comme leur organisateur de tournées, Mark Miller, un végétarien et ami de Bob qui a publié ses souvenirs dans le passionnant *Sur la route avec Bob Marley* (Castor Astral), que j'ai traduit. Baraqué, l'esprit clair, Junior était devenu le leader et chanteur remplaçant du groupe. Pour pouvoir travailler de Paris avec l'excellent Roger Steffens, qui n'avait pas quitté la Californie, j'ai décidé de me connecter à Internet, un nouveau truc américain qui n'intéressait presque personne en France en ce temps-là. Et, en janvier 1997, grâce à l'aide du graphiste Ramon Cucchi, j'échangeais mes premiers e-mails avec celui que Bob Marley en personne avait surnommé Ras Rojah. C'était compliqué, lent, la connexion téléphonique déconnait tout le temps, c'était héroïque, mais ça marchait. Au passage, j'ai vanté les mérites d'Internet pendant des années à tous ceux qui étaient prêts à m'écouter. Ça leur faisait le même effet que si je leur avais dit de remplacer les lardons par des petits pois. Rien à faire. Alors que les États-Unis tout entiers étaient déjà connectés, en France on me rembarrait comme un snob intempestif quand je parlais d'Internet. Même sketch plus tard pour le téléphone mobile : personne n'en voulait, je me faisais traiter de cake parisien qui jetait l'argent par les fenêtres. Le végétarisme, c'était pareil : *too much, too soon*. Embourbée dans ses petites habitudes, la France n'arrivait toujours pas à lâcher l'Ancien Régime.

Le triple volume un des *Complete Bob Marley and the Wailers 1967 to 1972* est sorti en mai 1997 avec succès. Conférence de presse à Londres avec Danny Sims, déluge de presse en Angleterre et en France... Cette fois, j'étais catalogué spécialiste du reggae pour de bon. Comme le jazz et le rock, le reggae est associé à la consommation de chanvre, bien sûr, mais aussi à la cuisine Ital, qui tient une place importante dans la vie des rastas jamaïcains, pour qui trouver à manger est souvent l'objectif numéro un du jour.

À Paris, mon végétarisme passait de plus en plus pour une lubie rasta, ce qui avait le don de m'énerver. Il faut dire que l'affaire Bob Marley était un joli coup dont je n'ai pas fini d'entendre parler, et on commençait à m'appeler « Monsieur Reggae » ou « Rastablum », tu vois le genre. En décembre, la sortie du volume deux m'a valu une interview pour le 20 heures de France 2, un reportage sur mon travail qu'on est partis tourner à Kingston.

J'ai profité du voyage pour graver deux cents 45 tours en vinyle de la version de *War* avec la voix de Hailé Sélassié, dont la plupart des rastas n'avaient encore jamais entendu la voix et encore moins interpréter une chanson de Bob Marley. J'ai créé à cette occasion mon label jamaïcain Human Race, dont le nom est hérité d'un vers de la chanson *Rat Race,* de Marley. Pour imprimer les infos sur l'étiquette, j'ai simplement fait faire un tampon à encre. Comme tout le monde ne comprend pas l'amharique (la langue de Hailé Sélassié), en face B j'ai mis ma version anglaise. Mais aucun magasin n'en voulait. Essayez un peu de vendre du reggae à un Jamaïcain, vous verrez. Le magasin Aquarius m'en a finalement pris une boîte de vingt-cinq, mais en échange d'autres disques. À tout hasard, je suis allé en déposer un exemplaire à Irie FM, la radio reggae de l'île. Et le lendemain, on m'a réveillé en sursaut : « Bruno ! Bruno ! Ton disque passe sur Irie FM ! Ils ont passé les deux faces ! Tous les rastas de l'île en parlent ! Ils ont entendu la voix de Jah pour la première fois ! Viens vite ! » On est allé faire un tour sur une plage d'Ocho Rios, ou un sound system passait *War* à fond. Un rasta dansait seul devant la sono, debout dans le sable. Super souvenir. Du coup, il a fallu inviter mes amis rastas à un déjeuner Ital. De retour à Paris, une fois le disque sorti, j'ai été catalogué rasta plus que jamais. Avec Bertomeu, on avait aussi mixé un duo Hailé Sélassié-Bob Marley, que j'ai sorti à Paris sur ma nouvelle étiquette, le bien nommé Rastafari Records. Il est monté directement au numéro un des ventes reggae du magazine *Echoes* en Angleterre (le marché du reggae était déjà moribond, rassurez-vous, on a bien dû en vendre deux mille).

CHAPITRE 15

La révolution commence par soi-même

La révolution politique, pour moi, est périmée.
On a vu ce qu'il se passe. On prend un pouvoir,
et on met un autre pouvoir. Mais c'est toujours la même chose.
Moi, je suis pour la révolution poétique, n'est-ce pas.
Dans « étique » il y a l'éthique, aussi. Il y a la peau,
et il y a l'éthique. Alors je veux avoir une peau morale,
mais quelle morale ? Dans ce monde, on ne sait plus quelles sont
les bases d'une morale. Alors, dans la révolution poétique,
c'est la morale de la beauté. Le mal, c'est l'oubli de la beauté.
Et c'est la recherche dramatique de « qu'est-ce que c'est que
le beau ». Parce que la vérité, on ne peut pas la toucher.
C'est impossible, et on ne peut pas la dire. Alors je vais chercher
la beauté, ce que c'est que la lumière du beau. Voilà, à peu près.

Alejandro Jodorowsky

C'est aussi à cette époque que, cherchant des partenaires politiques susceptibles de répondre intelligemment à mes idées, j'ai fréquenté les réunions d'une jeune organisation d'inspiration trotskiste, Socialisme par le bas. Ce qui peut sembler contradictoire avec ma version de *War* aux paroles rédigées par un empereur, mais en dépit de dérives autocratiques à la fin de sa vie — et de l'annexion de l'Érythrée, sous la pression des États-Unis qui voulaient y installer une base militaire —, Hailé Sélassié, le fondateur de l'Union africaine, a longtemps et beaucoup fait pour l'Éthiopie, pour l'Afrique et pour la justice.

Les critiques des trotskistes, dirigées contre le capitalisme comme le communisme (quand ils parlaient de communisme ça signifiait le stalinisme d'une part, et le Parti communiste français d'autre part), étaient pertinentes et j'ai regardé le monde selon leur point de vue pendant quelques mois. Ils se voyaient comme des redresseurs de torts capables de prendre le pouvoir par le truchement d'une révolution populaire, afin de faire triompher un communisme juste, dont ils seraient les garants. J'ai cherché : au Parti socialiste, au centre comme du côté de la droite, les écologistes étaient courtisés comme une force d'appoint, mais les questions essentielles que posaient le gaspillage alimentaire et le végétarisme n'étaient jamais considérées sérieusement. Le ministère de l'Agriculture restait un État dans l'État... Alors, qui donc était capable de remettre en question le modèle agroalimentaire en place ?

Je souhaitais fondamentalement construire une réflexion politique nouvelle sur ces questions, mais je n'ai pas trouvé chez ces gauchistes les ressources intellectuelles capables de répondre à mes questions de façon satisfaisante. Comme pour les autres, l'écologie restait pour eux une carotte susceptible d'apporter de l'eau à leur moulin rouge, voire des clients, mais ce n'était pas une vision d'ensemble, c'était au mieux un secrétaire d'État. J'ai assisté à quelques meetings, notamment de José Bové, dont j'appréciais le courage (il avait fait de la prison pour avoir détruit des plants d'organismes génétiquement modifiés), mais il était aussi éleveur, et je ne peux pas blairer les éleveurs. La plus populaire de ces personnalités de gauche, cette fois loin d'être communiste et encore moins porteuse d'un programme révolutionnaire, le réformiste Jean-Luc Mélenchon, mettrait encore près de vingt ans avant d'aborder la question de la souffrance des animaux — et ce de façon opportuniste, en plein débat sur l'industrialisation de l'élevage. Pour lui comme pour les autres, l'homme était encore et toujours au centre de tout :

Cette sale mode... les fermes des mille vaches et compagnie, c'est pas seulement un problème pour l'agriculture, pour la fin

des quotas laitiers, etc. C'est pour ça qu'ils ont inventé ce truc.
C'est d'abord une habitude que prend la société de considérer
qu'un animal, un être sensible — parce qu'un animal est un être
sensible —, peut être traité comme une chose.
Et vous allez en mettre mille les unes à côté des autres,
les traire à mort et quand c'est fini, hop, à l'équarrissage.
Là, il y a quelque chose qui donne à voir une violence
dans notre société. Alors on peut dire ah, mais c'est des vaches,
on s'en fout. Et puis les cochons, on s'en fout. Et puis les poulets,
on s'en fout. On se fout de tout ! Et à la fin, on finit par prendre
l'habitude de traiter les êtres humains comme on traite les
animaux. C'est-à-dire comme des purs objets à produire.
Vous comprenez ? La révolte d'un humaniste, elle doit être
globale. Elle doit concerner tout ce qui est sensible[79].

Jean-Luc Mélenchon

J'ai soutenu ces différents courants de gauche pendant quelques mois. J'appréciais leur engagement militant non feint ; ils avaient réellement la volonté d'améliorer les conditions de vie des gens, et leur analyse critique de la société et des États en proie à la toute-puissance de la finance était pertinente. J'espérais être convaincu en profondeur, mais en dépit de mon ouverture et de ma démarche sincère, je ne l'ai pas du tout été. La société qu'ils voulaient construire opposait les riches et les pauvres, mais supprimer les riches afin qu'il n'y ait plus de pauvres, ça ne peut pas marcher, banane : il y aura toujours des gens plus riches que d'autres, forcément. On ne peut pas séparer les gens en castes, en communautés, les riches, les pauvres, les gentils, les méchants — les viandards, les véganes. La réalité n'est pas comme ça : rien n'est permanent, tout évolue, et les opinions en particulier. La mienne a fait un pas de côté. L'élément déclencheur qui m'a fait abandonner tout espoir de ce côté-là a sans doute été une discussion au cours de laquelle mon interlocuteur, un érudit en matière de trotskisme, m'a expliqué qu'il

79. Jean-Luc Mélenchon, le 9 mai 2015, *On n'est pas couché*, émission de Laurent Ruquier, diffusée sur France 2.

avait décidé de cesser son régime végétarien et, en l'occurrence, de se remettre à fumer et à boire alors qu'il vivait sans alcool, tabac et chair animale depuis environ dix ans. Son raisonnement était le suivant : dans le groupe politique auquel il appartenait, personne n'était végétarien, tout le monde buvait, fumait, et en faire pleinement partie signifiait partager leur mode de vie. Ne pas s'en démarquer. Le faire aurait eu pour conséquence de le marginaliser au sein de sa propre famille, qui considérait vraisemblablement qu'un changement de cet ordre devait découler d'une décision collective concernant l'ensemble du groupe, voire des travailleurs — et non d'une démarche individuelle. Je pensais bien au contraire que la réponse aux problématiques de notre temps passait par une démarche individuelle que l'on appliquait à notre propre existence pour commencer, au lieu de vouloir se conformer à une décision collective, grégaire — ce qui n'empêchait pas une démarche collective consensuelle sur certaines questions. Ce côté fourmi, membre d'une fourmilière avant tout, me gênait. Et, une fois de plus, le respect des animaux semblait être la dernière de leurs priorités. Comme toujours, la destruction préalable du capitalisme était pour eux le passage obligé avant de pouvoir développer ensuite d'autres actions de fond.

Enfin bref, je ne veux pas trop m'étendre sur ces questions ici, mais j'ai été déçu par leur rhétorique pourtant bien rodée. Le réformisme mou a ses travers — qu'ils expriment *ad nauseam* — mais ils m'ont également dégoûté de la révolution pour de bon. Elle est de toute façon loin de montrer son nez, et les révolutions finissent invariablement en dictatures, regarde l'Histoire. Dans le domaine de l'alimentation, on peut estimer que le délire capitaliste a atteint un paroxysme vraiment flippant, où, pour aller dans le sens de Marx, la société se détruit elle-même par empoisonnement progressif. Beaucoup d'aliments de grande consommation comportant de graves risques pour la santé sont présentés comme le régime idéal pour les familles — sans parler du cataclysme environnemental que leur production nécessite.

En outre, beaucoup de ces aliments ont la propriété, pour ne pas dire la fonction primordiale, de provoquer des comportements d'addiction propices à la fidélisation de l'acheteur, ici devenu victime. Je me souvenais du grand procès contre l'industrie du tabac aux États-Unis. Il a été établi que les fabricants et les distributeurs de tabac ajoutaient des produits chimiques très addictifs dans les cigarettes légères pour que leurs clients restent accros, et ce même en consommant moins de nicotine en choisissant des ultra-light. Le remarquable livre de Naomi Oreskes et Erik M. Conway *Marchands de doute* a montré comment on pouvait manipuler et acheter les gouvernements, dont l'État américain en tête de gondole, pour ralentir la médiatisation de l'inéluctable conclusion, qui était que les cigarettes provoquent le cancer. S'ils ont été capables de nier ça, et de faire reculer toute mesure coercitive pendant des décennies, à l'évidence, pour un marché mille fois plus important — l'alimentation —, ils sont capables de tout. De *tout*.

Les produits contenant du gras et du sucre sont en permanence l'objet de publicité, de prix très bas, de promotions, etc. Légaux, ils sont mauvais pour la santé et ruinent la sécu. Et quand as-tu vu une promo sur les poires bio ou une pub télé pour les courgettes pour la dernière fois ? Ou des affiches vantant les délices du melon charentais ? Non. La fonction première des aliments et de la pub est de nous rendre accros : cacahouètes salées, crackers, chips, sodas, saucisses à base d'abats, bonbons, voilà ce qu'on vend aux enfants à la kermesse de l'école. Il existe en France un bureau de vérification des contenus, mais leur rôle consiste surtout à vérifier qu'il n'y a pas de mineur sans autorisation parentale, pas de mensonge sur un chiffre. Mais sur le fond ? Quelques mentions obligatoires du genre « Il est recommandé de manger cinq fruits et légumes par jour ». C'est mieux que rien.

Moi, aux enfants, je leur donne des figues, des bananes, des oranges, du raisin, ils en raffolent quand ils goûtent mais bien souvent ils ne veulent même pas goûter : ils sont conditionnés par les bonbecs et les sodas industriels saturés de sucre, de colorants chimiques, de trucs pourris pour provoquer des réactions « pschitt ! » dans la bouche — pas le gamin de ma voisine, heureusement, qui s'éclate aux bananes, aux grenades et aux pommes.

Le nombre d'aliments et de boissons contenant du sucre (une matière première à très bas prix) est incroyable. Il y en a partout, comme si le sucre assurait le phénomène du rapport addiction-prix le plus performant pour la fidélisation des clients. En consommer provoque une production d'insuline par le pancréas (est-ce à l'insuline qu'on devient accro ?), qui régule le taux de glucose dans le sang. Les statistiques liées aux comportements de sujets en manque, c'est-à-dire en hypoglycémie (baisse de la concentration de glucose dans le sang, ce qui provoque l'émission d'insuline), sont effarantes : les troubles potentiels comprennent très clairement la dépression, les comportements de délinquance, de violence, voire d'ultraviolence (meurtres, etc.), un ralentissement du cerveau, l'hyperactivité chez les enfants, une modification de leur croissance et une ribambelle d'autres horreurs. Tout ça pourrait être évité en ne consommant que très peu de sucre. Pourquoi collent-ils du sucre jusque dans les produits salés, sinon parce que les clients reviennent, menés par le bout du nez par l'hypoglycémie ? On pourrait aussi parler du sel (trop présent), un autre poison, qui bouche les artères (entre autres), ou du gras contenu dans les chairs animales, qui est l'une des principales causes des maladies cardio-vasculaires, des cancers, etc. Encore et toujours du pousse-à-l'addiction, comme pour le tabac.

Selon l'éminent docteur américain Russell Blaylock, la nutrition est carrément capable d'activer certains gènes et d'en neutraliser d'autres. Elle modifie ainsi de façon significative le développement des fœtus, puis des enfants, des adultes et leurs comportements, et particulièrement tout ce qui est lié au cerveau. Prendre conscience de tout ça est la panacée pour un tas de problèmes. Nombre de maladies dégénératives, dont Alzeimer et Parkinson, certains cancers (par exemple, cancer du sein = conso de lait, de sucre, de pain blanc, etc.) peuvent être provoqués par une nutrition inadéquate. J'ai été ravi de découvrir que le cerveau consomme énormément d'énergie et ne se met jamais au repos. Il se régénère en permanence, très rapidement, et conditionne tout le métabolisme. Il a besoin d'un apport constant de nutriments de qualité. Comment peut-on prendre son alimentation à la légère à ce point ? Pourquoi ne m'a-t-on jamais enseigné à l'école les bases de la nutrition ? Moi, tout ce qu'on m'a dit là-dessus, à l'école, c'est que les hommes préhistoriques chassaient des mammouths et des cerfs, mange ta côte de porc, elle va refroidir.

Je comprends que les jeunes se foutent de leur santé, j'étais pareil. Je comprends qu'on n'ait pas envie de regarder la composition des aliments, qui est inscrite en allemand en caractères corps trois minus au dos du paquet. Mais il y a des limites à l'inconscience, et je m'adresse notamment aux femmes enceintes : mangez des pommes, pas du jus de couenne de porc bouillie trempée dans l'affreux glucose ! Car vos rejetons chercheront à retrouver le goût de ce que vous mangiez pendant votre grossesse, mes bonnes dames…

Ma sympathie allait, depuis les années 1980, vers le mouvement écologiste français, les Verts, qui était hyperbordélique, mais qui, au moins, essayait de construire un truc intelligent et innovant. Ça commençait à vraiment accrocher en Allemagne avec Cohn-Bendit et Fischer, qui avaient réalisé des réformes importantes dans un pays où l'on ne rigole pas avec la mécanique. Mais comme je l'ai précédemment évoqué, les écolos ne voulaient pas parler de végétarisme, tout en connaissant le cataclysme produit par l'exploitation animale et ses besoins démentiels en matière de cultures. Je suppose qu'ils n'avaient pas envie de se friter avec le lobby agroalimentaire, ils se faisaient déjà assez de cheveux blancs avec l'infernale industrie nucléaire qu'ils essayaient de dénoncer.

J'aimais bien ce slogan : un hectare peut nourrir cinquante végétaliens — ou deux carnivores. C'est un peu succinct, mais ça montrait bien l'enjeu qui aurait dû dominer l'écologie. Et je ne te parle même pas de l'eau. Étant donné la démographie actuelle, il est probable que, si elle doit survivre, l'humanité ne pourra pas faire autrement que de devenir végane à court terme, voilà la question de fond dont je suis venu vous rebattre les oreilles. Croyez-moi, je préférerais vous parler de rock and roll, mais à quoi bon écrire un bouquin sur tout ça si on ne peut pas mettre les pieds dans le plat ? Tu préfères la démagogie ? Être caressé dans le sens du poil ? Pas avec moi. Les informations auxquelles j'ai eu progressivement accès m'ont retourné. Selon le livre *Bidoche,* de Fabrice Nicolino, si la Chine continue sa croissance comme ça, en 2030, soixante-dix pour cent à quatre-vingt pour cent des cultures du monde serviront à nourrir des animaux d'élevage pour la Chine. Voilà ce qu'il se passe. Et ne me parlez pas de cette mode du pâté de ver de terre et du beignet de criquet, dont certains journalistes naïfs ont considéré qu'elle pouvait être une réponse. Non seulement je trouve ça répugnant, mais pour produire les protéines nécessaires afin d'engraisser des milliards de criquets (on les élèvera dans les prés, près de chez vous ?), il faudrait plusieurs fois leur poids en protéines végétales, évidemment. Donc le problème de fond reste le même. Désinformation, fausse piste orchestrée par l'industrie, coup de marketing, racolage médiatique à bon compte pour temps de cerveau disponible. CQFD.

Je pense que les Verts ne veulent pas parler de tout ça parce qu'ils pensent que les gens ne sont pas prêts à changer leur alimentation. Ils ont peur de perdre des points en leur faisant peur. Ils ont le même problème de com avec le nucléaire, les bagnoles, etc. Mais c'est faux. Les gens sont prêts à évoluer, il faut arrêter de les prendre pour des cons. Il suffit de leur expliquer gentiment, et de leur cuisiner un curry de légumes aux petits oignons à la maison, c'est quand même pas compliqué. Et s'ils veulent vraiment de la bidoche, tu leur refiles de la viande végétale : personne ne voit la différence. Sans blagues. À Bruxelles, les restaurants véganes ne marquent même plus qu'ils le sont — et personne ne remarque. Comme à la Brasserie Lola, rue du Théâtre, à Paris, où c'est marqué en petit en bas du menu : personne ne le lit et on ne le sait que si on a été prévenus. Et c'est bon, c'est plein tous les jours. Au Canada, la marque Garden produit cinquante tonnes de viande végétale par jour, avec une croissance accélérée de quarante pour cent par an.

En fin de compte, j'en ai conclu que l'opinion publique n'était pas prête, comme on dit dans le milieu politique, et déçu par les écolos comme par les autres, j'en suis revenu à la démarche personnelle qui m'a toujours réussi et fait des émules autour de moi. J'avais moi-même encore beaucoup de chemin à faire pour trouver une alimentation intelligente et responsable, notamment parce que je consommais encore un peu de produits laitiers et beaucoup trop de sucre. En France, le sucre tue plus de monde que l'alcool ou le tabac. J'avais stoppé les drogues, la chair animale et le tabac à la suite de décisions personnelles, dont le dénominateur commun est le respect pour moi-même.

Pendant des décennies, j'ai pu éclairer et aider un tas de gens qui souhaitaient aller dans ce sens et n'avaient pas peur de demander des infos. Je crois que ça marche pas mal comme ça: transmettre mon expérience. Demander à quelqu'un de changer son alimentation, ça signifie lui demander d'avoir une prise de conscience. Et s'il ne l'a pas eue, il n'est pas prêt. J'espère qu'à force de te bourrer le crâne depuis deux cents pages t'as eu une super prise de conscience, au fait. Parce que, sans prise de conscience, il n'y a pas de libre choix ! Bon, pause, on va reparler reggae, je sens que ça te ferait plaisir. Tu vois, je suis le bon cheval, une crème d'homme.

Le volume trois de mes coffrets Marley est paru en 1998. Tout est sorti aux États-Unis, en Allemagne, sans parler d'une série d'albums et de 45 tours de vinyle pleins d'inédits qui ont fait connaître mon travail jusqu'au Japon. Quand Tatiana et moi nous sommes séparés, j'écrivais des présentations de disques de reggae pour le catalogue mensuel du Club Dial, des chroniques de reggae pour *Rock & Folk*, toutes les notices reggae et des dizaines de notices rock pour le *Dictionnaire du rock*, des textes à gogo pour la série des Bob Marley — je frisais l'overdose de reggae.

Après une série de concerts, j'avais quitté les Dub Ambassadors en 1997. J'ai commencé à composer des chansons avec Annabelle Mouloudji, une merveilleuse interprète de jazz avec qui j'ai décroché un contrat d'éditions musicales. Annabelle a aussi participé à plusieurs de mes enregistrements et j'ai joué sur certains des siens, dans un style jazz ambiance grand hôtel, ce qui me changeait des vibrations ghetto reggae dans lesquelles je baignais. C'est pendant cette période que j'ai écrit *Les Andouilles*, gravé avec les musiciens de jazz choisis par l'exquise Annabelle. Je m'y adresse à une andouille féminine qui veut me faire avaler de la daube. Les paroles sont assez saignantes. Je pensais que l'élégance du jazz au tempo moyen apporterait un contraste bienvenu pour faire passer la pilule de mon trip tripoux. Dans le studio, les viandards ont détesté, mais ils n'ont rien osé dire.

Il faut avoir des tripes
Pour manger des tripes
Moi ça me prend aux tripes
Et c'est pas mon trip

Il faut de l'estomac
Pour manger du gras
Double ou foie gras
Je ne mange pas de ce pain-là

J'aime pas les andouilles
Je ne peux pas digérer ça
Moi ça me barbouille
Quand tu me fais du plat.

Puis risquant de heurter quelques amies, je me suis aventuré à chanter les vers suivants, qui reflétaient le fond de ma pensée. Tatiana disparue dans les limbes, je devenais de plus en plus difficile. J'envisageais mal d'avoir une relation avec une fumeuse ou une défoncée, une boulimique, et encore moins avec une omnivore :

Faut avoir des couilles
Pour se taper un boudin
Pour se taper une andouille
Qui finira en eau de boudin
Je préfère une belle plante
Qui me donne du cœur au ventre
Mais pas une carnivore
De peur qu'elle me dévore[80].

Cette période a été assez frustrante, car les non-fumeuses clean et végétariennes avec de la conversation sont assez rares à Paris. Être un artiste fauché à la quarantaine n'arrangeait rien. J'étais maintenant face aux limites d'une marginalité qui commençait à me peser. Que ferais-je avec une ravissante idiote,

80. *Les Andouilles*, extrait de l'album de Bruno Blum *Think Différent*, Ménilmontant International, 2002.

comme j'en avais connu par le passé ? Où trouver une femme ouverte d'esprit, prête à me suivre dans mon trip sans tripes ni tabagie ?

***

On m'a proposé, en 1999, de rédiger plusieurs notices dans un dictionnaire Larousse, *Le Siècle rebelle, dictionnaire de la contestation au XXe siècle*. J'ai été frappé de réaliser qu'aucune mention du végétarisme n'y avait été prévue alors qu'à l'évidence les adeptes du régime végétal constituaient un important mouvement contestataire. Cette lacune en disait long sur l'ignorance qui prévalait sur ces questions en France, y compris chez les intellectuels. Je suis donc sorti de mon cadre musique et rastafari habituel et j'ai proposé une notice sur le végétarisme, qui a été acceptée par l'éminent Emmanuel de Waresquiel. Rédigée sur un ton radical et explicite, elle constitue à ma connaissance la première publication de référence sur cette question chez Larousse. Certains ont adoré et m'ont écrit des mots de soutien. Cette publication m'a aussi valu des réactions hostiles de certains lecteurs, choqués par le contenu des informations qu'ils y ont découvert et par le ton franc que j'avais employé. Oser dire, par exemple, que l'on affame des enfants en cultivant des céréales pour les animaux d'élevage au lieu d'utiliser la terre pour les nourrir, c'est polémique, et ça provoque souvent une réaction de rejet en Sensurround. On en reparlera après le dessert.

Les tensions avec ma famille ne s'arrangeaient pas non plus. On aurait dit que ma période défonce les avait moins gênés que ma période végétarienne. Une de mes sœurs m'appelait l'ayatollah et l'autre, le fasciste. Pourtant, il n'y a rien de fasciste à être contre une violence qu'on peut facilement éviter. Quelques mois plus tôt, j'avais assisté à un rare repas de famille avec mon père, désormais installé en pleine campagne. À la suite d'une discussion à table, je lui avais suggéré de prendre conscience que pour certains, manger les animaux était choquant et arriéré (je ne sais plus exactement quel terme j'ai utilisé). Plutôt éméché, il m'a jeté un verre de pinard à la figure et viré de chez lui, en rase campagne et en pleine nuit. Une de mes sœurs nous a accompagnés, Tatiana et moi, à la gare. Ce genre d'incident diplomatique était devenu courant. Avec ma grande gueule, mon franc-parler face à la cruauté et à l'indifférence générale, je devenais souvent désagréable, voire provoc, espérant confronter les gens à leurs énormes contradictions, pour faire quelque chose, pour qu'ils réagissent enfin, quoi. Mais je n'étais pas avec les Wailers dans un studio de Kingston, ni chez les rastas de Californie ou dans un restau indien de Camden Town. J'étais en famille du côté de Chartres, sur la planète charcuterie, où ça fleurait bon la bavette et le bordeaux. Le choc culturel était inévitable. Comment vivre avec une conscience et un souci éthique un peu plus développé que d'autres ? Si je vois un type égorger un chien dans la rue, je réagis, non ? Si un type égorgeait un petit veau ou un cheval au couteau dans la rue, les passants appelleraient les flics et lui botteraient le cul. Si on égorge un veau dans un abattoir, je réagis aussi. Non ?

CHAPITRE 16

Le culte de l'amateur

Mon plan Marley est parti en sucette. Malgré mes efforts, les associés anglais de Danny Sims ruaient dans les brancards, ils ne supportaient plus qu'on fasse tout à Paris. Maintenant que ça marchait enfin, après toutes ces décennies perdues, ils voulaient le contrôle. Ils essayaient de revendre en douce tout le somptueux catalogue Marley à Universal Londres pour encaisser de la fraîche et larguer les mangeurs de grenouilles. Ça traînait, et je ne pouvais pas sortir les deux derniers albums de la série. Ce qui n'arrangeait vraiment pas mes finances. Donc dèche, blues et quelques nouvelles chansons enregistrées en guise de consolation — merci à l'excellent ingénieur du son Stéphane Gral au passage, et à tous les musiciens qui m'ont soutenu et supporté à cette époque.

L'année 2000 a été un long tunnel : plus d'Annabelle une fois que notre éditeur nous a laissé tomber, plus de groupe, un bouclage et des relectures interminables et non rémunérées du pharaonique *Dictionnaire du rock*, idem pour ma bio de Lou Reed, bref, que des trucs chiants à faire. Écrire des bouquins, c'est un sacerdoce, je ne souhaite ça à personne (amitiés à mon éditrice). Le dictionnaire en trois volumes est sorti au printemps, après six ans de travail difficile. J'en avais écrit quinze pour cent et j'attendais un tas de fric, une fois la quantité de texte exacte calculée, à moi le contrat et les dollars. Mais Robert Laffont a refusé de nous filer le contrat promis par Assayas et nous a dit de nous débrouiller avec lui. Le rock, c'était pas du tout le style de la boîte, et on s'est fait dégager comme des clodos, comme des rockers. Embrouille générale, fâcherie acrimonieuse avec Assayas, guerre des clans dans l'équipe, gros papier dans *Libé* et procès monstre rendu possible par Yves Bigot, un gentilhomme coauteur aisé qui a pu avancer l'oseille nécessaire pour financer un avocat en platine irradié (que le dieu Ogun te soit éternellement favorable, Yves, et vas-y doucement sur la ratatouille). Parmi les trente coauteurs, j'étais le seul végétos présentable.

La seule bonne nouvelle a été de signer un contrat de licence pour un CD réunissant toutes les versions existantes de *War*, les dubs, le duo avec Bob, la version chantée par Buffalo Bill, un délire de Big Youth, etc. *The War Album* est sorti le 1er janvier 2001 et s'est relativement bien vendu (au moins deux mille, ce qui objectivement est minable). J'étais maintenant un producteur de reggae. Mon album *Nuage d'Éthiopie* est sorti peu après. Les Wailers étaient d'accord pour que je joue en première partie de leurs concerts sur la tournée promotionnelle de lancement de l'album, une vingtaine de concerts en France. On allait enfin me parler d'autre chose que de Bob Marley. On a bossé, Virginie Borgeaud-Bigot et son équipe, pour monter tout le projet. Les radios frémissaient. Le public accrochait. Mais damnation, le tourneur qui avait les Wailers sous contrat nous a sciemment et vicieusement plantés, annulant toutes les dates au dernier moment, coulant la promo de l'album et nous dégoûtant de la vie pour une bonne semaine. Seule la Coopérative de Mai de Didier Veillot à Clermont-Ferrand, qui a compris l'arnaque, a maintenu la date. Et me voilà avec Dub De Luxe, mon nouveau groupe, ouvrant pour les Wailers.

Le XXIe siècle s'annonçait très mal pour les artistes professionnels. Dans les villes, la popularité de l'écologie se traduisait principalement par la fermeture des bars accueillant des musiciens. Le bruit, pollution numéro un en ville selon les sondages, était visé. Il était plus facile de fermer un bistrot animé que d'interdire les marteaux-piqueurs ou les bus au diesel.

Les gens qui appelaient la police en raison d'un concert dans le bar du coin étaient récompensés par une descente de police. J'avais remonté un groupe de rock en 1999, les Blum Brothers, et on jouait régulièrement dans un troquet de la rue des Cinq-Diamants, à la Butte-aux-Cailles. L'un des plus accueillants de Paris, ce petit quartier regorgeait de bars ouverts tard, de restaurants dont un végétarien, l'excellent À la bonne heure. On a été les derniers à jouer au Bougnat, qui était plein à craquer de jeunes, de danseurs, de filles, de rigolade chaque fois qu'on jouait. Un coup de fil d'un voisin aux flics a interdit les concerts sous peine de fermeture. Le café n'y a pas survécu et a fermé peu après, remplacé par une laverie automatique qui a autant de succès que nous. À ma connaissance, il n'y a plus de concerts dans le quartier depuis. Ainsi resplendissait la vision écologiste sous Jacques Chirac : interdire la musique dans les bars. Peu ont survécu. En vingt ans, Paris était passé d'une ville de fête où rock, jazz, reggae et funk pulsaient sur mille scènes, à une ville morte, piège à touristes, aux bistrots PMU sinistres, avec télé grand écran.

Dans ce contexte, il devenait de plus en plus difficile de vendre de la musique à quiconque, scène, disque. Sans le soutien d'une multinationale et de la télévision, c'était voué à l'échec, et les multinationales investissaient principalement sur des artistes de moins de vingt ans, sur de la variété de grande consommation. La qualité des productions baissait drastiquement. Un nombre important de musiciens se retrouvaient à la rue. Les artistes indépendants comme moi étaient au bord du gouffre. La rédaction de livres était difficilement viable. La photographie, le dessin, le journalisme, toutes les formes d'expression étaient touchées par Internet où les productions d'artistes étaient pillées au nom du partage gratuit de la culture.

On me reprochait carrément de vouloir gagner de l'argent avec ma musique, qui me prenait pourtant un temps fou à travailler, composer, réaliser, enregistrer, commercialiser, interpréter sur scène et promouvoir. Sans compter que tout cela avait un coût énorme : studio, matériel, temps... même avec l'aide bénévole de studios, d'ingénieurs du son, de musiciens, de photographes, de maquettistes et de réalisateurs qui appréciaient mon travail, on ne pouvait plus lutter contre les amateurs produisant de la musique très rapidement avec des ordinateurs qui inondaient le marché en mode concurrence déloyale. Il fallait maintenant être amateur pour être honnête. Les professionnels et leur savoir-faire devenaient louches. Les enregistrements de musique classique devenaient impossibles à financer. Idem pour le jazz, le rock, les instruments non électroniques... et je ne parle même pas des difficultés des intermittents du spectacle... Sur ce thème, je vous recommande l'excellent livre *Le Culte de l'amateur*, d'Andrew Keen.

Si l'on dit la vérité,
on est sûr d'être tôt ou tard démasqué.

Oscar Wilde

La désinformation sur le végétarisme florissait, financée discrètement par l'industrie agroalimentaire et ses aficionados. L'industrie devançait souvent les vrais libres penseurs en occupant le terrain d'Internet, en diffusant une profusion d'idées orientées dans le sens de leur intérêt. Mes articles, dessins et photos étaient copiés et pillés partout en ligne. En dépit de mes multiples compétences intellectuelles et artistiques, ma vie devenait très difficile. Je vivais désormais de conférences sur l'histoire de la musique, et du reggae en particulier. Mes clients étaient principalement les médiathèques, qui me contactaient par le biais de mon site internet brunoblum.com. Je continuais aussi la scène dès que je pouvais trouver un engagement. On me demandait surtout de jouer des reprises de rock. Mes chansons demandaient de l'attention, d'écouter les paroles, d'être ouvert à des compositions qu'on ne connaît pas. Mais quand tu joues *Johnny B. Goode* ou *Satisfaction*, ça danse dans la salle, et c'est tout ce qu'on te demande.

Avec les Blum Brothers, on a joué dans un bowling, un marché, on a même fait des mariages, une expérience pleine de bons souvenirs. Comme pour la plupart des artistes, mes compos perso étaient moins demandées mais on les plaçait à la première occasion. Des morceaux comme *Dans les choux* ou *Vent du Sud* plaisaient bien, mais personne ne pouvait acheter le disque, puisqu'il n'existait pas.

C'est alors que j'ai eu l'idée de proposer au producteur de feu Serge Gainsbourg, Philippe Lerichomme, de remixer en style dub la période reggae de son associé : *Aux Armes et cætera*, le plus grand succès de Gainsbourg, rien que ça, et ses deux autres albums reggae. Le remix, appelé le dub en Jamaïque, est une invention jamaïcaine qui date des années 1960 et, là-bas, une bonne chanson, un bon single, occasionne une version dub délirante, vendue en face B du 45 tours en vinyle. Lerichomme m'a reçu poliment et m'a demandé ce que j'avais fait. Je lui ai filé les *War Album* et *Nuage d'Éthiopie* tout frais. Le premier avait été enregistré avec les musiciens de Marley (que Gainsbourg avait essayé d'engager en 1979) et le deuxième, bien que composé dans mon style personnel, faisait forcément penser à Gainsbourg : reggae, paroles léchées, voix intime — il a dû aimer puisque Lerichomme a vendu tout mon projet à Santi, l'ex-batteur de La Mano Negra (avec Manu Chao), devenu entre-temps président des disques Mercury. Je suis reparti à Kingston, cette fois-ci pour quelques mois. J'ai passé au total près de deux mois en studio à mixer et remixer *Aux armes et cætera* et *Mauvaises Nouvelles des étoiles* avec la bénédiction des musiciens Sly & Robbie, qui m'ont conseillé et aidé. On a même rejoué l'accompagnement de *Marilou reggae* et j'ai enregistré six chansons à moi. J'ai donc travaillé avec des rastas comme l'immense ingénieur du son Soljie Hamilton.

Là-bas, personne ne rigole quand tu es végétarien. Les rastas sont très minoritaires et souvent détestés par le reste de la population, mais les végétariens sont nombreux et les gens les respectent, car ils considèrent que c'est un respect pour la vie et, surtout un précepte biblique, une forme d'engagement spirituel. Les adventistes, assez nombreux, tiennent nombre de restaurants. Le poète du dub Mutabaruka tenait un restau-librairie rasta cent pour cent VG. Et la spiritualité, les Jamaïcains ne rigolent pas avec ça. Soljie faisait parfois une prière avant de commencer le mixage. J'étais avec lui de tout cœur et d'esprit. Chaque jour, donc, à la pause déjeuner, on se faisait livrer un plat Ital des familles, préparé par le dread du cabanon en tôle de zinc du ghetto, à cent mètres du studio Anchor. C'était vraiment très bon, et ça changeait des vannes que j'essuyais dans les milieux parisiens, où l'on changeait de trottoir quand on me voyait arriver en quête de compagnie pour aller déjeuner.

Quiconque imagine que je mange des carottes bouillies fadasses et que je perds mes dents tellement j'ai de carences devrait être traîné dans le boui-boui Ital à emporter d'Old Hope Road, au coin de Waterloo Road, à Kingston. Ça lui apprendrait la vie. Je précise que je n'avais pas le droit d'y aller, même accompagné. Quartier trop dangereux. J'avais donc un employé spécialisé dans la commande et la livraison de deux barquettes à heures fixes, ce qui a été très compliqué à organiser (les heures fixes sont un concept étranger pour les Jamaïcains). J'ai aussi produit quelques titres de Big Youth, de Lone Ranger et de King Stitt, entre autres, tous végétariens Ital style. Je suis rentré à Paris sain et sauf, avec ma guitare et toutes les bandes — et des heures de remix qu'on a encore retravaillés et montés à Paris.

Trois mois plus tard, je m'envolais pour Lagos, l'incroyable New York africain, au Nigeria. La ville de feu Fela Kuti, le fondateur et roi de l'afrobeat, la métropole qui fait ressembler *Mad Max* à un euphémisme. J'y étais invité pour conférer sur la vie de Bob Marley et jouer lors de la nuit de concerts donnés par l'Alliance française à cette occasion. Dans cette ville ultra-violente, surpeuplée, hyper méga bordélique, où l'on parle cinquante langues différentes, personne ne s'étonne plus de rien, même pas d'un Français végétarien. Le cuisinier de mon hôte, Pascal Letellier, a donc eu la gentillesse de me nourrir en cuisine locale sans bêtes, alors que la tradition locale est, comme presque partout ailleurs en Afrique, ultra-violente. Les Nigérians sont très gentils, très doux et très polis. Parce qu'ils savent que si quelqu'un s'énerve, ça peut mal finir. Pour moi, ça s'est très bien terminé, puisque j'ai enregistré un album de mes compositions, *Welikom 2 Lay-Gh-Us!*, en collaboration avec le chanteur d'afrobeat Amala et les musiciens de Fela Kuti, dans le studio même où travaillait Fela. Une expérience fabuleuse avec vingt musiciens, que je vous raconterai une autre fois. Les musiciens étaient venus en famille et, avant l'enregistrement, les femmes ont préparé un repas végétal pour toute la bande, au moins cinquante personnes avec les enfants.

Pourquoi produire tous ces enregistrements, écrire ces chansons, ces livres, ces histoires, et les dessiner ? Parce que j'ai passé ma vie à essayer de progresser, à tenter de m'élever et d'inspirer les autres par capillarité. Être inspiré, c'est bien, mais inspirer les autres, c'est fabuleux. C'est ce qu'ont fait pour moi Chrissie Hynde ou Mœbius. J'ai rencontré tant d'artistes célèbres et/ou brillants, de Goscinny à Lou Reed, de Paul McCartney à Hugo Pratt, de Franck Margerin à Maceo Parker, de Smokey Robinson à Johnny Rotten, du Professeur Choron à Laurent Chalumeau — et ils m'ont transmis cet irrépressible désir d'accéder à une dimension artistique qui me soit propre. Ils m'ont montré qu'ils existaient, qu'il était possible de faire ce choix de vie-là. Certains, comme Lee « Scratch » Perry, Chrissie Hynde, Bob Dylan, Paul McCartney, Lenny Kravitz et plein d'autres, étaient végétariens. Lou Reed, me parlant du rock commercial, m'avait dit : « J'ai de plus hautes ambitions. » Leurs œuvres m'avaient de toute façon déjà tiré vers le haut. En parlant avec eux, en les écoutant, j'avais senti plus encore que je n'avais pas d'autre choix que de persévérer, de suivre mes intuitions. Et mon intuition fondamentale est de progresser. D'aimer mieux, de dessiner mieux, de jouer mieux, d'écrire mieux, de ne jamais oublier l'humour, la compassion, de ne jamais cesser de travailler, comme Diderot, qui était drôle et profond, comme Lou Reed, qui était aussi drôle qu'insupportable mais muni d'un talent et d'une intelligence supérieurs. Comme les autres, il suivait son intuition, il était à l'écoute de quelque chose de plus grand que lui et acceptait d'en faire partie sans complexe. Ce feu sacré n'a jamais été très difficile : je n'ai fait qu'écouter mes intuitions moi aussi, suivre mes impulsions, m'autoriser à avancer, à évoluer, à prendre des risques, à tenter de faire fructifier mes dons.

Dans ce cadre de vie-là, où je ne cesse d'essayer de m'améliorer, d'être moi-même le plus possible, il ne s'agit plus seulement d'expression artistique mais de vie tout court. Peu importe la valeur qu'on attribue à mes actions, qu'on me trouve prétentieux ou inspiré, bon ou mauvais, ce qui compte, c'est que je progresse dans tous les domaines. C'est une forme de respect pour moi-même, un bien très précieux, trop rare, un objectif à ne jamais perdre de vue. Le respect pour soi-même amène à plus de respect pour tout ce qui mérite d'être respecté — et je trouve que manger les animaux n'en mérite pas beaucoup, du respect.

On me juge souvent trop franc, on me reproche de montrer ostensiblement mon attitude, qui est de choisir coûte que coûte la vie que je veux vivre. Pourtant, la vie n'est pas une répétition, on n'en a qu'une. Ou alors, on ne vit que deux fois : une pour soi-même, une pour ses rêves, dit la chanson. Oui, c'est ça, je veux qu'à mes obsèques, en conclusion de la cérémonie, quand tout le monde quitte la salle, s'élève la chanson *You Only Live Twice,* de John Barry, père de feu mon amie Kate. La pulsion créatrice permet d'échapper aux vicissitudes et aux trivialités permanentes de la vie et de sublimer les choses. J'essaie simplement de mettre l'essence de cette divine pulsion créatrice au service de ma vie tout entière. D'améliorer ma vie de l'intérieur. Oui, je ne veux pas spécialement avoir, je veux être, quoi. D'ailleurs, pour ça, j'ai au moins déjà rempli la première moitié du programme.

J'ai appris à vivre sans trop de conneries superflues, à vivre assez chichement par rapport à ce qui m'entoure. Je peux donc te servir ici une apologie de la sobriété — et non une apologie de la pauvreté, comme disait Pepe Mujica.

Toute ma vie, j'ai essayé d'être moi-même, et on me l'a fait payer très cher. Mais je m'en fous. Cet objectif de perfectionnement autodidacte est tous azimuts, il ne se limite pas à la technique du chant ou à la cuisson des pommes de terre. Je suis loin du compte évidemment, mais la soif de justice est forcément centrale dans ce perfectionnisme qui m'habite. Justice pour moi-même, pour l'humanité et pour les animaux qui, contrairement à l'humanité, ne peuvent pas se défendre.

Je découvrais jour après jour l'infinie variété des recettes VG, au four, crues, froides, chaudes, indiennes, chinoises, américaines... Comment avais-je pu passer à côté d'un tel raffinement, d'un nouvel horizon pareil ? Quelques chefs pionniers mis à part, comment la France, pays de la gastronomie, pouvait-elle passer à côté de l'exploration de ce continent végétal tout entier ? Et comment, dans un pays où la justice a un sens, pouvait-on bafouer à ce point-là les règles les plus élémentaires de décence en infligeant des traitements pareils aux animaux ? Selon l'association PETA France, ce sont quand même cent milliards d'animaux qui sont abattus chaque année dans le monde. Comment est-ce qu'un délire pareil pouvait passer inaperçu ?

La modération face à l'insupportable n'est pas une vertu.
Armand Farrachi

J'ai compris que la notion de supériorité de l'homme sur les animaux plongeait ses racines dans le même moule que celui qui considère les hommes supérieurs aux femmes, les hétéros supérieurs aux homos, les Noirs supérieurs aux Blancs, et vice versa. Racisme, homophobie, sexisme : il faudra maintenant compter avec le spécisme, la discrimination des espèces. Comment faut-il le dire ? Devrais-je plutôt mettre la recette de la ratatouille dans ce livre ? Ou du risotto ? Expliquer comment on prépare le tofu à la sauce ravigotte ? C'est pas dur, il suffit de chercher quelques recettes véganes, il y en a des milliers de démentielles sur Internet. Le pesto, c'est plus convaincant que la philo ?

J'ai déjà mis ici le contact du site unmondevegan.com, qui vend des dizaines de simili-carnés stupéfiants, débrouille-toi avec ça, je ne vais pas faire tout le boulot à ta place. Il faut comprendre que l'humanité est à un moment charnière de sa longue histoire. Il faudra sortir du nucléaire comme de l'agriculture intensive, c'est une question de survie et de bon sens. Le programme, c'est de déconstruire toutes les conneries qu'on a laissé faire pendant un siècle entier, voire plus. Il y a deux cents ans, on m'aurait insulté si j'avais voulu abolir l'esclavage. Il y a cent ans, les mêmes se seraient moqués de moi si j'avais voulu donner le droit de vote aux femmes. Il y a cinquante ans, je n'étais qu'un garnement quand, dans un paquet d'États américains, les Afro-Américains n'avaient pas encore le droit de vote, ni l'accès à l'éducation. Étaient-ce toujours les mêmes affreux qui crachaient sur les partisans de l'égalité ? Il y a vingt-cinq ans, on m'aurait traité de pervers si j'avais voulu légaliser le mariage gay. Maintenant, c'est au tour des animaux, et on se moque de moi parce que je veux abolir leur esclavage. Mais c'est moi qui rigole, parce que la civilisation gagne du terrain. Il faut choisir son camp maintenant. Il n'y a pas de précurseurs, il n'y a que des retardataires, disait Jean Cocteau. On trouve sur Internet la preuve d'un énorme changement dans les consciences, et ce particulièrement aux États-Unis, où une partie de la population se tourne vers ce que l'on appelle là-bas le développement personnel. Comme le dit joliment la jeune chanteuse et vidéaste végane Erin Janus, dont le blog sur l'amélioration de soi a un sacré succès dans le monde anglophone, « Pourquoi les médias s'indignent-ils quand un dentiste américain tue Cecil le somptueux lion à crinière noire, tandis que personne ne tique quand trois cents millions d'autres animaux sont tués par l'homme chaque jour ? Et qui plus est dans des conditions abjectes ? C'est juste parce que le lion est plus beau ? Quel est ce raisonnement ? »

Janus, dont la génération est aux prises avec des enjeux qui vont l'affecter directement, ajoute :

Le monde ne mérite plus les gourous indifférents ni les suiveurs apathiques. On a besoin de militants, de gens qui font bouger les choses, qui s'expriment et qui agissent. Ne vous laissez pas attirer par les malentendus, les idées fausses et les dogmes décevants qui sont arrivés avec des religions comme le new age. La vraie spiritualité passe par la responsabilité, la moralité et l'utilisation de votre volonté dans l'action pour le bien de cette planète et de tous les êtres avec qui on la partage[81].

Certains me parlent de vente directe, de mieux traiter les animaux, de fermes écoresponsables, tous ces attrape-nigauds pour gogos qui croient encore aux élevages bio. Mais tout ça, c'est du marketing. Quatre-vingt-quinze pour cent des élevages en France sont industriels. Et même dans un élevage modèle, il y a une insémination artificielle, une détention à vie, un transport vers l'abattoir, l'horreur de l'exécution et le piétinement de tous les droits les plus élémentaires. Quand va-t-on enfin sortir du Moyen Âge ? Quoi, tu t'en fous des animaux ? Un jour, un type m'a dit « Quand même, un poulet, c'est pas pareil qu'un homme. » Et alors ? Est-ce une raison pour le mépriser ? En faire un objet de consommation ? Un dromadaire bâté qui tourne toute sa vie autour d'un puits, c'est pas pareil qu'un esclave humain ? Tu t'en fous si on égorge une dinde ? Ces gens me choquaient et je le leur disais en face.

81. www.erinjanus.com

Tu me demandes si je veux sauver les moustiques aussi ? Moi je te réponds – a) que t'as rien trouvé d'autre à dire parce que, pour manger les animaux, il n'y a pas d'arguments qui tiennent la route, je ne suis pas obligé de penser comme ça, c'est la pensée zéro et je n'ai pas un tube digestif à la place de la cafetière – b) est-ce que ça te gêne qu'on mange des chats ? Pourquoi ne manges-tu pas *aussi* des chiens et des chats ? En Indonésie, en Corée, en Chine et ailleurs, des centaines de millions de chiens et de chats sont élevés, écorchés et mangés par des gourmets, des gastronomes. T'as pas envie de goûter ? Moi non plus. Pourtant, c'est très bon ; c'est comme le poulet, il paraît, hein, alors tu ne vas pas rater ça quand même. En Inde, on mange des chiens — mais la vache est sacrée. Ici, c'est l'inverse, le chien est protégé par la loi mais certains mangent des vaches. Quand va-t-on arrêter ce délire cosmique ? Ce nivellement par le bas ?

Sept cents millions de carnivores
Et moi et moi et moi
Qui mange des animaux morts
En Chine des chiens et en France des vaches
J'y pense et puis j'oublie
C'est la vie c'est la vie[82]

Ce qui nous amène à la publication de mon troisième album, *Think Différent*, sur lequel ce morceau est paru en 2002. Il contient quelques-unes de mes meilleures chansons, mais sans maison de disques digne de ce nom, sans promotion, sans concerts faute de tourneur, personne n'en a parlé, à l'exception de Klaus Blasquiz qui en a publié une chronique dithyrambique dans *Guitare Magazine*. Le flop total.

J'ai appris à encaisser l'indifférence et les échecs. Je m'étais ouvert de mes difficultés au grand chanteur américain Roy Orbison, qui avait connu des revers mémorables, d'épouvantables drames personnels et une traversée du désert de deux décennies. Il m'avait remonté les bretelles en deux minutes, m'expliquant qu'il ne faut jamais douter et continuer, sans faiblir,

82. Extrait de l'album *Think Différent*.

sans renoncer, sans se laisser atteindre et toujours avancer. Il avait trouvé les mots justes. Il m'avait touché.

Vénéré, et copié par ses amis Elvis Presley et les Beatles avec qui il avait tourné en tête d'affiche à leurs débuts, Roy avait accumulé un nombre impressionnant de succès (dont *Pretty Woman*) dans les années 1960, avant que sa maison de disques ne coule, rendant impossible l'exploitation de ses morceaux, soudain indisponibles. Après le décès accidentel de ses enfants, puis de sa femme, il a été complètement ruiné et oublié. Quand je l'ai rencontré, en 1989, il venait de faire un retour complètement inespéré : il avait monté un super groupe avec, au chant à ses côtés, Jeff Lynne, l'ex-Beatles George Harrison et Bob Dylan en personne. Les deux excellents albums des Traveling Wilburys s'étaient vendus à des millions d'exemplaires et Roy sortait enfin son nouvel album solo, qui allait monter au numéro un. Il avait accepté de m'en parler à sa sortie et était un expert en coups du destin. Tellement qu'il est mort trois jours après, sans avoir eu le temps de dépenser l'argent de son succès, et sans savoir que son *Mystery Girl* serait bientôt le plus gros succès de sa carrière. Roy Orbison m'avait touché au cœur et je savais ce qu'il me restait à faire. Je me foutais de ce que les ricaneurs pensaient et j'avançais tout droit, je continuais à m'agiter pour la musique et le dessin. Je ne doutais pas, non plus, que le mouvement d'abolition de l'esclavage des animaux serait bientôt massivement relayé par les médias et déferlerait sur le monde. C'était inéluctable.

CHAPITRE 17

Bruit de bottes dans la protection animale

Ce sont nos choix, bien plus que nos aptitudes,
qui montrent qui nous sommes réellement[83].

Joanne Rowling

Le 21 avril 2002, le parti fasciste français a battu le parti de gauche au premier tour de l'élection présidentielle. Au deuxième tour, l'ancien militaire et tortionnaire Le Pen s'est trouvé face à Chirac, qui, heureusement, a été réélu.

J'exécrais Le Pen, évidemment, et, nouveau problème politique, la personne qui depuis des décennies représentait la protection animale dans les médias français était une grande copine de cet homme. Quels que soient ses mérites passés, et ils étaient bien réels, Brigitte était mariée à un pote de Le Pen et accumulait les condamnations pour incitation à la haine raciale (cinq !). On la voyait en photo chanter avec l'infecte brutasse nationaliste à ses côtés, et des photos d'elle prises dans les années 1960, posant déjà avec lui, circulaient. Bardot finançait des actions de protection des animaux, mais n'était pas végétarienne ; elle se montrait au côté d'un parti qui était très lié au lobby des

83. Joanne Rowling, *Harry Potter et la Chambre des secrets*, Gallimard, 1999.

éleveurs et soutenait les chasseurs, un comble. Elle se faisait clairement manipuler, et de bon cœur. Ça posait un énorme problème d'image.

Comment voulez-vous qu'on ait envie de soutenir une personne qui, une fois l'enquête menée, avait des sympathies et des liens anciens avec l'extrême droite, avec Le Pen, qui ne manquait pas une occasion de balancer une vanne antisémite ? Pourtant, sa fondation finançait un tas de trucs apparemment respectables, mais ses apparitions télévisées montraient une femme devenue aigrie, laide, dure, au langage vulgaire. On était loin de *Je t'aime moi non plus*. On n'avait pas envie de la voir. La Fondation Brigitte Bardot a aussi financé une partie des activités de Paul Watson, un marin dont les activités radicales contre les baleiniers, par exemple, m'étaient extrêmement sympathiques. Bardot lui a offert au moins un superbe bateau ultra-rapide, qu'il a baptisé du nom de la chanteuse de *Harley Davidson*. Baroudeur, cabot, rebelle, poursuivi par plusieurs polices pour des actes de piraterie non avérés, Watson avait tout du héros populaire volant à la rescousse des animaux marins martyrisés par milliards par des pêcheurs.

On comprenait qu'il ne réglerait pas le problème du massacre des mers, mais dans le carnage général, cet ancien de Greenpeace avait au moins un certain panache. Moins sympathiques, ses déclarations, fréquentations et photos aux côtés de personnes partageant des idées réactionnaires m'ont gêné de plus en plus. Watson disait en gros qu'il se foutait de la politique, qu'il parlait à quiconque soutenait sa lutte. Mais certains de ses amis, dont un certain écologiste radical de droite, David Foreman, critiquaient durement l'immigration des pays du Sud vers le nord. Pour eux, un contrôle des naissances strict était nécessaire pour éviter la surpopulation et ils prônaient l'expulsion des populations défavorisées incapables de subvenir à leurs propres besoins. Ils soulevaient un problème de démographie pertinent, crucial, qui conditionnait toutes les questions liées à l'écologie. Mais, peut-être inspiré par l'économiste anglais du XIXe siècle Thomas Malthus, Watson suggérait d'y répondre en limitant les naissances et l'immigration de ceux qui n'avaient pas les moyens de financer dignement l'éducation de leurs enfants.

Il soulevait une problématique essentielle et y répondait de fait avec les arguments habituels de l'extrême droite. L'écologie n'était décidément plus l'apanage des seuls gauchistes et hippies qu'on avait connus dans les années 1970. Et des combattants comme Watson et son organisation Sea Sheperd étaient déjà entrés de plain-pied dans les polémiques du nouveau siècle — du nouveau millénaire.

Pour Watson, protéger la mer était une mission de conservation du patrimoine naturel, et non une question de droits des animaux, qui l'intéressait beaucoup moins, ce que je trouvais absurde. On ne badine pas avec l'éthique, et la conservation ne pourra s'accomplir sans une base éthique solide. En fait, avec cette idée de conservation des écosystèmes et des systèmes des pays riches sélectionnant les peuples riches au détriment des autres, on en revenait en quelque sorte au concept de la protection nationale, un slogan nationaliste des Le Pen. Sous des atours de Robin des bois des mers et de fée Carabosse sauvant les bébés phoques, tous ces valeureux aventuriers servaient en fait la soupe aux héritiers du régime de Vichy, de Tixier-Vignancour, dont Le Pen avait naguère été le bras droit et dont Bardot était la représentante la plus populaire. Ça me défrisait pas mal, parce que j'avais moi aussi envie d'aller emmerder les tueurs de baleines sur un hors-bord de compétition et jouer les chevaliers redresseurs de torts. Mais, contrairement à d'autres — y compris des copains —, je n'étais pas dupe des enjeux et des objectifs politiques qui se cachaient derrière toute cette com, derrière la com d'extrême droite de l'agence de com Riwal, derrière la naïveté ambiante, derrière des images séduisantes de protection des animaux. Le Front national était parti à la conquête du pouvoir et tout leur semblait maintenant possible.

Ainsi tiraillé entre des écologistes trop indulgents avec l'extrême gauche et une partie de la protection animale magnanime avec l'extrême droite, je ne trouvais nulle part d'opinion satisfaisante, de gens lucides. L'écologie politique était un merdier de moins en moins crédible. Tous étaient divisés, et une grande partie des sympathisants de la protection animale n'envisageait même pas de promouvoir le végétarisme, un comble !

Je me souviens de m'être présenté à l'accueil de la Société protectrice des animaux, au grand Salon Marjolaine du bois de Vincennes, et d'avoir demandé à l'hôtesse ce que faisait la SPA pour protéger les cochons, les poules, les poussins, les dindes, etc. La fille m'a répondu que la SPA ne s'occupait pas de ça. J'ai voulu lui foutre la honte et, prenant un air horrifié, je lui ai demandé « Vous voulez dire qu'à la Société protectrice des animaux vous *mangez* les animaux ? » et je suis parti en ajoutant un perfide « Merci ». La pauvre fille était rouge de honte et ne savait plus quoi dire.

La démographie me préoccupait aussi, mais devant tant de dissensions, de récupérations, de manipulations et de querelles dans l'arène militante et politique, j'avais choisi d'appliquer d'abord mes idées à moi-même. C'était ma réponse. J'allais commencer par déguster des figues fraîches, des olives au citron et des pommes au four. Supporter les sarcasmes et l'ostracisme d'une part de mes congénères était déjà assez lourd comme ça, je me passais bien de politique. Certes, je critiquais les mangeurs d'animaux et faisais valoir l'alternative à la première occase, mais le principal était avant tout de vivre mes choix. Ça me semblait plus sage. Ce qui commençait d'ailleurs à avoir de plus en plus d'attrait autour de moi, puisqu'on commençait à me demander conseil en la matière. Il n'en demeure pas moins que la planète peut produire de quoi nourrir cent milliards d'humains — ce que je ne souhaite pas, bien sûr. Mais ce serait possible, sans l'incommensurable gaspillage des terres et des ressources qui finissent chaque année dans le gosier de centaines de milliards d'animaux. Là encore, l'option végane semblait centrale pour répondre au drame démographique dans lequel l'humanité sombre toujours inexorablement. La Chine, dont la politique féroce de dénatalité imposait des lois tyranniques, inhumaines, ne pouvait pas être dans le vrai, surtout quand on considère que sa consommation d'animaux augmentait chaque année avec son émergence industrielle, avec la montée du pouvoir d'achat d'une partie de sa population apparue dès son accession à l'Organisation mondiale du commerce en 2001 — l'événement politique le plus important du début du siècle, à mon avis.

Je voulais néanmoins aider la cause animale, participer, je ne sais pas, moi, faire quelque chose. J'ai commencé à comprendre pourquoi la protection animale et le végétarisme étaient si populaires en Allemagne et en Angleterre — et pas en France. Les Anglais avaient Paul McCartney comme militant numéro un de la cause végétarienne. Respecté de tous, le fabuleux rocker ex-Beatles communiquait sur ces questions avec bonne volonté, bonne humeur, humour et amour. Il est allé causer au Parlement européen pour proposer le concept des « lundis sans viande », qui s'est développé en Europe du Nord depuis (et décolle un peu en France depuis 2011 seulement). Ça changeait drôlement de la virago Bardot, qui traîne vraiment un paquet de casseroles. Pourtant, presque chaque fois que j'évoquais Bardot, il se trouvait quelqu'un pour la défendre, pour tout tolérer de ses impardonnables erreurs. « Regarde tout ce qu'elle a fait pour la cause animale », c'est tout ce qu'on savait me dire. Passer l'éponge, y avait que ça à faire (alors que, sur le site de sa fondation, on vend aujourd'hui des bracelets-montres en peau de veau). Pourtant, si l'on veut que les médias s'intéressent un peu plus aux animaux et aux végétariens, il vaudrait mieux qu'ils ne se sentent pas obligés de faire de la pub à Bardot en route. Car les médias français ont beaucoup de torts, mais ils n'aiment pas les fascistes, et pourvu que ça dure. La campagne de la Fondation Bardot contre les (ignobles) abattoirs halal pose quand même beaucoup de questions sur son véritable objectif. Ça ressemblait vraiment à une campagne de com xénophobe. Les bonnes causes ne manquent pas. Elle aurait pu taper sur les abattoirs tout court, je ne sais pas moi, choisir un domaine où il y a moins de musulmans, comme, par exemple, les atroces élevages de cochons (où les *muslims* sont rares), de dindes de Noël — mais non : ils ont investi dans la dénonciation du halal. Et puis, Bardot n'était pas obligée de choisir pour agence de com la société Riwal, dont le boss n'est autre que Frédéric Chatillon, fondateur et directeur du GUD, groupe d'extrême droite ultra-violent s'il en fut et actuel trésorier de Marine Le Pen. Par-dessus le marché, selon *Le Monde*, Chatillon, dont les bureaux sont en face de la Fondation Bardot, rue Vineuse, dans le 16e arrondissement de Paris, serait mis en examen en 2015 pour financement illégal du Front national pendant les campagnes cantonales de 2011 et législatives de 2012 (AFP, 9 avril 2015). Ça n'a vraisemblablement pas empêché Bardot de continuer à employer Riwal. Ce qui signifie que, depuis des années, les milliers de mémés qui aiment les chats (et filent une partie de leur maigre retraite à Bardot pour qu'elle les défende) finançaient allègrement l'organisation du pire des fafs. Riwal a, entre autres clients, organisé la com des vacances ensoleillées dans la Syrie du sympathique Bachar al-Assad pendant des années, et posé avec tout ce que la France compte de fascistes, d'Alain Soral en passant par Dieudonné et le gratin de ses employeurs du FN. Conclusion: une chose est sûre, je ne pouvais pas soutenir un épouvantail pareil pour représenter cette cause. Cela m'a éloigné un peu plus du panier de crabes de la Protection animale.

La Fondation Bardot a sans aucun doute certaines activités louables, mais il existe d'autres organisations plus jeunes et plus dignes, comme L214, qui est critiquée par certains, mais qui est sans conteste nettement plus fréquentable — et plébiscitée par les médias depuis 2014. Brigitte Gothière et Sébastien Arsac, tous deux véganes, ont fondé cette association vite devenue la référence en matière de respect des animaux (avec l'Association végétarienne de France). Quant à ceux qui viennent me dire qu'ils respectent les animaux mais que ça ne les empêche pas de les manger, je leur fais avaler leur cocker (en respectant le cocker).

CHAPITRE 18

There is no business like show-business

En 2002, une jeune femme a emménagé chez moi, à Ménilmontant. Elle avait arrêté le shit et l'alcool comme moi et m'a suivi dans mon plan VG sans encombres. Elle a arrêté le tabac quelques mois plus tard, comme quoi il ne faut pas désespérer. Ex-choriste des Dub Ambassadors, elle était aussi grande que ravissante, et pleine de vibrations positives. Sans tabac, elle sentait bon. On est partis faire un tour à Londres, où je n'avais pas mis les pieds depuis des lustres.

Tout avait changé. Dans mon ex-quartier d'Earl's Court, le traiteur à côté de notre *bed and breakfast* proposait chaque jour vingt déjeuners différents pour végétariens. Dans les restaurants, un plat sur deux était précédé d'un « V » majuscule indiquant les recettes végétales. Partout, les vedettes de la télé, de la variété, du reggae, du rock, du sport communiquaient sur leur régime VG. Ça changeait drôlement de Paris, où Sophie Duez posait pour une pub, un bout de jambon dans sa jolie bouche. Quand on nous a invités à dîner en Angleterre, on nous a gentiment demandé au préalable « Êtes-vous végétariens ? » Il y avait un restau VG dans chaque quartier ou bien, au minimum, un indien affichait son *vegetarian menu* en vitrine. Ce voyage a sûrement contribué à ce que ma nouvelle compagne, une Française, ne prenne pas mes choix alimentaires *non grata* pour une lubie d'illuminé. Elle a dû se dire « Oh, il est un peu anglais » ou « Ah, il est un peu rasta », ça passait mieux. Je faisais tout à coup moins figure d'excentrique. Là-bas, chez les mal nommés Rosbifs, même les éleveurs de chiens et de chats de concours nourrissaient déjà de plus en plus leurs animaux avec des préparations végétales, ce qui allonge la vie de leurs animaux, est bon pour leur santé et contribue à ce qu'ils gagnent des prix. Cette excellente idée scandalisait un tas de Français qui ne l'étaient pas (scandalisés) par la tragédie des élevages. Mais les British étaient bien plus pragmatiques. Depuis, bien sûr, ce sont des marques anglaises (Evolution, Benevo, Ami Dog, Vegusto, Yarrah) qui ont rafflé le marché mondial des croquettes pour chiens et chats véganes. Comme d'hab[84].

En 2003, j'ai été le nègre d'un photographe anglais, Dennis Morris, dont j'ai écrit le livre autobiographique sur le thème de sa relation avec Bob Marley. Il m'a confirmé que, quand ils ont débarqué pour leur tournée en Angleterre, en 1973, Marley et ses musiciens cherchaient invariablement des restaurants indiens, où ils pouvaient manger des produits sans chair animale.

Cette même année sont sortis les deux doubles albums de Gainsbourg contenant les nouveaux mixages de ses deux albums reggae en studio, des versions dub de tous les titres, et des variations interprétées par des Jamaïcains à qui j'avais soufflé plein d'idées de paroles. Ils étaient assortis de six albums de vinyle. Plaquette avec disque promo, belle mobilisation médiatique, trois pages de Loupias dans *l'Obs*, France Inter, télés, soirée-événement à la Coopé de Clermont avec Bambou et mon pote biographe de Gainsbourg, Gilles Verlant. Ça se goupillait bien, j'étais le réalisateur artistique. Malheureusement, Universal avait entre-temps viré le producteur de Gainsbourg, Philippe Lerichomme, dont le nom avait disparu du crédit de réalisation, où il aurait dû figurer au côté du mien.

C'est pendant cette même période qu'un important projet de réédition de mes huit albums de Marley — plus deux nouveaux dont un inédit, *Freedom Time,* dont j'avais mixé huit titres — est sorti en magasin. En un an, j'avais travaillé sur des mixages de Serge Gainsbourg et de Bob Marley, en plus de ceux de mes propres compositions, j'étais fier comme une pizza-ratatouille

84. En vente en ligne sur unmondevegan.com

aux truffes servie chez Maxim's. Je sortais dans la même opération un quadruple et luxueux coffret de la crème de Bob Marley 67-72, *Rebel*, avec encore des inédits, deux Peter Tosh dont un comprenant un entretien que j'avais eu avec lui, plus l'album de mon acolyte Buffalo Bill, ma prod *The War Album* avec mes deux versions dessus — sans oublier mon nouvel album *Welikom 2 Lay-Gh-Us!*, enregistré à Lagos avec les zicos de Fela. Le tout chez BMG, distribution nationale, la gloire au bout du tunnel.

Ma nouvelle chanson, *Paris, c'est pas funky* tournait tous les soirs sur Inter dans le *Pop club* de José Artur, tout le monde aimait et mon album s'annonçait enfin comme un succès. Plaquette promo, attachée de presse béton, la totale. C'est le moment qu'ont choisi les associés anglais du gangster Danny Sims pour placer tout son catalogue Marley/Tosh chez Universal, en échange d'une confortable avance. Sims et ses employés ont planté l'équipe et le label qui avaient ressuscité sa marque Jad (nous), retrouvé, restauré et documenté les musiques dont il était le propriétaire et valorisé ses deux cents et quelque morceaux si longtemps plombés, transformés en or pur par l'alchimie Blum-Steffens concoctée par votre serviteur, un homme de goût.

Tout ce qui brille n'est pas d'or
Et la moitié de l'histoire n'a jamais été racontée
Donc maintenant tu vois la lumière
Et tu te mets debout pour faire valoir tes droits

Bob Marley, *Get up Stand up*

Danny Sims et ses employés avaient accompli une trahison de sang-froid. Les contrats n'étaient pas clairs, les menaces de Sims en cas de contestation l'étaient, et pour l'arnaque j'étais en première ligne, une fois de plus. Les disques ont tous été retirés du commerce, et comme mes prods étaient dans l'opération commerciale — bien qu'elles n'aient rien eu à voir avec l'embrouille autour des contrats Marley —, ils ont disparu des bacs en un clin d'œil. Mon bébé *Welikom 2 Lay-Gh-Us!* a instantanément coulé à pic et le label Pense à Moi, qui avait investi dans tout ça, coulait aussi par K.-O. Roger Steffens et moi n'avons jamais touché les redevances promises pour tout le boulot qu'on avait abattu et, croyez-moi, ça ne s'était pas fait tout seul. Inter a cessé la diffusion de *Paris, c'est pas funky* sur-le-champ, et les deux cents journalistes qui avaient généreusement reçu mon album et la plaquette en couleur de toute l'opération m'ont laissé tomber aussi sec.

N'importe qui peut sympathiser
avec les souffrances d'un ami.
Sympathiser avec ses succès
exige une nature très délicate.

Oscar Wilde

On me disait « Tu es végétarien, tu es sectaire », mais c'était l'inverse : je m'étais libéré d'un comportement grégaire qui m'enfermait dans un mode de vie que je ne désirais plus — dans un truc sectaire où la violence était incroyablement banalisée. Je trouvais ça ignoble, faut dire ce qui est. Ce sont les mangeurs d'animaux qui sont sectaires, désolé de te défriser, ami lecteur. Moi, bien au contraire, je me suis libéré de la violence et du déni : plus ma conscience s'ouvre, plus je suis libre. Je m'autorise des trucs, je me fous du regard souvent étriqué de mes congénères. Et je cuisine, et je dessine, et je joue un tas de musiques dont raffolent un tas d'autres gens. On me disait aussi « Tu devrais être plus modéré » (sous-entendu, manger de la fesse de bébé agneau de temps en temps pour faire comme tout le monde), mais ça tombait mal : je ne mange pas de bébés.

***

L'une des chansons que j'ai enregistrées à Kingston en 2001 avec Horsemouth Wallace, Sticky et Flabba Holt était une parodie du plus gros tube de l'histoire de la chanson française, le caricatural *Viens boire un p'tit coup à la maison* (« il y a du blanc/il y a du rouge/du saucisson »). En bon fumeur repenti, je cherchais une manière de me moquer gentiment des fumeurs d'herbe, et j'avais écrit « Viens fumer un p'tit joint à la maison » pour déconner, parce que même si j'écris parfois des chansons ambitieuses, je fais de mon mieux pour ne pas trop me prendre au sérieux. Le saucisson y est devenu du chichon (haschisch, en argot parisien). L'idée m'avait fait marrer et je pensais que ça collerait bien en reggae (évidemment). Mes pointures jamaïcaines n'ont fait qu'une bouchée des trois accords et on a enregistré ça en cinq minutes sans y penser, le même jour que le nouvel accompagnement de *Marilou reggae,* de Serge Gainsbourg.

À Kingston, l'ingénieur du son rasta me demandait toujours de quoi parlaient mes chansons. Je lui avais répondu que celle-ci était une invitation à venir fumer un pilon à la maison, que je l'avais enregistrée pour déconner parce que je ne fumais plus. J'ai ajouté que dans mon pays, il était interdit de faire du prosélytisme pour les stupéfiants, donc que je ne savais pas trop si je pourrais la sortir en France, car certains magistrats n'ont pas un sens de l'humour de pointe. Étant moi-même abstinent de toute drogue depuis des lustres, je ne souhaitais pas spécialement inciter les gens à la bédave — et ce d'autant plus que dans la chanson les personnages finissent en taule après une bronchite chronique et une descente des stups. Soljie, l'ingé, m'avait répondu que j'aurais des ennuis avec ça, mais que ce serait un tube, qui ferait de moi un héros du combat pour la légalisation du chanvre. Et pour les rastas, ça rigole pas : la prohibition du chanvre est pour eux une volonté de la Babylone esclavagiste pour empêcher les gens de « méditer », d'ouvrir leur esprit. J'avais aussi enregistré d'autres chansons, des compositions à moi cette fois, mais aucune d'entre elles n'intéressait quiconque.

En 2004, j'avais déjà accumulé de quoi sortir un solide album de reggae, enregistré à Kingston et à Paris avec mes amis Carole David, Moolood Colling, Nicolas Thouroude et Nono Nobour, qui, en bon rastaman, était végétarien. Et un autre de dub. Mais le marché était exsangue, et personne ne voulait prendre le moindre risque et investir un rond sur moi. Au point que, quand un type militant pour la légalisation du chanvre m'a appelé pour me demander si je n'avais pas une chanson sur ce sujet (il voulait réunir un album sur ce thème en soutien à l'association CIRC), je lui ai proposé *Viens fumer un p'tit joint à la maison*. Il a trouvé ça super nul mais a quand même accepté de l'inclure gratuitement sur l'album, sans doute pour boucher un trou puisqu'ils l'ont mis en dernier, à la fin du CD, comme si c'était la honte des hontes[85]. Ils ont fait tourner le disque un petit peu, et plus de nouvelles.

Gilles Verlant avait écrit les livrets de mes nouveaux mix et dub de *Aux armes et cætera* et *Mauvaises Nouvelles*. Il m'a proposé d'écrire une biographie illustrée de Bob Marley pour les éditions Hors Collection, ce qui m'a pris le plus clair de mon temps en 2003-2004. Bob Marley, que j'avais croisé à une conférence de presse et vu sur scène lors d'un concert sublime en 1977, n'était pas un végétarien strict, mais il se présentait comme tel. À la conf, il avait répondu « Végétarien. Sans sel » (le sel n'est pas une plante, donc n'est pas dans l'alimentation prévue par la loi divine, voir la Genèse 1:29). En réalité, il consommait parfois des poissons grillés à la mode rasta et devait sûrement taper dans la sauce bolognaise, s'il tombait sur des spaghettis en tournée, parce qu'il ne pouvait pas trop faire autrement. Mais avec son équipe, sur la route, il cherchait toujours des restaurants indiens, seuls disposés à servir des repas VG sans histoires en ces temps moyenâgeux reculés. Le bouquin s'est bien vendu et j'en ai écrit un autre pour Hors Coll, intitulé *Le Ragga*. Il n'a pas du tout marché.

C'était la misère. Presque tous les auteurs, musiciens, journalistes autour de moi bossaient comme des tarés et crevaient la dalle. Tous les acteurs de la culture tombaient comme des mouches, les uns après les autres. Il devenait difficile de trouver du travail, les rémunérations baissaient, la place manquait pour les articles suffisamment longs, et les employeurs exerçaient une tyrannie grandissante sur le contenu, sur la forme, le fond, l'esprit des sujets traités. Il fallait toujours faire plus « conceptuel », court, et bien sûr plus « consensuel ».

Après quelques belles réalisations, j'ai quitté l'émission *Tracks* de la chaîne de télévision Arte, où nombre de journalistes rêvaient pourtant de travailler. J'ai aussi réalisé à Kingston le clip du classique reggae de Tenor Saw *Ring the Alarm* mais, n'ayant jamais vu la couleur du contrat signé avec les disques Virgin, je

85. *Libérez Marie-Jeanne*, Productions Spéciales/CIRC, 2004. *Viens fumer un p'tit joint à la maison* est disponible sur iTunes.

n'ai jamais touché les droits d'auteur de ce clip, qui a été diffusé dans le monde entier — et continue de l'être.

J'ai aussi quitté *Rock & Folk*, sans regrets. Je voulais être libre de cet univers médiatique que je réprouvais. J'avais connu mon heure de gloire dans la presse rock, je voulais passer à autre chose et me consacrer le plus possible à mes dessins, à ma musique. À la suggestion de Cabu, que j'avais rencontré dans une émission à France Inter, j'ai proposé mes services à *Charlie Hebdo*. Je voulais dessiner sur le thème des animaux, comme le faisait déjà Cabu (qui était végétarien à fond depuis des années) et parler musique, culture. Mon vieux copain caricaturiste Bernar y travaillait depuis des siècles, et j'ai été reçu par Tignous et Charb au terme d'une grande conférence de rédaction. Je leur ai montré quelques dessins. Ils étaient intéressés, quand a surgi Cavanna, dont le style littéraire m'avait marqué plus que tout autre. Il avait été ma grande influence à mes débuts et j'avais adoré ses livres *Les Ritals* et *Les Russkoffs*. Il a trouvé mes dessins nuls après en avoir regardé deux ou trois vite fait, et m'a aussitôt insulté d'une façon invraisemblable, gratuite et méchante. Tignous en était gêné. Cavanna me cassait ma baraque, il était d'une brutalité et d'un mépris indicibles, et j'avais envie de lui foutre mon poing dans la gueule. Mais, en 2004, il avait quatre-vingts ans. Je suis donc parti sans dire un mot, ni merde ni ta gueule, ni même au revoir. J'ai dessiné la scène, j'en ai fait une petite BD que j'ai donnée à Cabu quelques semaines plus tard. Il n'a rien dit, il a juste fait « pfff » et levé les bras au ciel, l'air désolé. Cabu était gentil. C'est comme ça qu'après *Hara-Kiri* j'avais failli rejoindre l'équipe de *Charlie Hebdo*. Celle qui, dix ans plus tard, a été décimée dans un attentat islamiste lors d'une conférence de rédaction. En fait, en me jetant, Cavanna m'a probablement sauvé la vie. Qu'ils reposent tous en paix : Bernar, Cavanna, Choron, Reiser, Wolinski, Gébé, Tignous, Charb, Schlingo, Cabu et les autres.

Heureusement, je donnais des conférences sur le reggae un peu partout, ce qui me permettait de tenir le coup. J'y parlais un peu des rastas végétariens, mais cet aspect de la question n'intéressait pas grand monde, comme toujours. Avec les conf en musique (je passais plein d'extraits musicaux), je plaçais aussi mon expo de photos « Jamaïque, sur la piste du reggae », qui plaisait bien. Je voyageais pas mal dans toute la France.

Je remarquais que l'attitude des gens avait évolué. Je prévenais les médiathécaires de mes goûts culinaires très à l'avance et ils acceptaient bien mon choix de ne pas manger d'animaux. La plupart m'accueillaient très gentiment et faisaient des efforts pour que je me sente à l'aise. Ils achetaient des produits végétaux exprès pour moi et, à table, ils m'écoutaient m'exciter à parler de végétarisme, éberlués, tout en avalant leurs barquettes de cervelas sur un coin de table, dans la cuisine de leur médiathèque. Je passais pas mal pour un Parisien donneur de leçons et illuminé, mais j'avais l'habitude, ça ne me dérangeait pas, et j'étais de toute façon perçu comme un marginal, un excentrique. C'est même un peu pour ça qu'on m'invitait, ils aiment bien les tordus passionnés.

Dans ces villes de province, les restaurants végétariens étaient rares. Néanmoins, ces personnes travaillant dans les services culturels (donc plus ouvertes d'esprit que la moyenne) faisaient preuve de curiosité. Elles commençaient à me poser des questions. À me faire sentir leur sympathie non feinte pour cette cause. Me parlaient d'un végétarien qu'ils avaient connu (et qui n'en était pas mort). En réponse, je déversais tout mon fiel d'intégriste allumé sectaire et illuminé comme un sapin de Noël à Neuilly, un samedi de décembre. J'étais subversif, je répondais à la demande, c'est un peu ce qu'on attendait de moi, au fond. Le Doc Reggae, le professeur Tournesol de la musique noire, perdu dans sa tête qui tournait à cent à l'heure. La pensée en arborescence qui partait dans tous les sens. Je faisais mon numéro. On me disait souvent que j'étais violent parce que je racontais la réalité des élevages, des transports, des abattoirs. Je répondais que c'était un comble de commanditer des tueries et de trouver que c'était moi qui étais violent. Les gens supportaient mal ces confrontations et changeaient volontiers de sujet, comme d'hab, mais je sentais que le message commençait à passer. L'écologie commençait à être en vogue en ce temps-là, c'est peut-être pour ça. J'en sais rien, mais l'époque était en pleine mutation. Les infos sur les horreurs de l'alimentation commençaient à circuler sur Internet. Avec les difficultés économiques et le chômage, de plus en plus de gens remettaient des trucs en question, envisageaient de modifier leur mode de vie, de consommer moins. Ça jouait sûrement. Réalisant de plus en plus leur responsabilité dans un truc inavouable, les plus intelligents essayaient de s'en tirer par des pirouettes comme « Le front de libération de la courgette et de la tomate se positionne clairement en opposition à tous ces légumophages mortifères consommateurs de cannabis sativa qui attentent quotidiennement à la vie végétative de ses membres, d'une manière ou d'une autre, d'ailleurs[86] ! »

86. Patrick Archaux sur ma page Facebook, le 29 août 2015.

CHAPITRE 19

Un moment de faiblesse

J'aurais aimé finir avec un message d'espoir. Je n'en ai pas.
En échange, est-ce que deux messages de désespoir vous iraient ?

Woody Allen

On commençait à me dire « Je mange de moins en moins de viande » plutôt que de me traiter d'extrémiste directement. À me dire « Ma femme achète des œufs bio, hein. » Si seulement ils savaient ce que sont vraiment les œufs « bio »...

Je ne mangeais presque plus d'œufs et je ne touchais plus au lait. Je réduisais de plus en plus ma consommation de fromage. Je continuais à me cultiver sur ces questions, à découvrir des champs entiers d'information : éthique, politique, droits des animaux, spiritualité, santé, anthropologie, cuisine. J'en apprenais tous les jours sur les artistes et sportifs végétariens célèbres, sur l'histoire, les philosophes grecs et les prêtres égyptiens végétariens, l'abominable industrie, la physiologie, la santé, la psychologie... j'étais loin, très loin des préoccupations de la plupart de mes congénères.

Car la vraie difficulté, quand on est végétarien, ce n'est pas l'alimentation. Ce qui est le plus difficile, c'est de se retrouver face à la part la plus sombre de l'humanité, tout en essayant de garder espoir. C'est d'essayer de comprendre pourquoi des gens plutôt attentionnés et bons continuent d'être complices de violences inutiles envers les animaux juste pour leur plaisir, par confort ou simplement par habitude. Dans ces conditions, rencontrer d'autres végétariens éveillés constituait un précieux réconfort et créait des liens. J'avais notamment sympathisé avec Klaus Blasquiz, ex-formidable chanteur historique de Magma, la légendaire formation de jazz martien des années 1970. Il était maintenant à la tête de Maison Klaus, un groupe de rock qui réunissait, comme à son habitude, quelques-uns des meilleurs musiciens professionnels de France — dont Pierre Chérèze à la gratte. Klaus, dont j'avais suivi un cours de chant au Studio des Variétés, était aussi à la tête d'un musée du son. Il collectionnait les guitares, les basses, les amplis, les sonos, les magnétophones, les enceintes, les platines vinyle, les platines cassette et stockait tout ce capharnaüm dans des entrepôts d'emprunt dont il devait régulièrement déménager, et je l'y ai aidé. Rien de tout cela n'avait trouvé sa place au musée des Arts et Métiers de Paris où, avec la numérisation galopante, tous les appareils étaient remplacés très vite. Il fallait sauver le gigantesque héritage du XXe siècle : matériel obsolète, instruments électriques, objets divers, mais aussi, signe des temps, le patrimoine immatériel — la culture du monde : disques de vinyle, 78 tours, livres, la musique, la peinture, la BD, le cinéma, tout pourrissait, tombait en poussière, s'engloutissait dans le néant sans fond de l'oubli. Les collectionneurs mouraient et leurs collections fabuleuses sombraient, dispersées dans des braderies sur le Net. Pourtant, dans ses démonstrations sur le son, l'érudit Klaus montrait bien que la qualité du son analogique (c'est-à-dire avant le son numérique, qui s'est imposé à partir des années 1980) restait inégalée ; du haut de ma branche, je pouvais en dire autant des musiques du passé.

L'entrée dans le domaine public d'enregistrements vieux d'un demi-siècle donnait naissance à des compiles bâclées, sans informations, au son souvent inférieur, vendues à bas prix sur les marchés et chez des soldeurs qui, avec leur concurrence déloyale, achevaient de couler les véritables disquaires et dévalorisaient un peu plus les trésors musicaux de l'humanité.

Le passé était lui aussi balancé avec l'eau du bain numérique, exactement comme les rastaquouères des baobabs à crête mordorée et autres gypaètes barbus. Exactement comme les graines des milliers de variétés de tomates, de choux ou de riz prohibées.

Avec ma collection de 45 tours jamaïcains, je me sentais un peu comme le capitaine Paul Watson, qui voulait coûte que coûte sauver les dernières baleines, les récifs de corail en péril, les grands fonds raclés par des filets construits exprès. Le savoir-faire des artisans, des artistes, les techniques de son, de prise de vue, l'ébénisterie comme le dessin sur papier, tout un monde d'une sophistication et d'un raffinement extrêmes basculait dans l'abîme, balayé par les robots et la logique du pas cher-moins cher. Les budgets baissaient partout.

Depuis l'ouverture du marché mondial à l'épouvantable dictature chinoise en 2001, le chômage montait encore et toujours. Le monde était inondé de produits à bas prix, de qualité souvent merdique. Tout le monde redemandait du jetable, un comble dans le champ d'ordures qu'était devenue la planète. Plus c'était pourri, plus on en voulait. On était dans la société du bas prix, vulgairement appelé le « low cost », on était dans le monde de l'anglicisme racoleur et bidon où l'on disait maintenant « mandat cash » au lieu de « mandat », du culte de l'amateur, de Wikipédia préféré à l'*Encyclopedia Universalis* et ses cent Prix Nobel. La qualité, le talent et la culture étaient devenus suspects. Et plus ça allait, plus les problèmes s'accumulaient, plus les beaux discours hypocrites montraient que tout le monde se foutait de sauver les espèces en voie de disparition, l'Amazonie ravagée par l'industrie agroalimentaire pour nourrir les cochons d'Europe, les côtes de Bretagne saccagées par les algues vertes, et que sais-je encore.

Comme la culture qu'on met dans sa tête, la culture qu'on met dans sa terre dégénérait. Les espèces disparaissaient comme le savoir. On bafouait plus que jamais la dignité des animaux élevés dans des fermes de plus en plus cruelles, de plus en plus gigantesques — et de plus en plus opaques. Il est strictement interdit de filmer dans les abattoirs, les élevages industriels... Lecteur d'Orwell, de Huxley et d'Asimov, je me posais de plus en plus de questions. Je commençais à préparer ce livre et, passionné autant qu'effaré, je me documentais. Plus j'en apprenais, plus j'étais stupéfait par les pratiques de gaspillage, d'empoisonnement des sols, des aliments, des gens, et plus encore par la prudence ou la démission des médias. Et je ne vous parle pas de la réalité atroce des animaux de compagnie dans les refuges, des animaux de cirque, de zoos, des élevages pour la fourrure (la vraie fourrure de lapin coûte moins cher que la fausse — les animaux sont atrocement écorchés vifs en Asie, t'as racheté une doudoune à col en fourrure cette année ?), les expériences en laboratoire et le reste... J'étais perplexe et légitimement inquiet, effaré par toute cette violence extrême[87]. Cramponné à ma bouteille d'eau en plastoc (il est devenu presque impossible de trouver une bouteille de verre, récipient recyclable idéal) et à ma pomme bio, j'étais plongé dans le déballage des infos que personne ne voulait connaître, mais que je recherchais. Plus ma conscience grandissait, plus ma curiosité naturelle était rassasiée, plus je me retrouvais avec des connaissances qui m'isolaient, me marginalisaient, me transformaient en indésirable. Je n'étais pas au bout de mes surprises.

Aux États-Unis, les recherches de Jeffrey M. Smith[88] montraient que la consommation d'organismes génétiquement modifiés (soja, maïs) provoquaient peu à peu des mutations irréversibles dans le génome humain. Les modifications génétiques sur les plantes provoquaient une production de bactérie BT dans leur organisme. La BT détruisait ensuite l'appareil digestif des insectes parasites qui attaquaient les plantes, ce qui les tuait. La bactérie BT était, selon Smith, liée à l'épidémie d'autisme qui se répandait aux États-Unis. Ses arguments étaient très convaincants et combattus par toute l'industrie.

D'autres troubles extrêmement graves étaient liés aux OGM. Ils étaient à la racine de quantité de cancers; Smith montrait qu'ils étaient largement responsables de l'épidémie d'allergies alimentaires qui frappait la planète entière depuis l'introduction de ces pratiques dans les années 1990, avec des conséquences

87. Le film définitif sur les rapports entre l'humanité et les animaux s'appelle *Earthlings* (*Terriens*, Shaun Monson, 2005).

88. Jeffrey M. Smith, *Semences de tromperies: Dénoncer les mensonges de l'industrie agrochimique et des autorités sur la sécurité des aliments génétiquement modifiés*, Éditions Myoho, 2007 (version originale : *Seeds of Deception*, Yes!Books, 2003).

effroyables sur un nombre énorme d'enfants. J'étais abasourdi. Il montrait aussi que des rats nourris à cent pour cent avec du soja OGM devenaient totalement stériles au bout de trois générations et expliquait ainsi l'épidémie de stérilité qui frappait son pays. L'aplomb des surpuissants producteurs d'OGM était incroyable. Ils présentaient les OGM comme la solution aux problèmes de la faim dans le monde, niaient tous les problèmes décrits par Smith, achetaient des scientifiques, des politiciens, faisaient voter des lois en leur faveur et s'arrogeaient même le droit de breveter les graines, dont ils devenaient les distributeurs exclusifs, réduisant drastiquement le nombre des espèces dont la culture était autorisée[89]. Leur déni des risques était très lucratif et leurs méthodes de désinformation ressemblaient beaucoup aux pratiques criminelles des industries qui, auparavant, avaient déjà réussi à retarder les procès contre l'industrie du tabac, le dérèglement climatique, etc. (voir le livre de Naomi Oreskes et Erik M. Conway, *Marchands de doute*[90]). Pourtant, de la même façon, les OGM étaient clairement un risque très sérieux, que Smith baptisa du nom de son film, *La Roulette génétique*. Heureusement, grâce aux efforts d'écologistes comme José Bové, les OGM restaient interdits en France et en Europe. Le label AB garantissait en principe l'absence de pesticides dans les produits où il figurait, et j'optais plus encore pour des fruits et légumes biologiques, un minimum. Mais, en dépit des attaques massives dont il était l'objet, Jeffrey Smith mettait le monde en garde contre une autre conséquence ahurissante : les animaux nourris massivement aux OGM (avec du soja d'Amazonie et de Bolivie, par exemple) étaient à leur tour contaminés par la prolifération de la bactérie BT. Ils subissaient, comme les hommes, des ruptures microscopiques dans leurs intestins, des petits trous qui laissaient passer des aliments non digérés, déréglant les systèmes immunitaires à la source des épidémies d'allergies et modifiant carrément l'ADN des mangeurs d'animaux : presque tout le monde. Ainsi, Smith a

89. Votée en Europe, cette loi sur les variétés de fruits et de légumes interdites date de 2012. Elle existe bel et bien.

90. Naomi Oreskes et Erik M. Conway, *Les Marchands de doutes*, Éditions Le Pommier, 2012 (version originale : *Merchants of Doubt*, 2010.)

montré que consommer des animaux nourris aux OGM (c'est-à-dire quasiment tous ceux élevés en France) provoquait des mutations chez l'homme, avec un cortège de risques: cancers, allergies gravissimes, stérilité, liens avec l'autisme... et d'autres pathologies sévères, dont plusieurs inconnues, mal définies, ce qu'il admettait. Smith montrait aussi comment des enfants atteints d'allergies très graves et d'autisme étaient soignés tant bien que mal à l'aide d'un régime strict de végétaux bio, le plus souvent possible consommés crus — et ça marche.

Les personnes disposées à prendre conscience de ce genre de choses étaient très rares dans mon entourage. Au mieux, mes amis écoutaient poliment mon discours et attendaient que ça passe. J'avais l'habitude de cette indifférence polie, je passais déjà pour un emmerdeur quand je la ramenais avec le rock punk en 1977, alors...

Pas besoin de lire Huxley ou Asimov pour comprendre que les risques de dégénérescence de nos gènes étaient réels. Encore la devo-lution.

Impuissant devant des défis d'une dimension cosmique, je continuais à dessiner, à écrire des chansons et à préparer mes prochains enregistrements, afin de satisfaire mes indispensables besoins de création. Préoccupé, la réponse était d'abord pour moi de me recentrer. Il fallait que je continue à respecter ma nature profonde, et le dessin, la rédaction, la création de paroles et la production de musique, restaient mes exigeantes vocations. Je continuais à jouer avec les Blum Brothers, accompagné maintenant par mon vieil ami Denis Bouillet (mieux connu sous son divin nom d'artiste, Chourave Glutzenbaum) et Pierre-Yves Ohayon. J'avais aussi rencontré une légende de la bande dessinée américaine, Gilbert Shelton. Gilbert vivait entre son atelier et son appartement à Paris, près de la place répondant au doux nom de Léon-Blum, et une maison de Bourgogne. Cet ami de l'autre grande légende de la BD américaine, Robert Crumb, était comme moi passionné de musique. Pianiste et chanteur, texan comme Janis Joplin dont il avait été proche, Gilbert était le créateur et le dessinateur des hilarantes aventures des *Freak Brothers* et du *Chat de Fat Freddy*, une des meilleures BD américaines. J'avais trouvé en lui un interlocuteur pour parler musique, ce qui pour moi n'était pas banal. Dans son enfance, il avait chaque semaine récupéré tous les disques usagés que leur propriétaire remplaçait dans son juke-box, dans un bar voisin, et était devenu incollable en matière de country, de jazz, de rock et de blues. Comme Crumb, Shelton détestait le rock psychédélique, lui préférant Horace Silver, Hoagy Carmichael, les Clovers, Hank Williams ou les Coasters. On a vite commencé à jouer ensemble. Il chantait bien de sa voix très expressive, rocailleuse à la Dr John, et jouait du piano comme un chef. En 2006, Gilbert a rejoint notre groupe. On jouait deux fois par mois au Jockomo, un bistrot Nouvelle-Orléans de la rue Saint-Maur, à côté de chez lui. Il a même dessiné une fabuleuse affiche des Blum Brothers, à laquelle j'ai participé avec son associé Pic.

Avant le concert, j'allais souvent dîner au coin des rues Saint-Maur et Chemin-Vert, où l'on trouvait un minuscule restaurant chinois appelé Tien Hiang. Des personnes qui souhaitaient nous voir jouer me rejoignaient souvent au restau, comme la comédienne Mylène Demongeot, protectrice des animaux. Je m'escrimais à lui faire admettre que pour protéger les animaux, il fallait commencer par ne pas les manger, et on s'entendait bien. Elle était marrante et aimait la musique, la déconnade.

Tien Hiang était un restaurant végétalien. On n'y servait aucun produit animal, mais la carte chinoise standard y était proposée : tous les animaux étaient remplacés par des simili-carnés qui confondaient tout le monde. Personne ne voyait la différence. Quand je disais aux gens qu'ils avaient mangé cent pour cent végétal, ils me croyaient difficilement. Bœuf, porc, poulet, poissons, la carte mettait « bœuf » entre guillemets. Ils indiquaient simplement que c'était un restaurant végétarien sur la devanture. C'était petit, mais plein en permanence. Il fallait venir très tôt pour avoir une table, parfait pour les musiciens avant le spectacle. C'était pour moi la preuve que l'on pouvait manger cent pour cent végétal sans différence, ou presque, dans les recettes. J'en raffolais. D'une variété surprenante, leurs produits sont vraiment étonnants (ils se sont agrandis et sont maintenant rue Bichat, près de l'hôpital Saint-Louis, où ils ont toujours un succès fou) et vendus à des prix très raisonnables. D'après ce que j'ai compris, la tradition chinoise bouddhiste est très présente là-bas, et Tien Hiang te sert ça à la chinoise, sans faire de chichis. En Chine, la croissance démesurée provoquait une demande carnée grandissante (se goinfrer de barbaque est un signe de prospérité là-bas, comme ici), mais, notamment à la suite d'un grand nombre de scandales alimentaires, un contre-courant végétarien se développait dans la classe moyenne, là aussi. Devenue végane depuis, la vedette de la chanson Long Kuan fait partie, en 2016, des cinquante millions de personnes qui refusent de manger des animaux dans ce pays en pleine révolution écologiste.

Gilbert Shelton avait des amis américains expatriés à Paris, dont le fantastique Gary Karp, un chanteur et pianiste de l'Ohio qui a rejoint notre groupe en 2007. Gary Karp était comme moi infernalement bavard, il aimait discuter de tout et, inévitablement, je le chambrais pour qu'il se mette au végétarisme. Il écoutait religieusement mes arguments et les emmagasinait dans sa tronche, où ils cohabitaient avec tout un stock d'informations sur l'histoire de la musique, un sujet sur lequel j'étais comme lui intarissable. À ma grande surprise, il ne résistait pas à mes arguments. Il me répondait sans arrêt en riant qu'il ne savait pas comment je faisais pour manger ce qu'il appelait le « mucus des vaches » : le fromage. Je n'en consommais presque plus, mais son insistance à me vanner sur ce point m'a peu à peu donné envie d'arrêter d'en consommer complètement.

Quand je pense que j'avais soûlé tout le monde avec le végétarisme pendant toutes ces années et que je n'avais pas trouvé moyen de prendre conscience de l'extrême cruauté de la production de lait… Je me suis dit que ça allait donc être vraiment long pour le reste des bipèdes. Séquence informative : première opération, on mange les veaux pour chouraver leur lait. La vache est bonne à produire du lait, qu'on lui prélève avec des trayeuses électriques douloureuses, provoquant tellement d'abcès qu'un taux de pus maximal par litre de lait est prévu par la loi[91].

91. Le taux de cellules somatiques d'un lait sain est inférieur à 100 000/ml, mais l'industrie laitière a le droit de mettre sur le marché du lait présentant un taux de 400 000/ml, taux qu'elle obtient en mélangeant des laits très contaminés avec des laits qui le sont moins. On trouve aussi dans le lait des résidus antiparasitaires, anti-inflammatoires, des pesticides et des aflatoxines fortement cancérigènes (peta-france.com).

Pour l'insémination, les taureaux sont voluptueusement masturbés par des professionnels. Ils utilisent des mannequins grossièrement maquillés en vaches, faut voir les photos, c'est du niveau *Hara-Kiri* — je n'invente rien du tout — pour exciter le malheureux étalon, le nez percé par un anneau que l'on tire pour mettre l'animal en place sur le mannequin, sorte de poupée gonflable en planches, affublée d'une peau de vache. On fout le zob du taureau dans un capteur savamment étudié pour (j'imagine le bureau qui a remporté le marché pour concevoir ce symbole universel de l'horreur). Après une copulation sordide avec ce tube réceptacle, l'éjaculation est produite à la demande en lui enfonçant un bâton électrique dans l'anus. Le sperme est alors recueilli en dosettes et placé à l'aide d'un gant dans le vagin des femelles par un expert inséminateur, qui a vraiment trouvé un job d'une grande classe, je dois dire. La vache est ensuite placée dans un enclos minuscule, où elle ne peut pas se retourner. Elle y passera la totalité de son existence pathétique, sans voir le jour. Ah si : dans les élevages « bio », ils ouvrent les fenêtres de temps en temps !

J'ai donc commencé à alterner le délicieux lait d'avoine, le lait de châtaigne, le succulent lait d'amande (un peu cher), mon préféré : le lait de noisette (cher), le lait de riz (ça constipe un peu), le lait de soja et l'irrésistible soja vanillé. Dans l'indifférence et l'incompréhension générale, je laissais un pan supplémentaire de Moyen Âge derrière moi. J'étais de plus en plus effaré par le manque d'information qui entourait ces questions, par ma propre ignorance et mes errements, ma résistance à l'évolution, ma lenteur, par mes mauvaises habitudes alimentaires dont je voulais me séparer pour de bon, comme on change de fournisseur parce que celui d'en face vend de la meilleure qualité. Changer ses habitudes, y a de la réticence, hein, m'en parle pas !

CHAPITRE 20

L'enfant est le père de l'homme[92]

Il est évident que la nourriture de l'homme est végétale.

Charles Darwin

En France, les parents végétariens font preuve d'une grande détermination, car ils subissent plus encore de pressions et d'accusations. Pression de l'école (vaccins dangereux, introuvables sans être mélangés à trois autres vaccins non désirés, cantine omnivore, etc.), pression des toubibs (« Ah, un poulet par semaine, ça serait quand même mieux »), sans parler de la famille : « Donne du steak haché à ta fille, sinon elle va manquer de protéines, bourreau d'enfant ! Tiens, mon chouchou, tu aimes ça, les rillettes de papy, hein ? Tu vois, tu la prives ! », etc.

Cauchemar absolu, beaucoup de Français confondent un régime sain, adapté à notre physiologie, avec de la maltraitance. « Tu vas pas forcer le petit à manger des légumes, quand même ! » En réalité, c'est le contraire : on force les enfants à manger des animaux en leur mentant sur la façon dont ces

92. « The child is the father of man ». Extrait du poème de William Wordsworth, *My Heart Leaps up* (26 mars 1802) :*Poems in Two Volumes*, Longman, Hurst, Rees and Orme ; Paternoster-Row (Londres, 1807), notoirement cité par Sigmund Freud, à qui cette citation a souvent été attribuée.

animaux (qu'ils aiment) sont arrivés là. Très pédagogique, non, comme approche de l'éducation ?

La norme, en France, c'est une canette de soda, du pain blanc (qui, une fois digéré, devient aussi du glucose), de la charcuterie, du jambon industriel, du fromage industriel, des bonbons Haribo faits avec de la couenne de porc bouillie agrémentée de sucre *esod mumixam*. Ou Aspartam, ce qui est encore pire. Une nourriture de zombie, de nécrophage !

Avec plus de six millions de Français musulmans et cinq cent mille juifs en France, l'Éducation nationale servait encore des cochons morts dans les cantines, au nom de la laïcité. Vous croyez qu'il leur aurait traversé l'esprit de remplacer ça par des repas végétaux ? Les repas végétaux, c'est super laïque, c'est moins cher, il y a plus de protéines, c'est pas gras, ça fait pas grossir, pas d'hormones, pas d'antibiotiques, pas de métaux lourds et pas d'histoires avec le rabbin, ni l'imam : c'est forcément halal et casher parvé.

Dans le fond, les municipalités préfèrent limiter l'affluence des cantines scolaires, réputées à juste titre déplaire aux enfants en raison de la mauvaise qualité de l'alimentation. Pour un maire, c'est trop de frais, de manque de place, de gestion. Or, les repas végétariens sont une source d'affluence, comme l'explique lui-même Jacques Boutault, maire du 2e arrondissement de Paris, où les repas végétariens du mardi connaissent, depuis 2011, une popularité sans précédent, et pas seulement chez les populations juive et musulmane. De là à penser que les mairies ne souhaitent pas améliorer la qualité des repas pour inciter les parents à garder leurs enfants le midi, il n'y a qu'un pas. Que je ne franchirai pas, car mon expérience des milieux municipaux m'a surtout révélé une ignorance absolue de la culture végétarienne avec des questions comme « Mais comment faites-vous pour compenser les protéines ? » (alors que, selon le médecin végane Jérôme Bernard-Pellet[93], l'immense majorité des Français souffre d'une consommation beaucoup trop élevée de protéines — et non d'un manque). « Ah, mais on sert déjà du poisson, le vendredi. » Quand on n'invoque pas une loi obligeant

93. Voir la page alimentation-responsable.com/un-constat-inquietant

à servir des protéines animales dans les repas collectifs, ce qui est faux, puisque les villes de Reims et Montpellier (entre autres) servent des repas végétariens toutes les semaines depuis 2015 — comme dans le 2e arrondissement de Paris depuis 2011.

Tous ceux qui cherchent à échapper à ce délire culinaire sont suspects et traités comme des illuminés fanatiques incapables d'apprécier les bonnes choses. Je n'exagère pas. J'ai assisté un jour, dans une réunion publique à la mairie, en présence du maire, à une discussion entre deux personnes qui posaient la question du poisson dans les cantines scolaires le vendredi. Pour l'une, le vendredi était une tradition catholique dans un État laïque, et elle exigeait que le poisson soit plutôt servi le jeudi. Pour l'autre, c'était une tradition tout court, et c'était plus pratique de servir les animaux de mer le vendredi, car les fournisseurs avaient l'habitude, etc. J'ai pris la parole pour dire que le jour où l'on mangeait tel ou tel animal avait bien moins d'importance que le contenu de cet animal. J'ai donc évoqué le film *Océans Poubelles,* qui montre explicitement que les poissons de mer présentent un vrai risque pour la santé[94]. On m'a écouté poliment et le débat a repris comme si personne n'avait entendu ce que je venais de dire.

Malgré tout, l'écologie interpelait de plus en plus les gens. Même le président Jacques Chirac faisait l'apologie de l'écologie maintenant. Il ne faisait presque rien en ce sens, mais il en parlait. Ça montrait bien qu'il y avait quelque chose à y gagner — et donc que ça intéressait les gens.

---

94. *Océans Poubelles,* Manfred Ladwig & Thomas Reuter, 2013, diffusé sur Arte le 2 avril 2013.

CHAPITRE 21

Il y a des gens qui sont tellement ignorants qu'ils ne savent même pas qu'ils sont ignorants

Si ceux qui disent du mal de moi savaient ce que je pense d'eux, ils en diraient bien davantage[95].

Sacha Guitry

Je suis parti jouer en Érythrée, un petit pays équatorial de la Corne de l'Afrique, invité là-bas par l'ambassadeur de France, Gérard Sambrana, à l'occasion d'une soirée de gala donnée à la date emblématique du 14 juillet, fête nationale française. À cette occasion, le diplomate invitait deux cents personnalités influentes. De la véritable cuisine française serait servie pendant un concert de reggae, un genre musical très apprécié dans la capitale de ce pays assez fermé, où les influences étrangères étaient rares. Bob Marley, encore lui, avait frappé. L'Alliance française locale m'avait repéré parce que je chantais du reggae en français. Et, après le discours de Sambrana, je me suis retrouvé à chanter *La Marseillaise* en chœur avec lui devant les Érythréens et expats médusés. Les paroles « contre nous de la tyrannie » prenaient tout leur sens dans le salon du cinéma

95. Sacha Guitry, *Toutes réflexions faites*, Éditions de l'élan, 1947.

Odéon. On a enchaîné avec *Aux armes et cætera*, la version reggae de l'hymne national auquel Serge Gainsbourg avait « redonné son sens initial », plus quelques chansons à moi, une de Marley et des titres dansants comme *Sex Machine*, que presque personne ne connaissait là-bas. On a réussi à décoincer l'ambiance glaciale (bien qu'il ait fait plutôt chaud) de gala diplo et, après un succès non feint, il ne restait malheureusement rien à manger après ce concert où je m'étais beaucoup dépensé.

Dans ce pays du Sahel où l'aide alimentaire était interdite, le buffet ne restait jamais fourni très longtemps, même dans les cocktails officiels. Naturellement, aucun plat végétarien n'avait été prévu et, affamé, déshydraté et en nage après l'effort, j'ai fait un gros malaise. J'ai fini à l'hôpital d'Asmara en pleine nuit.

J'avais engagé sur place un saxophoniste génial, Tekle Negassi, et un organiste, qui ont étoffé notre petite formation Dub De Luxe. Après quelques concerts sur d'autres scènes, ouvertes au public cette fois, l'ambiance était très bonne. On a même enregistré une chanson à moi dans le petit studio de l'organiste et, après un séjour enchanteur dans l'incroyable ville d'Asmara, la Rome africaine, on est rentrés en France via une escale au Yémen. Comme en Érythrée, le Yémen est un pays où le végétarisme est un concept à peu près inconnu, mais l'alternative restait possible. En cherchant un peu, on trouve toujours une solution, même dans des coins aussi reculés, où près de cent pour cent de la population consomme traditionnellement des animaux sans même y penser. Partout où l'on va, on trouve des fruits, des légumes, du pain et un tas d'idées. On peut être végétarien n'importe où, je l'ai testé pour vous — même au Yémen, où l'on vit, en gros, comme en l'an 1000.

Arrivé à Paris, j'ai été viré de chez moi. Espérant gagner une plus-value, le propriétaire avait décidé de vendre et avait le droit de me foutre dehors, bien que j'aie toujours payé mon loyer sans faire d'histoires. Ça s'appelle congé pour vente. J'avais accumulé des milliers de disques et de livres, et un déménagement signifiait au moins six mois de préparation, de mise en cartons. Sans parler de trouver un appartement, tâche très ardue quand on a des revenus faibles et irréguliers.

Quand je me suis réveillé de ce mauvais rêve, en mai 2007, j'avais écrit deux livres de plus, et Sarkozy était élu président. Il a aussitôt nommé l'avocate d'affaires Christine Lagarde au ministère de l'Agriculture (le ministère de l'Agriculture : « un État dans l'État », *remember* ?). Elle travaillait auparavant pour le cabinet international Baker & McKenzie, qui avait pour client américain rien de moins que Monsanto, leader mondial des semences modifiées génétiquement. Lagarde est restée en poste un mois. En un mois, la principale décision prise par notre sympathique ministre de l'Agriculture a été d'autoriser 0,9 pour cent d'organismes génétiquement modifiés en France dans tous les produits, *sans étiquetage* pour le signaler, y compris dans les produits bio, qui restent titulaires de la norme AB[96]. C'est-à-dire que depuis cette date, la porte est discrètement ouverte à la prolifération de bactérie BT, et donc aux allergies, aux mutations, tout le tralala (voir plus haut). Vive la France.

***

Dans les mois qui ont suivi, j'ai décidé de cesser complètement de manger des œufs et du lait, mais il y en a tellement partout que ça me semblait insurmontable : beurre *dans* les croissants, œufs *sur* les croissants, dans les gâteaux, lait dans les glaces, œufs jusque dans les pâtes... là, je me suis vraiment senti seul. J'avais beau essayer, c'était vraiment pas pratique. Alors j'ai fait ce que j'ai pu, c'est tout juste si je n'avais pas honte de respecter la vie des bovidés, tant la pression de la société me renvoyait en permanence dans les cordes. Cette fois, je passais vraiment pour un barge. Mais, au point où j'en étais, je m'en foutais.

J'étais un peu un redresseur de torts et cet esprit m'habitait pour l'alimentation comme pour l'histoire des musiques. Pourtant, en 2007-2008, c'était mal parti pour l'alimentation comme pour l'histoire des musiques, puisque j'ai failli crever de faim : à peine élu, Sarkozy s'est dépêché de couper les vivres aux médiathèques. Du jour au lendemain, elles ont cessé d'être clientes de mes conférences en musique sur le punk rock, le

96. Voir eur-lex.europa.eu/legal-content/FR/TXT/?uri=celex:32007R0834

reggae, Gainsbourg, les musiques africaines et le reste. Plus de travail ; et, contrairement aux pêcheurs subventionnés, je travaillais sans filet. Idem pour les concerts organisés par ce type de structure culturelle : terminé. Je donnais deux conférences par mois et quelques concerts par an depuis des années : je n'en donne plus qu'une par an depuis. Idem pour mon expo photo reggae, qui, après une décennie de bons et loyaux services, prend la poussière dans une malle rangée sous mon portemanteau.

Heureusement, l'excellent Gilles Verlant a volé à ma rescousse et a placé un projet de livre chez un jeune éditeur qui m'a fait confiance, Bertil Scali. Je me suis donc lancé dans la rédaction d'un livre culturel sur l'histoire du chanvre, du shit, de la ganja, de la marijuana, de la beuh, du teush, de la préhistoire à nos jours, en passant par mon histoire perso de dépendant, le premier joint des Beatles, le jazz et la marijuana, jusqu'aux applications thérapeutiques, la consommation de graines comme nourriture et, bien sûr, tout l'aspect géopolitique et l'histoire de la prohibition. J'ai enquêté dans tous les partis politiques français pour avoir leur point de vue officiel. C'était passionnant et ça me changeait enfin de la musique. Toutes ces recherches se faisaient en parallèle de celles que j'effectuais en permanence autour de l'alimentation, avec un grand sérieux (comme vous pouvez le constater ici). J'espérais, sans doute à tort, recevoir un peu de soutien des institutions culturelles et, dans mon esprit punkoïde d'ex-dealer de shit, ça passait par un diplôme. Je n'avais même pas le certificat d'études, alors que j'évoluais de plus en plus dans un monde où mes interlocuteurs étaient titulaires de licences universitaires, voire de masters (bac+5) et on me faisait parfois sentir que je devais rester à ma place. Coucouche panier, le kepon. J'avais même une brillante amie doctorante, Giulia Bonacci, avec qui je partageais mes connaissances sur la musique jamaïcaine, et l'absence de diplôme commençait à me donner des boutons. Mon ami Jean-Marc, à qui je m'étais ouvert de tout ça, m'a répondu qu'il attaquait une « VAE ». Il comptait entrer à l'université sans avoir le bac, ce qui est en principe impossible, mais une nouvelle loi le permettait.

On m'a confirmé tout ça dans un accueil spécial à la Cité des sciences, et je me suis pointé timidement à l'université de Vincennes-Saint-Denis-Paris-8. Il a fallu que je me tape la préparation d'un dossier d'admission gratiné, prouvant mes connaissances. Je suis arrivé à l'oral, des mois plus tard, avec une valise de livres et de disques. Un professionnel du métier devait venir témoigner que j'étais sérieux comme un cancer, et c'est l'écrivain, musicien et journaliste de *Rock & Folk* Patrick Eudeline qui a accepté de le faire pour mes beaux yeux. Je l'ai emmené en scooter, son mégot au vent. L'équipe de Paris-8 m'a informé que mon niveau me permettait d'entrer directement en master 2.

Un an plus tard, après avoir suivi des cours de rhétorique avec Joël Heuillon, d'histoire des musiques expérimentales avec Guillaume Loizillon, d'ethnomusicologie avec Rosalia Martinez, d'histoire du regard porté par l'Occident sur les musiques du monde avec Christian Corre, d'histoire des musiques afro-américaines avant l'enregistrement avec Denis-Constant Martin, j'empochais un master Musique, musicologie, création et société avec mention très bien. Pour cela, j'avais écrit un mémoire rigoureux qui devint vite un livre, *Le rap est né en Jamaïque*[97]. Mon mémoire a été dirigé par le brillant pianiste Philippe Michel, dont j'avais aussi suivi les remarquables cours d'analyse du jazz. Moi, le cancre, j'étais maintenant maître És-musicologie, Chourave tu peux m'appeler maître, c'est plus court pour les amis. Pour le doctorat, c'était trop long et non subventionné, et j'ai laissé tomber à regret, mais on m'appelait déjà Doc Reggae avant, donc ça ira. Aucun des remarquables intellectuels que j'ai rencontrés à l'université n'était végétarien, ce que je trouvais choquant.

La crise économique qui a frappé le monde en 2008 a été un désastre pour les investissements dans tous les domaines culturels. Le monde du cinéma, du journalisme, de la télévision et de l'édition était touché.

C'est pendant cette période que j'ai proposé aux éditions Frémeaux et Associés de réaliser une anthologie des enregistrements de Harry Belafonte, un New-Yorkais d'origine jamaïcaine qui, en 1956, avait fait découvrir au monde le mento, la musique traditionnelle de son pays. Le succès du beau Belafonte avait été

97. Bruno Blum, *Le rap est né en Jamaïque,* Le Castor Astral, 2008.

énorme, et le chanteur avait beaucoup contribué au mouvement pour les droits civiques. Il avait enregistré d'autres albums que son célèbre *Calypso* et je voulais réunir les meilleurs enregistrements de son âge d'or dans un coffret.

Frémeaux et Associés était spécialisé dans la publication d'enregistrements tombés dans le domaine public, pour lesquels les droits d'auteur sont payés à la Sacem, mais sans avoir à obtenir l'autorisation des producteurs d'origine. Ils ont accepté ma proposition. La qualité du son de leurs coffrets et leur exigence éditoriale étaient mondialement connues. Ils travaillaient avec les meilleurs spécialistes et j'étais heureux de rejoindre leur prestigieuse équipe. Ils avaient néanmoins un inconvénient de taille : la réalisation de rééditions chez eux demandait beaucoup de travail et, une fois de plus, rapportait peu. Les ventes étaient limitées aux amateurs de qualité capables de faire la différence. Mais leur catalogue de rééditions jazz, blues notamment, était impressionnant et ils exportaient leurs disques dans le monde entier. Leur approche de valorisation, leur volonté de sauvegarde du patrimoine musical mondial, avaient peu de rivaux. J'y trouvais aussi un parallèle entre mon désir de préserver les océans, de préserver la Terre. Les problématiques de pérennisation des arts et des cultures du monde ressemblaient beaucoup à celles du sauvetage des peuples, des animaux et de la nature. Ils publiaient d'ailleurs une collection d'enregistrements d'animaux réalisée dans les différents biotopes préservés du monde, comme la jungle du Costa Rica ou le volume *Aubes d'Amérique*. J'avais moi-même enregistré le son de la jungle jamaïcaine dans cet état d'esprit. Ma compétence de musicologue fraîchement diplômé était en adéquation avec leur demande d'expertise, et j'ai réalisé depuis un grand nombre de disques audio en tant que directeur artistique indépendant pour Frémeaux. Je trouve les sources son (disques originaux en bon état, que l'on restaure), et je rédige des livrets très documentés sur les artistes et l'aspect musicologique et sociétal de ces musiques. Malheureusement, la culture, au sens large, était de moins un moins un objectif politique. En dépit de déclarations tonitruantes sur la culture et l'écologie, qui étaient le cadet des soucis de nos dirigeants, le niveau culturel reculait de façon spectaculaire en France, un pays pourtant célèbre pour sa culture et sa tradition, son savoir-faire muséographique. La crise économique a encore réduit les marchés, achevé nombre d'éditeurs, de maisons de disques, de producteurs, mais Frémeaux tenait bon grâce à une petite équipe compétente, travailleuse et très indépendante — et un site de vente en ligne d'une grande richesse.

***

C'est aussi en 2008 que décéda mon père, Tony Blum, emporté par un foudroyant cancer des voies respiratoires. Son agonie au service de cancérologie de l'hôpital Louis-Pasteur, au Coudray, près de Chartres, c'est pas un bon souvenir, croyez-moi.

À l'entrée, face au sinistre parking venteux planté en pleine Beauce, avec ses petits arbres à parking et ses bagnoles moches toutes pareilles, dans les courants d'air du couloir menant au hall de l'hôpital, les murs étaient entièrement couverts d'affichettes du type « J'arrête de fumer aujourd'hui », « SOS Tabac », « Entrez sans fumer », etc. De pathétiques malades émaciés, en pyjama bleu, certains en chaise roulante, étaient plantés là, dans le froid et la bise, comme des zombies grelottant devant les affiches « Le tabac donne le cancer ». Ils étaient venus tirer sur leur mégot, le plus fort possible pour repartir plus vite sans attraper froid. Ça ne m'a pas donné envie de refumer. Comble de l'ironie, un panneau « service de cancérologie, 4e étage » surplombait la scène. Je les ai dessinés et j'ai publié ça dans mon livre sur le cannabis.

Mon père avait coutume de dire en rigolant : « Tous les centenaires que je connais sont des fumeurs ! » Mais, après un accident cardiaque et un triple pontage, il avait arrêté la nicotine dix ans plus tôt. Ça lui a sans doute sauvé la vie pour un temps, mais c'était probablement trop tard. Le manque d'exercice, l'alcool et la bidoche n'ont pas dû arranger les choses. Aux États-Unis, dans un nombre grandissant de cliniques privées, l'alimentation est considérée comme un facteur déterminant pour guérir plusieurs types de cancer. Il est avéré que de fortes doses de vitamine C (il n'existe pas de dose trop forte pour la plupart des vitamines) contribuent à détruire les tumeurs. Certains médecins en injectaient de très importantes quantités avec des résultats plus que convaincants. Pratiqué à bon escient, le jeûne incite aussi le corps à détruire certaines tumeurs. Ces méthodes holistiques, qui comprennent souvent une diététique végétalienne, crue, variée, et une attitude de responsabilisation du patient, donnaient déjà de bons résultats et, selon les cas, avec ou sans chimiothérapie. Je remarquai que les repas servis à mon père contenaient de la chair animale et des sauces au micro-ondes — mais peu de légumes et de fruits frais. Et zéro orange, citron ou carotte crue, qui auraient pu lui apporter de la vitamine C. Sans même oser contacter le médecin, j'ai bien essayé d'esquisser un dialogue sur ce point avec l'infirmière dévouée, qui était débordée, mais c'est ma famille elle-même qui m'a fait sentir que je devais rester à ma place et laisser tomber. Mon père avait refusé d'écouter mes opinions sur la diététique toute sa vie, c'est pas sur son lit de mort qu'il allait le faire. Comment insister alors que j'étais déjà en permanence sur la sellette avec ces questions sensibles ?

Pourtant, avec le célèbre best-seller *Le Rapport Campbell*[98], deux éminents biochimistes canadiens avaient signé l'étude la plus complète jamais réalisée sur la nutrition (comme ils le disent eux-mêmes) et abondaient dans mon sens. Leur étude est basée sur une relecture d'un livre précédent qui avait fait grand bruit, *The China Study*[99]. *Le Rapport Campbell* est régulièrement cité par Bill Clinton, l'ancien président des États-Unis (de 1993 à 2001) qui, en 2010, a adopté le régime végane, perdant quinze kilos et réglant ainsi différents problèmes de santé. Clinton avait subi un quadruple pontage en 2004, et il était inquiet pour sa santé. Il voulait « savoir ce que c'est d'être grand-père » et était également concerné par les problèmes de maladies du cœur, qui affectaient huit pour cent de la population américaine — et à

98. Thomas Colin Campbell, Thomas M. Campbell II, *Le Rapport Campbell*, Éditions Ariane, 2005.

99. *The China Study: The Most Comprehensive Study of Nutrition Ever Conducted And the Startling Implications for Diet, Weight Loss, And Long-term Health*, T. Colin Campbell, BenBella Books, 2006.

peu près autant de la population française. Ces maladies causent la ruine des systèmes de santé américain comme européens.

Deux ans après le décès de mon père, Bill Clinton créa une fondation consacrée à l'alimentation saine, faisant la promotion de l'alimentation végétalienne (sans aucun produit animal), faisant découvrir à son pays une quantité de produits de qualité pouvant être substitués au lait, au fromage, aux chairs animales. S'il n'est pas certain qu'il suive à la lettre les convictions qu'il affiche, Clinton a fait de son mieux pour changer radicalement son alimentation en explorant tous les aspects de la gastronomie végétale, et ils sont très nombreux. Il a les moyens de découvrir l'infinie variété de la meilleure cuisine végétale et ne s'en est pas privé, posant devant des tablées de plats alléchants et des montagnes de fruits. Son épouse, Hillary, alors secrétaire d'État aux Affaires étrangères de Barack Obama et candidate à la présidentielle de 2016, a été significativement influencée par l'alimentation de son mari. Dans un pays où l'élevage est une énorme industrie, Bill Clinton a largement contribué à provoquer aux États-Unis un questionnement sur l'alimentation carnée et les maladies cardio-vasculaires afférentes, qui, selon des statistiques répétées, sont la principale cause de mortalité en Occident, avec les cancers liés à la consommation de tabac et d'alcool. Mais si tu dis à un Français cancéreux qu'il devrait boire du jus d'orange sans sucre et laisser tomber la blanquette de veau au micro-ondes, il t'engueule.

Les menus de la cafétéria de l'hôpital de Villejuif (où mangent patients et personnel, médecins compris), où le service de cancérologie est réputé être l'un des meilleurs du pays, sont, selon moi, une insulte au bon sens.

Je ne suis pas médecin et je ne prendrai pas ici position sur les inconvénients et mérites de la chimiothérapie, sans parler des ablations d'organes et de tumeurs supposées. La chimio est parfois efficace, mais pas à tous les coups, et avec ou sans chimiothérapie, l'alimentation a un rôle crucial à jouer. Ne pas comprendre que pour lutter contre une maladie grave le corps a besoin de toutes ses ressources en vitamines et le moins possible de toxines à éliminer, c'est pas sérieux. Digérer un bout de bidoche, ça prend plusieurs jours, c'est comme mettre du diesel dans une Ferrari, on n'est pas fait pour. Quand on connaît les traitements à base de fruits et de légumes crus utilisés aux États-Unis et ailleurs, à l'évidence les hôpitaux et cliniques devraient aller dans le sens d'une alimentation non seulement bio mais végétale. Or, depuis que je suis maître ès musicologie, je réfléchis en termes scientifiques, c'est mon prof qui me l'a dit. Je n'ai rien de spécial à te vendre, mon bouquin, tu l'as déjà. Je tiens un discours de bon sens, c'est tout.

En octobre 2015, enfin, l'Organisation mondiale de la Santé (OMS) déclara officiellement que la viande est « cancérogène », créant des remous dans les médias partout dans le monde. Quelle a été la réaction du ministre de l'Agriculture français ? « Il ne faut pas céder à la panique. » Pour lui, il faut manger des « produits de qualité », et tout ira bien, car le cancer du côlon, c'est comme le nuage de Tchernobyl : ça ne passe pas la frontière.

***

D'ailleurs, j'ai pire que ça à dire. J'en suis venu à me poser une question pas du tout politiquement correcte. Étant donné les problèmes de financement de l'assurance-maladie, on peut se demander si quelqu'un qui carbure au diesel alors qu'il est conçu pour le super sans plomb, qui se goinfre de glaces, de sodas, de cadavres, de gras, de tabac, ne devrait pas payer une sorte de malus. Est-ce que l'assurance-maladie ne devrait pas être plus chère pour quiconque se met obstinément en position de choper une maladie cardio-vasculaire, qui ruine la sécu ? Ça serait dégueulasse, non ? Oui, d'accord, peut-être, seulement on peut se poser la question, à la fin. J'ai le sentiment que l'industrie pharmaceutique, qui fait la loi autant que l'agroalimentaire, a tout intérêt à ce que les gens mangent n'importe comment. On construit des hôpitaux entiers pour traiter à prix d'or les maladies cardio-vasculaires. Combien coûte un pontage ? Un curetage des artères ? Tu veux te goinfrer de cholestérol, de bœuf bourguignon, de burgers sauce béarnaise, de kebab au grec-frites-mouches du coin ? De jambonneau made in *Arbeit Macht Frei* ? Alors, au minimum, on met une taxe sécurité sociale sur tous ces produits. Logique, non ? Pragmatique, quoi. Pourquoi le burger haché est-il moins cher que les pommes de nos vergers ? Eh bien, je te le donne en mille : non seulement la bidoche n'est pas surtaxée, mais le bœuf bourguignon, le kebab, le burger, le jambonneau de la mort sont lourdement subventionnés par la politique agricole commune. On file des milliards aux éleveurs pour nous empoisonner, voilà la dure réalité. Pourtant, lors des dégustations de simili-carnés dans la rue, personne ne voit la différence entre le « poulet » végane et le poulet mort. En Belgique, pays moderne où l'on préfère la frite au steak-frites, ces histoires de simili-carnés passent au journal télévisé[100].

L'Europe subventionne à mort les agriculteurs et toute la filière agroalimentaire. La France inonde l'Afrique de poulet industriel surgelé pour toxico, et c'est tellement subventionné que les Africains ne peuvent même pas produire de cultures vivrières sur place qui pourraient concurrencer cette colonisation alimentaire, voilà la réalité. Alors moi, je pose la question à dix milliards d'euros (le trou de la sécu en 2016) : un pilote de course qui a envie de prendre des risques en roulant à trois cents à l'heure, il prend une assurance spéciale, ou il va comme tout le monde prendre un forfait à la Matmut ? Le pilote de course prend une assurance spéciale, bien sûr. Et il la paye bien plus cher que Roger, mon voisin roi du steak tartare, alors que, statistiquement, il prend bien moins de risques. Tu as envie de te goinfrer de steak au sang ? De te shooter les circuits cardiovasculaires au gras de sauciflard ? De te défoncer la rondelle au cancer du camembert ? Tu ne veux pas manger de bananes ? Ni de poires, car tu préfères le poulet froid mayo et les poissons radioactifs ? Alors tu prends une option spéciale risque à la sécu, ou une assurance privée, mais tu ne viens pas nous engorger les urgences à l'hôpital pour ensuite aller pleurer que la sécu, c'est trop lent, et qu'il n'y a pas assez de médecins. C'est facho ce que je dis ? Je ne trouve pas, en fait. Je ne vois pas pourquoi la sécu irait s'embourber de vingt millions de fumeurs et soixante millions de viandards triomphants, sûrs de leur bon droit, à soigner gratos alors qu'il y a marqué en gros sur le paquet « Fumer

100. Ce reportage disponible sur Facebook est intitulé « Test à l'aveugle : bluffés par la viande végétale ! » Il suffit de taper ce nom sur le Web pour y accéder.

donne le cancer ». Et que sur le site de l'ARC (Association pour la recherche sur le cancer), dans la rubrique « prévenir le cancer », on peut lire ceci depuis des années, tu peux pas dire que t'as pas été prévenu :

Une consommation quotidienne moyenne
de plus de 100 grammes de viande rouge
augmente le risque de cancer du côlon
et du rectum de vingt-neuf pour cent ;
celle de 50 grammes de charcuterie par jour augmente
le risque de vingt et un pour cent Le phénomène est lié
à la composition et/ou à plusieurs mécanismes survenant
dans le tube digestif à la suite de l'ingestion de ces aliments,
tels que les composés nitrités contenus dans les charcuteries,
les produits nocifs engendrés par une forte cuisson,
le taux élevé de fer de la viande rouge[...] [101]

En complément d'information, ils ajoutent :

Les fruits et légumes sont riches en micronutriments et en fibres qui ont un effet bénéfique démontré lorsqu'ils sont apportés en quantités nutritionnelles. Ils permettent de limiter les étapes de la cancérogenèse. Par ailleurs, des effets préventifs ont été spécifiquement mis au jour entre certains nutriments et certains types de tumeurs : on sait, par exemple, que les aliments riches en sélénium [noix du Brésil, shiitaké/lentin du chêne] et/ou en lycopènes [pastèque, tomate, pamplemousse] réduisent le risque de cancer de la prostate et que les fibres réduisent le risque de cancer du côlon. Il est donc essentiel de consommer suffisamment de fruits (hors fruits secs) et de légumes (hors féculents, légumes secs et graines) tout au long de la journée. La recommandation de « cinq fruits et légumes par jour » prévaut.

J'ajoute que l'ARC suggère d'utiliser un kit piéton avec son téléphone mobile, de pratiquer une activité physique et des dépistages réguliers, et, bien sûr, de laisser tomber tabac, alcool,

101. fondation-arc-org/face-au-cancer/l-alimentation.html

et de se protéger à fond du soleil. Tu veux fumer du shit ? Je suis pour la légalisation : on n'a pas à dire aux adultes ce qu'ils ont à faire. Et on n'a pas non plus à laisser les dealers s'occuper des mômes en les poussant à la conso à la sortie du collège. C'est pourtant ce qu'on fait et c'est pas une bonne idée. Je suis contre la vente de chanvre aux mineurs, évidemment, en revanche je suis pour la vente libre de chanvre thérapeutique aux adultes dans les pharmacies, comme aux États-Unis, ou de fumette dans les bureaux de tabac (ça devrait être comme le tabac, l'alcool ou le valium, quoi). Mais, comme dirait Daniel Vaillant, ancien ministre de l'Intérieur socialiste et vaillant défenseur de la légalisation, l'opinion n'est pas prête. Et alors ? C'est pas une raison pour que je vous mente. Que ceux qui veulent s'engluer les bronches à la gauloise ou au Double Zéro, eh bien, qu'ils prennent donc une assurance tous risques perso, parce que je n'ai pas envie de combler le trou de la sécu à leur place avec la TVA que je paie sur les disques et les livres que j'achète.

L'argument opposable à cette idée, c'est que les pauvres se nourrissent plus mal que les riches. Ils vont vers les bas prix, et les bas prix, c'est souvent de manger des animaux, puisque l'élevage est hyper subventionné. Donc, faire payer une assurance supplémentaire à ceux qui ont une mauvaise hygiène de vie, c'est difficilement défendable dans l'état actuel des inégalités sociales, et la France est l'un des pays où il y a le moins d'inégalités sociales. Imaginons donc la puissance des joyeux lobbys de la boucherie dans les pays pauvres. À cela s'ajoute encore le fait que la population est livrée à la sophistication extrême de messages publicitaires très efficaces, et au fait que, sous la pression de lobbys comme le syndicat FNSEA, les États européens subventionnent à mort la consommation de chair animale. Les médias de masse, eux, encouragent la consommation d'animaux. Le 9 septembre 2015, par exemple, France 5 a diffusé à l'heure du déjeuner une émission inepte sur « la viande » où il était suggéré aux adultes de consommer entre cent et deux cents grammes de chair animale chaque jour, faute de quoi ils risqueraient de dépérir. Et où le slogan péremptoire « Le régime végétalien est strictement interdit aux enfants » s'est affiché sur l'écran. À propos, ma voisine et amie maman a adopté une alimentation à quatre-vingt-dix-neuf pour cent végétalienne pour son enfant, qui se porte parfaitement bien, n'est jamais malade, est fort, plus grand que la moyenne et n'a aucun problème particulier. Mes autres connaissances élevant des enfants cent pour cent véganes sont dans le même cas. Donc, si je résume, l'État subventionne le lait et la chair animale, qui sont non seulement très cruels à produire, mais aussi nocifs pour la santé, et malgré tout encouragés par les pouvoirs publics. Et les médias de masse applaudissent. Ai-je tort de m'en offusquer le bulbe ? Tout ça en raison de la désinformation orchestrée par les lobbys les plus puissants du monde, ceux de l'agroalimentaire. Le moins qu'on puisse dire, c'est que cette mentalité archaïque, dominatrice et oppressante, m'interpellait au quotidien et alimentait mes conversations. Dès que tu parles de ça, c'est comme la ramener avec Israël-Palestine ou l'école publique contre l'école privée, c'est la crise assurée, le sujet qui fâche. La plupart des gens évitent donc le sujet et le non-dit perdure, le tabou se nécrose, et, au bout d'un moment, ça sent le purin. Mais pas avec moi, *kid*. Ce qui me chiffonne, c'est que même avec ma grande gueule et ma détermination, j'ai pu me faire endormir en matière de laitages. Je pensais que, un peu comme pour le cuir (on utilise la peau des animaux de boucherie, au moins en partie), du moment qu'on ne tue pas les animaux exprès, ça passait. Mais en fait, c'est encore pire. Comme quoi, mourir pour des idées, d'accord, mais de mort lente, le temps que les idées évoluent.

CHAPITRE 22

Viens manger une p'tite salade à la maison à Asmara

Travaille dur, fais de ton mieux, ne perds jamais confiance en toi et ne fais pas attention à ce que les gens disent de toi.

Noel Coward

C'est à cette époque-là que j'ai reçu un message d'un vieux copain suisse, Marc Tourtchaninoff, qui m'informait que ma chanson *Viens fumer un p'tit joint à la maison* (oui, celle enregistrée en cinq minutes à Kingston) était sur YouTube et qu'elle avait été vue et écoutée par plus d'un million cent soixante-dix mille personnes. C'était un succès important. Je n'étais pas du tout au courant. Personne ne m'avait demandé mon avis, et le clip était nul (des photos de Bob Marley enchaînées, une feuille d'herbe avec le titre « reggae », un drapeau rasta vert-jaune-rouge avec marqué « rasta » dessus partout, ce genre-là), mais un tube inattendu, ça faisait quand même plaisir. Et ce d'autant plus qu'il m'était devenu impossible de sortir mon album suivant, enregistré à Kingston lors de la même séance, et plein d'autres titres enregistrés à Paris avec Dub De Luxe et d'autres musiciens. Mais pas question de mettre tous mes morceaux en ligne gratuitement comme cette chanson-ci. Ça m'avait coûté trop cher et trop de temps à écrire, composer, arranger, apprendre, enregistrer, mixer... D'ailleurs, comble de l'ironie, même un tube pareil, ça ne m'a pas rapporté un sou. Cassenoix68 (c'est le pseudo de la fille qui a piqué le morceau sur la compil *Libérez Marie-Jeanne* et l'a chargé sur YouTube) n'avait même pas daigné mettre mon nom. J'ai découvert un peu plus tard que d'autres clips pirates existaient. Tous avaient atteint plus de cent mille vues. Impossible de toucher un centime, de tirer profit de quoi que ce soit, ni même d'être crédité.

La musique est la propriété de tout le monde.
Il n'y a que les éditeurs pour penser
qu'elle appartient à quelqu'un.

John Lennon

En 2008, disparaissaient mon légendaire ami et musicien préféré, Bo Diddley, que j'avais accompagné sur scène à Paris, et mon ami proche, le peintre Oli Person, emporté par une grave maladie du foie. Le temps ne perdait pas de temps. Le champ des possibles se resserrait. Le vertige de la vie sans papa m'attristait terriblement. Comment allais-je progresser encore sans le savoir en vie ? C'était vertigineux. Et puis l'hécatombe continuait autour de moi. Des dizaines d'amis disparaissaient au fil des ans.

J'étais de toute façon débordé de travail, entre le chantier chez moi, les étagères à disques à terminer, les bouquins à écrire, les BD à finir. Je n'avais pas beaucoup de temps pour les sentiments. Puis j'ai reçu un coup de fil qui allait changer ma vie. En accord avec l'Alliance française d'Asmara, les autorités du régime autoritaire m'autorisaient à devenir prof de musique en Érythrée. On me passait une baraque, un poste et un salaire casqué par la France. Les Érythréens au pouvoir avaient apprécié que j'engage des musiciens locaux lors de notre mini-tournée d'Asmara. L'Alliance française était désireuse de réaliser tous les projets culturels possibles dans un pays dirigé par des militaires pas spécialement versés dans le rock and roll. Il est difficile de monter quoi que ce soit là-bas, mais ils avaient convaincu les services culturels de m'accepter comme prof. Et de m'envoyer un émissaire érythréen officiel, M. Afeworki Arefaine, qui obtint exceptionnellement l'autorisation de quitter le pays pour m'apporter en mains propres une lettre officielle d'invitation, dûment tamponnée par le bureau des Affaires culturelles.

Tout excité, Afeworki m'a raconté comment ils avaient réussi ce coup-là, et m'a demandé d'accepter cette proposition mirobolante. Une carrière d'expatrié s'ouvrait soudain à moi. J'adorais la sublime Asmara, et un salaire fixe, c'était bien tentant. Mais j'ai refusé. J'avais un appartement, une famille et des amis en France, et j'ai préféré proposer un autre projet à Afeworki, qui était effondré par mon refus. Je lui ai demandé s'il y avait un studio à Asmara. Il y en avait un. J'ai répondu : « On va produire un album avec les plus grands chanteurs et chanteuses du pays. On va appeler ça l'*Asmara All Stars*. Une seule condition : je veux un repas végétarien matin, midi et soir ! » Il a bondi de joie et m'a assuré que tout était sans doute possible. Il est reparti avec mon idée.

Et après mille péripéties, grâce aux efforts patients de l'intrépide diplomate français Jean-François Breton, je suis parti à Asmara pour plusieurs mois, fin 2008.

Bâtie au sommet d'un haut plateau de caillasse, isolée comme une citadelle inaccessible, l'extraordinaire capitale érythréenne est située hors du temps et, par son altitude record (deux mille cinq cents mètres), elle échappe à l'insupportable climat équatorial. À Massawa, ancien port turc construit en bord de mer, la température ne descend jamais en dessous de 38° et monte facilement à 50°. Jean-Marie Bel, un aventurier guide et spécialiste de cette région du monde, toujours en proie à des convulsions et des guerres, m'a dit qu'à Djibouti, pas loin de là, il avait vu du verre fondu par la chaleur sur un tas d'ordures. Faisant loupe, des culots de bouteille avaient fait fondre un tas de tessons surchauffés. Mais à Asmara, bastion orthodoxe chrétien (la plus ancienne religion chrétienne du monde, aux démentiels rites antiques préservés), rien de tout ça : protégée par l'altitude, la plus belle ville d'Afrique était une île urbaine paradisiaque dans un environnement sec et hostile à perte de vue. Un inimaginable joyau de civilisation dans une immensité de cailloux, de cactus et de vaches aussi efflanquées que leurs gardiens. Le musicologue français Francis Falceto avait publié pendant une dizaine d'années une fabuleuse série de rééditions de musiques éthiopiennes électriques intitulée *Éthiopiques*, sur laquelle j'avais d'ailleurs publié un papier dans *Rock & Folk*. De 1966 à 1974, quelques orchestres financés par l'empereur Hailé Sélassié Ier, analogues à celui de James Brown, avaient mélangé les traditions régionales aux influences électriques, jazz, soul, rock en vogue. Or, un certain nombre de musiciens érythréens faisaient partie de ces orchestres déments (l'Érythrée était alors occupée par l'Éthiopie et partage avec elle la culture orthodoxe chrétienne originelle depuis le IVe siècle) mais, depuis le coup d'État de 1974, ces fabuleux grands orchestres, parmi les meilleurs d'Afrique, avaient complètement disparu, éradiqués par la dictature de Mengistu... sauf en Érythrée.

Ma longue aventure abyssinienne mériterait un livre à elle seule. Pour résumer, nous avons connu de nombreuses difficultés avec les autorités, qui, craignant la subversion, ont bloqué tout enregistrement pendant deux mois. Pendant les semaines d'attente, je me suis plongé dans la culture du pays, j'ai appris un peu de tigrinya, la langue dominante parmi les neuf du pays, j'ai bossé leurs deux gammes pentatoniques locales si étranges, et j'ai dessiné les plus beaux bâtiments de la ville. J'ai aussi enseigné le blues, le rock, la soul et les gammes mineures *blue note* à mes amis musiciens, qui m'ont proposé de donner quelques concerts dans des clubs branchés d'Asmara. Je revivais. Puis, à force de palabres, j'ai pu réunir les meilleurs musiciens du pays et monter un grand orchestre dans l'exacte tradition de la légendaire série *Éthiopiques*. Une partie des meilleurs interprètes (huit ethnies différentes...) nous ont rejoints dans le seul studio du pays, Admas, qui était tout à fait satisfaisant. Et le miracle a eu lieu : finalement, on a pu enregistrer une vingtaine de titres, avec des artistes incluant Faytinga, Temasgen Yared, Brkti « Tank » Weldeselassie et la divine Sara Teklesenbet[102].

Les Érythréens souhaitaient comme moi inclure une influence reggae et, en plus de la réalisation artistique, j'ai participé à plusieurs titres à la basse et à la guitare. J'ai composé une chanson en tigrinya où, en plein délire, je chante que, grâce à ma com-

102. *Asmara All Stars : Eritrea's Got Soul,* Label Out Here Records, 2010.

pagnie d'aviation, j'offre des repas gratos à la population — des repas végétariens.

J'ai même pu donner une conférence (en italien) sur l'histoire du reggae à l'école italienne d'Asmara, puis une en anglais dans les locaux de l'Alliance. J'y ai expliqué pourquoi les rastas considéraient que le roi des rois Hailé Sélassié était le messie (lire Apocalypse 19:16) alors qu'à Asmara il était présenté comme un monstre, un envahisseur dont le nom résonnait tel celui d'Ivan le Terrible.

Dans un pays toujours au bord de la famine, où poussent surtout des cactus (des figuiers de Barbarie), plus de la moitié de la nourriture est importée. Les aliments sont servis en petits tas sur une grande crêpe, l'*injera*, préparée avec de la farine de teff (une céréale locale). Traditionnellement, les Érythréens mangent directement avec la main droite, qu'on lave avant de passer à table. On forme des boulettes emballées dans des morceaux d'*injera* servis à part. Les gens les plus aisés ajoutent de la chair de vache hachée aux autres mets : lentilles, salade, haricots verts, etc. Le *shiro*, spécialité locale, fait partie des succulentes spécialités disposées en rond sur la grande crêpe, que l'on partage à deux. Il m'était donc facile de demander un plat sans qu'ils ajoutent une bouse de vache fumante au milieu. Je te recommande le seul restaurant érythréen de Paris, le Massawa, 22, rue du Château-Landon, dans le 10e arrondissement, où l'on peut déguster cette cuisine très originale. J'ai donc pu manger végétal sans encombres, mais je passais pour un extraterrestre, pour un petit homme vert, voire verdâtre.

***

Je suis rentré mixer l'album à Paris, dans le studio Nova Pista de l'imbattable Thierry Bertomeu qui, après des années de railleries, commençait lui aussi à me dire « Ah, je mange de moins en moins de viande. » À quoi était dû ce progressif revirement, qui commençait vraiment à être perceptible autour de moi ? À un éveil de l'opinion publique sur le dérèglement climatique, qui serait principalement causé par la filière élevage, selon *The Independant* (et encore, les conséquences sur la faim dans le monde ne sont pas remontées au cerveau de la plupart des gens) ? À un éveil de la population sur les problèmes de santé liés à la consommation d'animaux ? Sûrement. Les vidéos sur l'élevage concentrationnaire diffusées sur Internet faisaient le reste.

En 2009, ma meilleure amie a eu un bébé, et j'ai passé pas mal de temps à suivre ce dossier au quotidien. Végétarienne, elle disait toujours que les enfants raffoleront de ce que mange leur mère quand elle est enceinte. Elle mangeait des tonnes de pommes. Moi aussi, d'ailleurs. J'aime les pommes. Depuis que je suis végétarien, j'ai redécouvert les pommes. Pommes d'api, granny smith, golden, les petites, les grosses, les primeurs ; j'ai un petit appareil avec des lames en étoile qui les coupe en quartiers en une seconde, tchac !

Les parents et la famille étaient inquiets que la maman ne consomme pas de chairs animales (« Mais tu vas les trouver où, tes protéines ? Il ne faut pas prendre ton enfant en otage », et autres délicatesses.) Depuis que j'avais rencontré le champion du monde de surf végétalien et sa maman sur le plateau de Dechavanne, je ne m'en faisais pas pour elle ni pour son fiston.

Je me méfiais beaucoup des embrouilles avec les familles. Les histoires de plaintes de belles-mères pour le végétarisme de leur belle-fille, ça existe. Le 25 mars 2008, à Saint-Maulvis (Somme), une fillette de onze mois nommée Louise est décédée d'une bronchite soignée avec des cataplasmes d'argile et de choux, qui se sont avérés inefficaces. Le père tenait un magasin d'aliments bio au Tréport et la mère allaitait sa fille amaigrie par la maladie. Végétaliens, ses parents ont été immédiatement placés en détention pour « privation de soins ou d'aliments ayant entraîné la mort » (et bientôt condamnés à trente mois de prison), alors que leur autre fille, âgée de treize ans, n'avait aucun problème.

Toute la presse française a relayé cette information, établissant un lien entre le régime végétal des parents et le décès du bébé. Pour *L'Express*, comme pour nombre d'autres médias français, la mort serait intervenue à la suite de carences en vitamines A et B12 constatée à l'autopsie, ce qui, « selon les experts, accroît la sensibilité aux infections » et serait « due à un déséquilibre alimentaire ».[103] La vice-procureur d'Amiens, Anne-Laure Sandretto, a déclaré que « le problème de carence en vitamine B12 pourrait être en lien avec le régime alimentaire de sa mère ». La presse a ainsi publié un retentissant procès du végétalisme trois jours après le décès de la petite Louise, parlant de maltraitance, etc. Pourtant, le décès de l'enfant n'avait rien à voir avec l'alimentation de sa mère : il était la conséquence d'une bronchite mal soignée.

En revanche, quand Aïcha, neuf ans, est décédée en 2011, après avoir ingéré un steak haché mal cuit contenant une bactérie E. coli, que l'on trouve principalement dans les intestins des bovins, personne n'a parlé de maltraitance. Personne n'a parlé d'un régime carné imposé à l'enfant, un régime qui, cette fois, est pourtant bien la cause de la mort.

Toutes ces informations choquent beaucoup mes amis végétariens, et ma copine maman végétarienne en particulier. On se sent victimes d'une gigantesque arnaque orchestrée par l'industrie. Une campagne de pub pour le steak haché s'est étalée sur des affiches gigantesques dans tout Paris, se moquant des végétariens. L'ignorance est partout. Comme lors de tant de scandales analogues — amiante, vaccins, tabac et bien d'autres — on nous ment et on tourne en ridicule les gens plus lucides. On est des incompris. Je me sens exactement comme ça : un incompris.

L'épidémie de la maladie de Creutzfeldt-Jakob (ou « vache folle ») qui a touché des vaches nourries aux farines animales, a tué deux cent quatre personnes en 1996-1998. Elle a aussi fait quelques victimes animales : rien qu'en 1998, au Royaume-Uni, pour l'éradiquer, on a tué sans états d'âme deux millions et demi de vaches. De gigantesques brasiers ont brûlé leurs corps meurtris, propageant une puanteur morbide de barbecue à des kilomètres à la ronde. On est choqués quand une vache mange de la poudre d'abats, mais quand ce sont des gosses qui mangent du hachis parmentier surgelé à la cantine, tout le monde trouve ça sain et formidable. Voilà exactement où on en est de l'aveu-

103. Voir societevegane.fr/documentation/sante/ce-que-tout-vegane-doit-savoir-sur-la-vitamine-b12

glement alimentaire général, piloté par le lobby surpuissant des éleveurs, qui, à l'heure où j'écris ces lignes, marchent sur Paris en tracteur pour une manifestation saignante et historique. Le plus absurde peut-être, c'est que, concurrencés par des productions européennes à *encore plus* bas prix que les leurs (un cochon vivant ne leur rapporte que cinq euros de bénéfice à la vente !), les éleveurs indépendants ne peuvent même pas vivre de leur commerce indigne. Ils réclament donc *encore plus* d'aides alors qu'ils touchent déjà... huit milliards d'euros par an. De quoi boucher le trou de la sécurité sociale en une seule année ! Ce qui nous attend, en réponse à la concurrence étrangère qui affecte l'économie française déjà bien amochée, c'est des fermes industrielles de grande taille, capables d'économies d'échelle qui les rendront *encore plus* compétitives. Voilà ce que la FNSEA shootée aux subventions nous prépare : des fermes à cinq mille cochons dans le meilleur des mondes[104].

Sûre de son bon droit, la société carniste n'a pas non plus été mise en cause par la grave intoxication alimentaire qui a touché sept enfants ayant consommé des steaks hachés de la marque Steak Country en 2011. Selon le remarquable magazine en ligne *Végémag*, quatre-vingts millions d'intoxications alimentaires dues à la viande sont recensées chaque année aux États-Unis. Et plus d'un million de personnes par an en meurent dans le monde. Un scandale, quoi. Pourtant, selon l'Association américaine de diététique, en 2009 : « Les alimentations végétaliennes bien conçues sont appropriées à tous les âges de la vie, y compris pendant la grossesse, l'allaitement, la petite enfance, l'enfance et l'adolescence, ainsi que pour les sportifs. » Moralité : on met sérieusement en danger la vie des gens en leur donnant des animaux à manger. En 1992, quatre-vingt-cinq personnes sont mortes en France à la suite de l'ingestion de langue de porc en gelée (miam), responsable d'une épidémie de listériose qui a touché deux cent soixante-quinze personnes — et provoqué vingt-deux avortements. La bactérie listeria se développe sou-

104. Voir clcv.org/actualites/l-extension-des-porcheries-simplifiee.html et aussi secure.avaaz.org/fr/petition/prefenvironnementaingouvfr_Non_a_la_ferme_des_5000_porcs/?suuBuab

vent dans les laitages, et les fromages en particulier. Et, chaque année, une moyenne de huit cents cas de salmonellose est constatée. Elle tue un tas de gens chaque année. Que voulez-vous que j'ajoute à ça ? Les végétariens ne forcent pas leurs enfants à manger des fruits et des légumes. C'est le contraire : on force les enfants à manger des animaux, alors que c'est dangereux. Et on leur raconte que c'est normal, alors qu'ils ne feraient jamais ça à un animal.

CHAPITRE 23

Érythrée au menu

À quoi bon vivre cent ans si tu ne fais rien de ta vie.

Sonny Rollins

J'ai trouvé une excellente maison de disques allemande, Out Here, pour sortir l'album *Asmara All Stars*. Je suis reparti en Érythrée en 2009, avec le photographe spécialiste de l'Afrique Thomas Dorn, pour organiser la séance de photos qui illustre maintenant le CD. On a obtenu un laisser-passer pour aller à Massawa, l'une des trois villes érythréennes dont la visite est autorisée aux (rares) touristes. Je suis tombé sur Mohammed Shaabi, l'un des chanteurs afar de l'album, dans un bistrot du port. Imaginez rencontrer par hasard quelqu'un que vous connaissez bien dans un rade de marins au bout du monde ! Thomas et moi sommes allés faire un tour en barque à moteur sur une des îles Dahlak de la mer Rouge, où l'on trouve les plus riches hauts-fonds du monde, parfaitement préservés. On était arrivés le jour le plus froid de l'année. Il faisait au moins 40° à l'ombre. Le marin se plaignait presque du froid, il avait mis un pull et nous expliquait que Massawa était la ville la plus chaude du monde. J'ai vu des oursins géants et des coraux en barbotant avec mon masque. Je me suis cramé le dos. J'ai vu des ibis, des oiseaux sauvages fabuleux sur l'île. On a visité la mosquée turque ancienne à moitié détruite par la guerre avec l'Éthiopie. Et le soir, je suis sorti dîner en ville, une très vieille ville en pierre avec des moucharabiehs turcs, que j'ai d'ailleurs dessinés. Je suis retombé sur Shaabi, l'Afar avec qui j'ai bu un thé. Je lui ai demandé de me conseiller un restaurant. Ils étaient tous fermés. Le bar n'avait rien à manger. Le restau de l'hôtel était ouvert, mais loin de la vieille ville. Je suis donc allé dans la seule épicerie ouverte, mais les étalages étaient complètement vides. Ils ne vendaient que du savon, du papier toilette et des balais en herbes séchées faits main. Pays du Sahel, l'Érythrée était habituée aux difficultés d'approvisionnement et, pendant la disette, les gens mangeaient des bananes. Il y avait toujours des bananes. Mais là, plus rien. Même plus de bananes. Il ne restait que du thé. Tout le monde buvait du thé, le regard noir et l'estomac noué, sans commentaire, à la terrasse des bistrots. Je n'en revenais pas. À force d'insister, la serveuse du bar, un peu honteuse, m'a servi une petite assiette qui contenait cinq ou six grosses fèves dans un fond d'huile. Shaabi ne disait rien. Il ne disait pas « Il n'y a rien à manger. » Il regardait droit devant lui. Il parlait la langue afar et l'arabe. Je parlais un peu arabe, ce qui est précieux en Afrique de l'Est, mais nos conversations étaient limitées. Il avait honte de voir son pays comme ça, son pays aux idéaux révolutionnaires, qui rêvait de montrer au monde sa grandeur et son indépendance vis-à-vis de l'Éthiopie, sœur ennemie, des Américains, de tous ces Occidentaux qui avaient trahi son pays pendant tant d'années. Shaabi rêvait de tout ça. Ou avait rêvé. Je pense qu'il ne se faisait plus trop d'illusions. Mes problèmes de végétarien parisien me semblaient soudain futiles.

Certes, les terres et l'eau sont gaspillées partout et la production de protéines animales est un incommensurable désastre planétaire, mais en Érythrée, on ne gaspille même pas les terres pour nourrir du bétail, puisque pas grand-chose ne pousse. Alors, on mange des vaches squelettiques, qui grignotent ce qu'elles trouvent quand c'est pas trop sec, et sont tuées au couteau, comme ça, berk. Et on importe le reste de l'alimentation, ce qui ruine un peu plus le pays. Une nouvelle politique agronomique était entièrement à construire, mais comment trouver des investisseurs ? Réponse : des Chinois invisibles achetaient tout ce qu'on leur laissait prendre. Le gouvernement croyait à la

Chine, qui partageait avec l'Érythrée un goût subtil pour l'autodétermination, et était elle-même en proie à des problèmes de malnutrition. Je ne savais pas comment ils allaient s'en sortir. Je n'osais penser à ce qui pouvait se passer dans le Sahel, dans le nord du pays, chez mes amis Saho ou Kunama, avec qui j'avais enregistré. Beaucoup essayaient de fuir le pays, mais c'était strictement interdit. Je n'ose même pas raconter ici ce qu'on m'a raconté sur ceux qui partaient et se faisaient prendre. Ou pire encore, ceux qui tombaient aux mains des Arabes rachaïdas, au Soudan ou dans le Sinaï. Ou qui se noyaient, en route vers l'Europe.

Ma contribution à la solution serait d'essayer de commencer à faire connaître l'existence de ce pays, qui avait disparu de tous les radars. Et de montrer la beauté de leur musique, de leur culture multimillénaire. Je suis retourné à Asmara en 2010 pour la sortie de l'album. On a joué triomphalement avec tous les chanteurs dans la somptueuse salle d'Opéra dessinée par un Italien. Un orchestre de quinze musiciens avec, pour le final, dix des plus grandes stars du pays, réunies sur la même scène pour la seule fois de leur vie. Un souvenir incroyable. La nouvelle star du pays, Yohannes « Wedi » Tikabo, nous a même rejoints pour un titre. Les artistes avaient insisté pour que je chante moi aussi une chanson. J'ai choisi *Get up Stand up* de Bob Marley et Peter Tosh. Toute la salle s'est levée et a chanté avec moi, dans ce pays où l'on reste habituellement assis et où l'on applaudit poliment. C'était la vraie fête le temps d'une soirée, un souvenir inoubliable.

En Europe, l'album a été très bien accueilli par la presse : j'ai mis notre flatteur dossier de presse en ligne sur Facebook. Out Here a fait un boulot de promo remarquable. On a été invités par tous les grands festivals de musique du monde, au Danemark, aux États-Unis, en Angleterre et ailleurs. Mais il a été impossible de sortir les chanteurs et chanteuses du pays. Pas de visa pour entrer en Europe, et d'insurmontables difficultés pour obtenir un visa de sortie. Il ne reste qu'un splendide album, *Eritrea's Got Soul*, qui a été l'un des disques de l'année dans *Songlines* (le grand magazine anglais de musique du monde). Voilà. Pas mal de gens ont ainsi entendu parler d'Asmara pour la première fois, ça changeait un peu des bilans des Érythréens noyés dans la Méditerranée. *Asmara All Stars*. Paye-toi ça, on le trouve encore pour dix balles sur le Net…

Mon travail de rééditions pour Frémeaux ressemblait de plus en plus à des opérations de sauvetage de cultures entières, de styles musicaux, d'un patrimoine qui avait sombré depuis longtemps et était oublié des peuples mêmes dont c'était le précieux héritage. Je rééditais maintenant la musique goombey-calypso des Bahamas, le mento jamaïcain des années 1950 ou les premiers enregistrements de Bo Diddley, de James Brown. Je trouve que ce n'est pas très différent du travail effectué par l'association Kokopelli, qui essaye de sauvegarder la diversité des espèces de plantes nourricières. Ils produisent et diffusent leurs graines, une activité devenue carrément interdite en Europe en 2012, afin de favoriser certaines variétés brevetées — et ce dans l'indifférence générale. Des graines interdites ? Des variétés interdites ? Une réalité vertigineusement lamentable.

La perfection des moyens et la confusion des buts
semblent caractériser notre époque.

Albert Einstein

Depuis l'époque de *Best,* je suis régulièrement sollicité par des radios et des télévisions pour venir parler de mes activités musicales et de mes livres. Il arrive que ces journalistes soient des amateurs ou travaillent pour des médias de petite taille, et j'accepte généralement leur invitation. C'est comme ça que je me suis retrouvé dans un bar à parler de mes souvenirs du rock punk. J'expliquais que l'esprit punk consistait, en 1977, à tout questionner dans la société, à protester ou à se moquer de ce qui ne nous plaisait pas et, en bon cartésien, à penser par soi-même en se foutant de la pression sociale. L'idée, c'était pas de se bourrer la gueule. Enfin, pas seulement.

Montrant que j'étais fidèle à cet état d'esprit, j'ai cité en exemple mon choix de ne plus manger d'animaux pour des raisons éthiques. Surprise, la journaliste m'a demandé pourquoi, et je lui ai expliqué que, pour commencer, l'homme était un primate et que les primates hominoïdes sont physiologiquement végétariens. J'ai continué à parler librement sur ce thème et, quelques mois plus tard, la journaliste (Quelou Parente) m'a dit que ce passage un peu hors sujet plaisait beaucoup et que je devrais le mettre en ligne. Elle m'a donné le fichier numérique de l'extrait. J'ai appelé cette vidéo *Les chevaux mangent du steak-frites*. Elle a immédiatement connu un petit succès sur YouTube (environ dix mille vues fin 2015) et a pas mal circulé dans le réseau des militants de la protection animale. C'est ainsi que bon nombre de végétariens francophones ont découvert mon visage. C'était le temps où j'étais le roi des salades de l'espace, pour lesquelles je me spécialisais dans les sauces à base de vinaigre balsamique-moutarde de Dijon-huile d'olive premier choix. J'ai depuis découvert les vertus gustatives de l'assaisonnement à base de tamari, de levure de bière et d'huile d'olive, un cocktail irrésistible.

En août 2011, j'ai aussi publié sur ma page Facebook un article où j'écrivais en introduction :

Brigitte Bardot donne une image désastreuse à la cause animale, car elle a des opinions d'extrême droite et soutient ouvertement les Le Pen. Je ne tolère pas que la cause animale soit entachée par de si pitoyables fréquentations. L'image de Bardot restera pour toujours liée à l'extrême droite et quiconque s'accommodera de ses positions sera considéré comme un soutien du mouvement fasciste français. C'est ce qu'on appelle de la récupération politique. C'est inacceptable, ça explique que nombre de médias ne souhaitent pas l'inviter, ce qui dessert beaucoup la cause animale.

En quelques semaines, plus de trois mille commentaires ont été publiés sous cet article, créant une violente polémique, avec ses défenseurs et ses contradicteurs. Un millier d'entre eux contenait des menaces émanant directement de l'extrême droite. Plusieurs étaient de nature antisémite, et plus de deux mille d'entre eux ont été retirés par la suite. Le Front national a carrément repris l'article et l'a publié sur un de ses sites, occasionnant de nouveaux commentaires violents, avant que tout ne disparaisse.

À la cinquantaine, tu te poses des questions auxquelles tu ne penses même pas quand tu as vingt ou trente ans. La principale cause de décès dans les pays occidentalisés (comprenez : les gros consommateurs de produits issus de l'exploitation animale), c'est les artères bouchées en raison des excès de nourriture. Ce qui change pas mal de l'ambiance lors de mes aventures de disette à Massawa. L'artériosclérose est responsable de la plupart des maladies cardio-vasculaires et, bien que peu menacé, j'y pensais : j'ai un pote qui s'était fait opérer pour ça. Ils lui avaient ouvert le corps du cou à la cuisse pour décrasser ses artères et sauver son cul goudronné par le tabac et les graisses animales. Les vrais animaux carnivores comme les hyènes, les ours blancs, les loups, les coyotes et les léopards ont des griffes (et non des ongles). Les carnivores bavent pour suer, alors que nous transpirons par les pores de notre peau. Ça fait une sacrée différence. Ils ont aussi une dentition de carnivores (comme tous les primates hominoïdes, nous avons une dentition de végétariens. Les gorilles ont d'énormes canines et ne sont pas des carnivores, pas plus que nous). La différence est radicale. Les carnivores ont aussi des intestins beaucoup plus courts : trois à six fois la longueur de leur tronc, car la chair en putréfaction doit être évacuée rapidement. Bien. Les végétariens comme nous ont des intestins bien plus longs, car les plantes pourrissent beaucoup moins vite : nos intestins de végétariens font huit fois la longueur de notre corps. Avec son intestin court, un animal carnivore n'a aucune chance d'accumuler des déchets carnés dans le bide et de choper un cancer du côlon. En revanche, persuadés de pouvoir consommer des animaux sans problème, les Occidentaux en meurent par millions, car leurs intestins n'y sont pas adaptés. Et continuent le steak et la merguez.

Partout où je cherchais des informations, les méfaits de la consommation d'animaux et de sous-produits animaux (lait, fromages, œufs) n'étaient pas ou peu mentionnés. Comme si le livre de Naomi Oreskes sur l'industrie du tabac manipulant les médias parlait en fait de l'industrie agroalimentaire.

J'ai une amie dont le métier, payé fort cher, consiste à mettre en avant des produits sur Google, à les valoriser en parvenant à les placer en tête de liste, utilisant différents stratagèmes qui incluent l'achat d'espaces publicitaires en ligne (ce qui influe mystérieusement sur les moteurs de recherche) et d'autres techniques, comme le clic automatique sur les sites de ses clients, qui montent alors inexorablement dans le hit-parade des sites les plus fréquentés et se retrouvent en tête des moteurs de recherche. Il existe aussi des sites internet marchands contenant des « forums » discrètement orientés qui sont ensuite promus de cette même façon. L'internaute moyen se fie moins aux spécialistes qu'aux racontars de journalistes survolant leur sujet ou surtout aux commentaires anonymes sur des sites internet sans visage (le culte de l'amateur). Tous ces risques pour la santé sont minimisés et présentés par les grands médias comme des risques naturels, comme une fatalité, alors qu'ils sont la conséquence d'une ignorance et d'une désinformation permanentes.

QUATRIÈME PARTIE

VÉGANE

Il n'y a pas de libre choix sans prise de conscience.

Melanie Joy

CHAPITRE 24

Paris Vegan Day

La liberté consiste à choisir entre deux esclavages :
l'égoïsme et la conscience.
Celui qui choisit la conscience est l'homme libre.

Victor Hugo

Le mouvement végane « explose ». Sortez les violons pour l'épilogue, vous allez être servis aux petits oignons. Pour m'encourager, ma boss vient de m'envoyer un courrielectronique du Tamil Nadu (Inde). Là-bas, dans un hôtel gouvernemental, elle est tombée sur un restau où, sur un panneau bien placé, resplendit le proverbe giga-vibratoire suivant :

Ne me demande pas pourquoi je suis végétarien
Demande-toi pourquoi tu ne l'es pas

Alors ? Classe les Indiens, non ? Tout dans la conscience cosmique, tout ce que j'aime. « Demande-toi pourquoi tu ne l'es pas ». Ça change de mon bled où, à la télé, Léa Salamé (qualifiée de « brillante amazone du journalisme » par Gala.fr) parle sans rire du foie gras comme d'un « art de vivre »[105]. Ceux qui trouvent

105. Débat avec Pamela Anderson et Paul Watson dans *On n'est pas couché,* sur France 2, le 23 janvier 2016.

que le gavage des oies est un art de vivre sont les mêmes que ceux qui croient que la Terre est plate et que l'homme est au centre de l'Univers: des ringards. Bref, je préfère en revenir à mon éditrice. Je la trouve assez planante, avec ses petits messages philosophiques fleuris, hein ? Bon, ça va aller tout seul, ses vœux seront exaucés au centuple, car ce livre n'est que la chronique de mon état de conscience. Et en partageant avec toi mon état de conscience, il devient automatiquement le tien. Tac. Suffit de lire et tu te retrouves emporté par le courant de ma gamberge. Mon état de conscience n'avait qu'un défaut: il était un peu en avance sur son temps (humble, moi ? Jamais !) Mais, comme disait Cocteau, il n'y a pas de précurseurs, il n'y a que des retardataires.

En octobre 2011, à Paris, alors que je commençais à envisager d'écrire ce livre, s'est tenu pour la deuxième fois en France (à ma connaissance) un salon consacré au véganisme: le Paris Vegan Day. En plus, c'était à La Bellevilloise — dans mon bon vieux quartier de Ménilmontant. Les véganes se multipliaient outre-Manche. Ils étaient venus tenir plusieurs stands. J'entendais parler de vedettes comme Prince, Stella McCartney (styliste de mode et fille de Paul, le gars des Beatles), Justin Bieber, Pamela Anderson, Mike Tyson qui, sur Internet, étaient décrites comme véganes. Ma vieille copine Chrissie Hynde avait ouvert un restaurant végane à Cleveland, le bled de son enfance — Chrissie qui, selon un e-mail de sa manageuse, n'avait pas le temps d'écrire ma préface. J'ai arrêté le journalisme rock parce que j'en avais marre de courir après les stars, alors tant pis, j'ai pas insisté. Et, de toute façon, Paul « Wildlife » McCartney, lui, a trouvé le temps de le faire (merci Paul, *I get by with a little help from my friends* !). Mais les informations sur le végétalisme restaient très fractionnées, comme des mirages sur Internet.

« VégétaLien » signifie: ne rien manger qui contienne des animaux, ni de sous-produits animaux (par exemple, le beurre). La différence entre les termes « végétalien » et « végane » est que le végane choisit son alimentation d'abord pour des raisons éthiques (il refuse la cruauté et l'exploitation des animaux) et ne consomme aucun produit animal (cuir, laine, etc.). Pour le végane, le véganisme n'est pas un régime alimentaire mais un mouvement de libération. Le végétalien mange exclusivement des plantes, mais pour d'autres raisons, comme des problèmes d'arthrite, de tumeur, etc. — ou de performance sportive. C'est le cas de la championne de tennis Venus Williams ou de Carl Lewis, le plus grand champion d'athlétisme du XXe siècle.

Citons d'autres champions végétaliens : le gymnaste Frank Medrano, le marcheur de grand fond Emmanuel Lassalle, les champions marathoniens sexagénaires Alan et Janette Murray ou le champion du monde d'haltérophilie Patrik Baboumian. Ce qui n'exclut pas que ces sportifs soient également sensibles au sort des animaux, ce qui ferait d'eux des véganes. Gandhi a écrit que si avaler un bouillon de poulet pouvait lui sauver la vie, il préférait mourir que d'en consommer, car c'est pour des raisons éthiques qu'il ne mangeait pas d'animaux. Voilà de quoi on parle. Certains végétaliens sont particulièrement attentifs à leur santé, pour lutter contre un cancer, par exemple, ou par simple prévention, sachant que les centenaires végétaliens sont statistiquement très nombreux. Idem d'ailleurs pour les adultes surdoués : dans un sondage du site Zebras Crossing un forum de discussion entre Zèbres (surdoués, HP, HQI), vingt-huit pour cent des membres votants se disent végétariens, quatre pour cent végétaliens, neuf pour cent véganes, sept pour cent antispécistes et onze pour cent « flexitariens » (dominance végétarienne).

Selon l'usage, le mot « végétaRien » est devenu une formule hybride, dévoyée, car elle peut inclure les poissons, les laitages, œufs, etc. De plus en plus de végétariens français commencent à s'orienter vers la culture végane après une phase transitoire. Le végétarisme devient ainsi progressivement une sorte d'étape intermédiaire vers le plongeon végane, qui convient le mieux à notre métabolisme. Un petit plongeon en fait, où le plongeoir est situé à cinquante centimètres au-dessus de l'eau, puisque quantité de produits véganes canon sont maintenant disponibles.

Le véganisme éthique n'a rien d'extrême. Ce qui est extrême, c'est d'encourager nos enfants à aimer les animaux tout en leur apprenant que ceux qu'ils aiment sont aussi ceux à qui nous pouvons faire du mal. Ça, c'est vraiment extrême et très triste.

Gary L. Francione

La société entière est vent debout contre toute tendance de cette nature. Les railleries sont une réalité, il suffit de lire les commentaires sur mon journal Facebook. J'y suis régulièrement dépeint comme un fantaisiste, un clown, l'extrémiste de service (vas-y, rigole). Il est pourtant facile de choisir un lait produit à base de plantes (noisette, soja, etc.) ; mais comment échapper au lait de vache qui a envahi la composition de presque tous les aliments ? Idem pour les œufs, qui sont partout.

En arrivant au Paris Vegan Day, en octobre 2011, j'étais prêt à passer à l'étape suivante.

Demander à quelqu'un d'arrêter de manger de la viande,
ce n'est pas lui demander de changer un comportement,
mais de faire une prise de conscience.
Et les gens ne changent pas tant
qu'ils n'y sont pas prêts psychologiquement.

Melanie Joy

En entrant au congrès Paris Vegan Day, je me sentais à peu près dans cet état d'esprit :

Je suis végétalien, car c'est le minimum en matière de conviction et de comportement moral, et d'attitude envers les animaux non humains. Le spécisme, c'est le même mal sous-jacent que le racisme, le sexisme et l'hétérosexisme, mais sous une autre forme. Le spécisme de notre société est extrême, et c'est la seule raison pour laquelle le végétalisme n'est pas considéré comme le niveau minimum de décence.

Dan Cudahy

Mais jusque-là j'avais eu du mal à concrétiser complètement cette aspiration profonde. Je me sentais assez seul avec cette conscience exigeante. Et, de toute façon, je n'avais pas les clés d'une alimentation végane. Je ne savais pas où aller, je ne savais pas que tous ces gens existaient et vivaient leur véganisme sans trop d'histoires. Tout cela me semblait un peu virtuel, un truc qu'on trouve sur Internet mais pas dans la vraie vie.

J'ai été accueilli au Paris Vegan Day par un militant parisien de la cause animale que je connaissais à peine, Michel Sebban, qui m'avait amicalement invité. Le choc a été immédiat. J'ai tout de suite senti que j'étais arrivé chez moi. Je pouvais enfin poser mes valises.

Des dizaines de stands proposaient des produits véganes tous plus succulents les uns que les autres. Je n'en croyais pas mes yeux. Un défilé de mode amateur, avec des habits fabriqués sans aucun produit animal, avait lieu. Des publications, des dépliants, des livres, des chaussures sans cuir, des recettes, des T-shirts, des associations fleurissaient partout. Il y avait pas mal d'Anglais et beaucoup de jeunes. C'était vraiment enthousiasmant. Je n'étais plus seul contre tous. Je me sentais ému, incrédule. J'ai même rencontré une dessinatrice, Insolente Veggie, qui dédicaçait son excellent livre d'humour végane. Et, plus précieux encore, on m'a appris l'existence d'un magasin cent pour cent végane, le premier de France : Un Monde Vegan[106]. C'était inespéré. Seule ombre au tableau : des internautes qui avaient vu ma vidéo *Les chevaux mangent des steak-frites* m'ont reconnu et m'ont reproché de m'en être pris à Bardot, dont je disais vite fait en passant « Brigitte Bardot, tout ça, c'est des connards d'extrême droite. » Je leur ai répondu gentiment que la protection des animaux avait besoin d'un porte-parole qui n'avait pas été condamné cinq fois pour incitation à la haine raciale, que ça serait plus efficace pour la com. Les caméras et smartphones sont sortis de tous les coins pour filmer ça. « Quand tu auras fait tout ce qu'elle a fait pour les animaux... », c'est tout ce qu'on trouvait à me dire. J'ai senti une fois de plus que c'était un sujet très sensible. La Fondation Bardot finance quantité d'activités et la Brigitte est adulée par certains au point d'en oublier ses inacceptables engagements politiques.

J'ai été témoin par la suite de différentes dissensions, rivalités et orientations politiques très variées chez les personnes sensibles au calvaire des animaux. Les opinions diffèrent, mais

---

106. Un Monde Vegan, deux magasins à Lyon et à Paris.

toutes partagent la conscience de l'ignominie perpétrée par nos congénères à une échelle massive, et, bien souvent, ils en font une priorité. Que les uns soient orientés vers une résistance à la corrida, les autres à la boucherie, que certains soient plus horrifiés que d'autres par la vivisection, par l'industrie de la fourrure ou du cuir, qu'ils décident de se consacrer à la protection des animaux de compagnie abandonnés, des animaux de cirque, des animaux sauvages marins ou de terre ferme — chacun était habité par une prise de conscience qui me rappelait celle des premiers écologistes, que tout le monde avait si longtemps ridiculisés. Ils me faisaient penser au bordel du mouvement punk comme du mouvement hippie : ils luttaient contre un adversaire un million de fois plus puissant qu'eux, leur combat était digne, et ils étaient beaux. Ils étaient pour moi l'expression de l'humanité dans ce qu'elle a de plus humaniste, c'est-à-dire une humanité qui cherche à rendre les gens plus humains.

Être humain, pour beaucoup, ça signifie s'occuper des humains. On me disait tout le temps « Tu ferais mieux de t'occuper des gens », sans comprendre que les animaux et les hommes sont un tout. Si notre éthique permet de faire du mal aux autres espèces, à des espèces pacifiques, sans raison valable, c'est que notre éthique est au niveau zéro virgule un, elle ne tient pas la route, elle nous détruira, et c'est exactement ce qu'il se passe. L'homme est égal à l'animal devant la souffrance, c'est ce qui compte. Les singes hurleurs du Brésil n'écrivent pas de symphonies, mais ils peuvent grimper aux arbres avec leur queue, ce dont Rocco Siffredi lui-même est incapable.

SPÉCISME

Une idée fait son chemin : celle du spécisme. Pas de discrimination en fonction de l'espèce. Un écureuil a autant le droit de vivre qu'un tigre ou un employé du Trésor public. Ça ne veut pas dire que les poulets font de la mécanique quantique, c'est pas ça la question. Racisme, sexisme, hétérosexisme : il y a aussi le spécisme, la discrimination envers les autres espèces. Cette discrimination avait les mêmes racines que les autres, une pulsion de domination. Cette idée passait au-dessus de la tête de pas mal de gens.

Il est tabou de dresser un parallèle entre homme et animaux, l'homme est l'espèce supérieure, point, et donc tout lui est permis. Moi, je ne vois pas pourquoi la barbarie de l'esclavage, de la traite négrière et de l'esclavage moderne amenuise en quoi que ce soit les souffrances incommensurables qu'endurent inutilement des centaines de milliards d'animaux chaque année. Gary Yourovsky a d'ailleurs bien expliqué, dans un entretien à la télévision israélienne, que plus la souffrance des peuples avait été grande, plus ils étaient végétariens (Israël compte un nombre record de végétariens).

Cramponné à ma banane, je suis perplexe devant l'hermétisme, la mauvaise foi de tant de gens face à des arguments écrasants. Alors que d'autres, plus honorables, reçoivent ces informations à bras ouverts. J'ai un pote ingénieur du son qui vit dans le Limousin, fief des bouchers et de la boucherie, que j'ai récemment convaincu de devenir végane en lui disant simplement « Bienvenue au XXIe siècle », parce qu'il aime l'innovation et que le véganisme est innovant, dans l'air du temps. Son épouse a suivi le mouvement sans broncher. Rafraîchissant, dans ce monde de brutes.

Qu'il s'agisse de Bardot, du capitaine Watson, de son copain Foreman qui veut arrêter l'immigration, jusqu'aux écolos d'extrême gauche, en passant par les bourgeois centristes et les anars hommes des cavernes vivant un retour à la nature, dans tous les milieux et dans tous les peuples, j'ai trouvé des gens unis autour de la conscience de l'insupportable génocide perpétuel des animaux. C'est donc bien que cela peut toucher n'importe qui, que c'est à la portée de toute l'humanité. Tous sentent bien aussi qu'au-delà même de l'abjection de l'ultraviolence, c'est la survie même de notre propre espèce qui est menacée par une éthique au ras du bitume. C'est elle qui permet un tel carnage. Si ton éthique est tout en bas pour les animaux, elle l'est forcément aussi pas mal pour le reste. Ben oui, prends-ça dans les dents et avale la pilule, mon pote, elle est végane.

Je crois qu'au contraire de la majorité les véganes ont l'admirable conscience des conséquences matérielles, d'une horreur telle que la plupart des gens la refoulent en ne voulant pas regarder les films qui la montrent, en préférant le déni. Mais surtout, surtout, ils ont conscience que si leur éthique ne monte pas de quelques crans, alors tout le reste restera permis. Cette glorieuse et si rare soif d'éthique me plaît. J'aime avoir des valeurs et en parler.

Le déni était la question de fond dans cette histoire, et ces véganes l'ont au moins en partie dépassé (à l'opposé, par exemple, du saucisson à l'ail à un pot de la SPA, ou des anti-corridas qui se retrouvaient autour d'un steak après la manif). Comme pour les toxicomanes qui arrêtent les drogues, il faut sortir du déni, et après on se démerde comme on peut avec l'effarante laideur de la réalité. Il ne reste plus qu'à construire des choses belles, quoi. Chacun fait avec ce qu'il a, avec son bagage intellectuel, pour faire face à l'horreur. Brigitte Bardot en est un exemple parlant. Elle revient de loin. Et s'il est inconcevable pour moi de rejoindre Bardot dans sa misanthropie et sa haine, si rien, même tout le boulot qu'elle a fait pour la protection des animaux, n'excuse de soutenir ses potes les navrants Le Pen, nous partageons cette indéfectible sensibilité, et je dois moi aussi y faire face — mais à ma manière.

Le plus frappant, au Paris Vegan Day, était peut-être l'extraordinaire diversité des participants. Soldats bardoïstes, corsaires de Sea Sheperd, mais aussi gamines nouvelles venues refusant viscéralement de manger un animal, des écolos de gauche, des Asiatiques, des Africains, des Britanniques, des Allemands, quelques vieux, beaucoup de jeunes, beaucoup de femmes, quelques gros et beaucoup de minces (deux jours de régime crudivore et une demi-heure de vélo : je perds un kilo).

Les opinions politiques étaient aussi diverses que les parcours de chacun. Leur respect et leur lien avec les animaux étaient instinctifs, profonds. On devient végane pour les mêmes raisons qu'on rejoint Amnesty International ou qu'on donne des bouts de pain aux moineaux en hiver. Je ne saurais mieux dire : ce sont souvent des gens de qualité. Leurs atouts se situent d'abord sur le plan du cœur et leur compagnie est presque invariablement une bénédiction. J'ai été très touché par le Paris Vegan Day. Ce rassemblement était la preuve que je n'étais pas fou. Je n'étais donc pas l'intégriste illuminé qu'on m'accusait d'être. Les moqueries de la société sont parfois très pesantes, et pouvoir passer une heure avec quelqu'un qui ne vous répondra pas « Hitler était végétarien » ou « Mais as-tu pensé au cri de la carotte ? » est un soulagement infini.

Un jour, j'ai appris à faire les succulentes « omelettes » à base de banane écrasée + eau + muscade + oignons émincés + un peu de farine. Ou celles à base de tofu soyeux, de curcuma et de farine de pois chiche... qui dit mieux ? J'ai appris un jour que les cols en fourrure véritable coûtent moins cher à produire que les faux. Ils sont, bien sûr, importés de Chine, où les ratons laveurs et autres animaux sont écorchés vifs par millions pour leur fourrure. Et je ne vous parle même pas de la production de cuir de masse.

Les véganes sont objectivement admirables et m'enrichissent. Pourtant, je n'ai trouvé parmi eux personne qui ait un parcours proche du mien. De temps en temps, le prosélyte Michel Sebban organise généreusement de grands dîners véganes chez lui et, fait notable, je n'y ai trouvé aucun rocker, aucun ex-punk, personne qui connaisse la Jamaïque et pas d'ex-toxicos. Nous sommes tous très différents et cette diversité extrême est frappante. Au fil des quatre années suivantes, j'ai rencontré des véganes toujours plus variés. La brillante, jeune et jolie Marie Morgane, une étudiante en droit et philosophie à la repartie toujours fulgurante et drôle ; sa jeune sœur, étudiante en droit et en cinéma, Joséphine, tout aussi charmante ; Hervé, le promoteur immobilier quinquagénaire et millionnaire ; Arianna, la chirurgienne italienne spécialiste du système digestif ; Armand, le champion de poker sur Internet ; Arthur, le magicien de la cuisine ; Sarah Gâteaux, la reine des gâteaux véganes, qu'elle vend d'ailleurs au détail[107] ; Brigitte Gothière, fondatrice avec Sébastien Arsac de l'association L214, qui est bientôt devenue un acteur majeur de la protection animale en France ; Bertrand « Harmochopin » Carbonneaux, le prof d'harmonica ; Karine Mazoyer et Isabelle Goetz, de l'association internationale Peta, ou la brillante Élodie Vieille-Blanchard, de l'Association

107. Sarah Vegan Keshet : vegankeshet.fr

végétarienne de France ; Pascal Sage, l'organisateur du Salon Alternatives véganes ; l'incollable Olivier Rafin... et tant d'autres. Je ne me sens plus aussi isolé, perpétuellement cerné par les viandards goguenards. La plupart des véganes que j'ai rencontrés partagent avec moi un état d'esprit de développement personnel. Ils visent à s'améliorer, tant spirituellement que physiquement, à se cultiver, à avancer.

Il est frappant d'observer que dans les soirées visant à réunir des véganes, presque aucun ne fume, il n'y a pas de rails de coke dans les cagouinces et si quelques bouteilles de vin de qualité tournent, l'ambiance est plutôt aux mélanges de jus de fruits frais, les vivifiants smoothies. Michel Sebban passe beaucoup de temps à créer des liens, à consolider un réseau grandissant. Il est au cœur d'une sorte de groupe de résistance, des gens qui en ont marre de passer pour des extrémistes alors qu'ils sont simplement révoltés par la violence.

Si l'on compare la France avec l'Angleterre, la Belgique ou l'Allemagne, on a vraiment du retard, mais on sent que ça bouge. Les consciences s'ouvrent. La télévision commence à relayer les enquêtes sur les élevages, sur les abattoirs (malgré les procès, car il est interdit de filmer les abattoirs). Les réseaux sociaux diffusent des films, des conférences, comme celles de l'influent Gary Yourofsky ou de l'ancien vice-président de Citibank Philip Wollen, qui a tout plaqué pour se consacrer à un comité d'éthique. Ont surgi les documentaires *Home* (Yann Arthus Bertrand, 2009), pendant de l'essentiel chef-d'œuvre *Terriens* (*Earthlings*, Shaun Monson, 2005) qui est plutôt dur à encaisser, mais restera un des grands films visionnaires de notre époque. Ça renâcle sec pour regarder *Earthlings*, film d'horreur documentaire, mais je ne vois vraiment pas pourquoi on devrait refuser de voir avec nos yeux ce que les animaux endurent avec leurs corps. Ils complètent des films écolos à succès comme *Une vérité qui dérange*[108], avec l'ancien vice-président américain Al Gore. Citons encore le DVD *À l'abattoir* (Philippe Radault, 2015). La prise de conscience planétaire de l'écologie est accom-

108. *An Inconvenient truth*, Davis Guggenheim, 2006.

pagnée par les tentatives de récupération des politiciens, qui ne font pas grand-chose mais s'y connaissent en belles paroles consensuelles. L'extrême droite récupère Bardot, et l'équipe de la fondation (sincère au demeurant, et dont les actions positives ne se comptent plus) doit composer avec l'image détestable de sa fondatrice.

De plus en plus de restaurants véganes ouvrent à Paris, avec succès. Déguster une soupe au lait de coco sans animaux qui flottent dedans, c'est génial quand on n'en a pas touché une pendant trente ans. Et, surtout, j'ai vite rendu visite au magasin Un Monde Vegan, dans le centre de Paris. Ma vie a carrément basculé ce jour-là. Tout, dans la boutique de Jean-Luc Zieger, est garanti sans la moindre parcelle d'animal. Ils proposent une inimaginable sélection de produits véganes, je n'en croyais pas mes yeux, je voulais tout essayer. Ça ouvre des perspectives infinies. Parce que, tu peux pas savoir, ils mettent du lait dans tout, les œufs se cachent partout, il faut déchiffrer les listes d'ingrédients minuscules au dos des paquets, c'est inextricable et là, dans ce magasin : rien de tout ça. Comme par magie. Des produits propres, enfin. Sans souffrance. Pas toujours cent pour cent bio, mais presque : des produits que je ne connaissais pas, des produits allemands, anglais, comme si une soucoupe volante arrivait d'un autre monde, un monde inconnu, un monde végane.

Cet ovni était la preuve que tout cela existait et c'était maintenant *enfin* à ma disposition. Les produits les plus spectaculaires sont pour moi le succulent chocolat au lait et aux noisettes, mon préféré — mais sans lait et sans grande différence de goût (le Végo). Les incroyables Space Bars, une sorte de petite saucisse à croquer, irrésistible, sont devenues mon péché mignon. Elles existent en quatre parfums et je ne résiste pas à l'envie de faire la promo de la Space Bar à la courge ! Vive la courge ! C'est ma préférée, avec la Space Bar au « chorizo ». Ça se mange froid ou chaud.

Ce magasin d'un autre monde propose l'alternative succulente à tous les plats carnés imaginables. Terrine de campagne, pépites de poulet, burgers, saucisses, merguez, une hallucination. Leurs burgers végétaux V-Bites sont saisissants. Ils n'ont pas tout à fait le même goût que les burgers de chair, mais c'est aussi bien, je ne cherche pas spécialement à retrouver le goût de la chair, de toute façon — et ils sont vraiment délicieux. Les « saucisses » traditionnelles anglaises, comme les lincolnshire, y sont dispo et excellentes. Mon plat préféré reste les Fish Style Fingers, de chez V-Bites : servis avec un peu de jus de citron, ils battent à plate couture les poissons panés surgelés qu'ils voulaient initialement imiter. Plein d'autres simili-carnés y sont en vente, pour la plupart de fabrication allemande et anglaise. Ça signifie beaucoup de choses : même quand on raffole de viande fraîche à tous les repas, l'alternative sans cruauté existe, elle est là, les prix sont raisonnables, la qualité est au rendez-vous, et rares sont ceux qui voient vraiment une différence ou une infériorité. Les commentaires sont plutôt : « Le poulet est meilleur que d'habitude. » Ceux qui n'aiment pas ont généralement été prévenus au préalable de ce qu'ils avalent vraiment. « Ah, ça me dégoûte un peu ton chorizo, là. » Mais quand c'est de la purée d'œil de mouton, ça ne les dégoûte pas, tu penses. Le bipède est un être étrange, quand même.

La principale réticence à consommer ce type de produits (livrés gratuitement dans les points relais de tout le pays), c'est « À quoi bon imiter la viande si on peut en manger de la vraie ? » J'ai régulièrement ce genre de commentaire, qui sous-entend que les commentateurs n'ont pas calculé que les animaux de boucherie souffraient. En fait, plein de gens se foutent ouvertement d'infliger les souffrances les plus terribles tant que ça ne dérange pas leur petit confort, leurs petites habitudes. Ça m'effare complètement. La société française est capable de mettre des gens en prison pour violences sur animaux et, en prison, on leur donne à manger des animaux qui ont subi des violences.

Heureusement, j'ai des fréquentations lumineuses, des gens éclairés et réellement progressistes. Voir de nouvelles têtes, c'est toujours rafraîchissant. Je peux enfin parler cuisine, échanger, apprendre avec des gens sur la même longueur d'onde.

La cuisine végane est d'une invraisemblable richesse. C'est comme si ton petit monde était limité à tes petites habitudes franco-françaises plus trois plats chinois et deux italiens et, tout à coup, il fallait tout réinventer. Et là, tu découvres la cuisine à l'échelle du monde entier. Les fenêtres s'ouvrent soudain. Le monde est là, paf, le soleil dans la gueule. Une multitude de choses à goûter. Les lentins de chêne (shitakés) à la sauce moutarde (avec crème fraîche végane). Frisée au tamari-huile de tournesol-germes de blé. C'était un peu comme découvrir les Ramones après dix ans de bagne chez Genesis.

J'ai aussi cessé d'acheter du cuir depuis vingt ans. Sa production en Asie est une abjection absolue, tout comme l'écorchage des animaux vivants pour ne pas abîmer la fourrure. Les godasses sans cuir, ça se trouve, c'est pas sorcier d'être humain quand même. Idem pour la laine : foutez la paix aux moutons (qui finiront à l'abattoir, de toute façon). Je porte du coton et je finis d'user mes vieux pulls.

Tout ça me montre que peu importe si l'on apprécie tel ou tel aliment — chacun son truc —, l'offre végane est aujourd'hui très abondante, et les réseaux de magasins d'alimentation bio proposent de plus en plus d'aliments sans aucune matière animale, comme les succulents biscuits fourrés du Moulin du Pivert. La margarine Saint Hubert (version bio cent pour cent sans lait), les tofus de différentes marques sont très variés en texture comme en goût. Je recommande en passant les tofus fumés et japonais de la marque Taifun. Avec les bouquins de recettes comme *Vegan* de Marie Laforêt[109], on a de confortables bases qui rendent une utopie réalisable les doigts dans le nez. Et puis, bien sûr, je consomme principalement des fruits et des légumes garantis sans pesticides, les plus locaux possible, achetés au magasin bio indépendant de mon quartier, et parfois chez la chaîne *Bio c'est bon*. Ou encore chez *La vie clair*, spécialiste historique de l'alimentation saine. Mon champ d'action était limité à ça, et c'était déjà pas mal. Je me suis inscrit à une Amap, vente directe de fruits et légumes biologiques. Pas besoin de pesticides à la maison, ça te refile le cancer. Oui, je dépense un peu plus que mon voisin, qui bouffe des pesticides en souriant. Je préfère ça que de m'empoisonner.

109. Marie Laforêt, *Vegan*, La Plage, 2014.

CHAPITRE 25

La vie claire

Que ta nourriture soit ton médicament
et que ton médicament soit ta nourriture.

Hippocrate (vers 400 av. J.-C.)

Une tradition culinaire végétarienne française existait bien avant la Seconde Guerre mondiale, comme le confirme le succès de librairie *La Table du végétarien*[110], paru au début des années 1930. La cuisine végétarienne n'est donc pas, comme on pourrait parfois le croire en voyant les produits en vente dans les années 2000, un concept venu de l'étranger, d'Inde, de Malaisie ou des pays anglo-saxons. Les saucisses n'ont, par exemple, été ajoutées que tardivement à une recette ancienne, la choucroute. Elles peuvent d'ailleurs être remplacées aujourd'hui par des saucisses en simili-carnés. La ratatouille, l'olivade ou la socca niçoise sont autant de mets traditionnels français. On retrouve nombre de plats méditerranéens, comme le falafel, la tehina (tahin ou pâte de sésame, délicieuse mélangée à de l'eau et du jus de citron frais...), la feuille de vigne farcie, le risotto ou le tajine de légumes (pour ne pas dire le couscous) dont les traditions remontent à la nuit des temps. Le renouveau de la

110. Louise Smeeckaert, *La Table du végétarien, Guide de cuisine végétarienne des gourmets*, Société végétarienne de France, 8e édition, 1936.

tradition végétarienne française est mis en valeur dans le livre de recettes *À la française*[111] du cuisinier Sébastien Kardinal, un ancien journaliste spécialisé dans les jeux vidéo. Kardinal a publié d'autres livres de qualité et se consacre depuis des années à l'art de vivre végane et à la gastronomie végétale.

J'ai appris des choses intéressantes sur le fondateur de *La vie claire*. Henri-Charles Geffroy (1895-1981) était de constitution très faible, à la santé fragile. Le début du XXe siècle était dominé par l'essor de l'industrialisation.

C'était l'époque de « la calorie ».
On était influencé par les travaux de Pasteur.
Il ne fallait surtout pas manger de salades ni de crudités.
Ses repas étaient constitués à la normande :
beurre, viande, gibier, pâtisserie, laitages,
donc très intoxicants pour son organisme[112].

Henri-Charles Geffroy a été gravement gazé à l'ypérite pendant la guerre de 1914-1918. Ses copains de régiment gazés décédaient de leurs séquelles. Il perdait toutes ses forces et, en 1935, les médecins ne lui laissaient aucun espoir de survie. Il a alors tenté un régime alimentaire mis au point par le Dr Sauerbruck, de Berlin, et le Pr Gerson, qui sauvaient de nombreux gazés et tuberculeux. Le malade s'est aussi inspiré de la méthode d'Arthur Merrheim, dit « le Professeur Mono ». Leur régime « excluait tout produit industriel et était composé de fruits, de céréales et de légumes en majorité crus. » Geffroy a aussitôt retrouvé ses forces de façon spectaculaire. Pendant l'Occupation, ses premières publications conseillaient les gens en matière de nutrition végétalienne, moins chère, qui rendait plus résistant et évitait quantité de maladies en période de restrictions.

---

111. Sébastien Kardinal, *À la française, la tradition façon vegan*, L'Âge d'homme, 2015.

112. Marie-Lise Geffroy, *Henri-Charles Geffroy et La vie claire, son action pour la vie*, Publications Marie-Lise Geffroy, 1995.

Rien ne peut être aussi bénéfique à la santé humaine
et augmenter les chances de survie de la vie sur Terre
que d'opter pour une diète végétarienne.

Albert Einstein

UN PEU D'HISTOIRE

Les premiers naturopathes français modernes s'appelaient les Drs Bircher, Carton, Leclerc et l'abbé Kneipp. Citons encore l'imposant manuel de médecine douce *La Méthode harmoniste*, de Raymond Dextreit[113], très marqué par l'œuvre de Geffroy.

En 1946, Henri-Charles Geffroy a fondé sa revue *La vie claire*, apolitique et laïque, qui fut un médium pionnier de l'écologie en France. J'avais compris depuis longtemps que l'écologie était indissociable de l'alimentation végane, et j'aimais découvrir le travail de ce type. Geffroy fut à nouveau un précurseur en se plaçant à la tête d'une association de consommateurs, *Les Amis de La vie claire* qui devint en 1957 La Ligue de défense des consommateurs. Après une première coopérative fondée en 1948, sa marque est progressivement devenue une épicerie, avant de se muer en une chaîne de magasins présents sur tout le territoire français. L'aspect santé de l'alimentation végétale est un atout primordial, et c'est sur ce plan que le président de la Société végétarienne de France, le Dr Jules Grand, misait en 1936. C'est ce que firent aussi Geffroy et Dextreit. Le refus de l'exploitation des animaux n'était pas du tout un sujet porteur en ce temps-là. Un peu comme maintenant, mais en pire. Cela faisait d'eux des végétaliens, les véganes sont d'abord réunis dans un esprit d'action éthique en contribuant à un mouvement de libération des animaux.

113. Raymond Dextreit, *La Méthode harmoniste*, Vivre en harmonie, 1966.

TRAITEMENT DE CHEVAL

En 2013, mon anthologie *Africa in America* a figuré dans les dix meilleurs albums de l'année du *Sunday Times*[114]. Et j'ai reçu le prix « coup de cœur musiques du monde » de l'Académie Charles Cros 2013 pour *Jamaica Folk, Trance, Possession*, « un fascinant témoignage des cultes mystiques afro-jamaïcains hérités du temps de l'esclavage[115] », publié en coédition avec le musée du Quai Branly. « Je préfère l'honneur aux honneurs », disait Flaubert, m'enfin, ça m'a fait plaisir quand même.

Mais tout ça n'effaçait pas mes cinquante carats. Mes erreurs passées ne me rapportaient pas grand-chose de sonnant et trébuchant. Les ventes restaient très limitées malgré des circuits prestigieux comme ceux des musées nationaux et j'avais des problèmes d'argent de plus en plus sérieux. J'étais plus fragile, et la pollution de Paris me faisait tousser à chaque pic de particules fines. Fin 2013, une énième bronchite a dégénéré en pneumonie et je me suis retrouvé sous oxygène à la clinique Floréal. Le traitement prescrit par un généraliste n'avait pas suffi et il m'a fallu plusieurs semaines avant de pouvoir obtenir un rendez-vous avec un pneumologue capable de me prescrire le traitement de cheval ad hoc. « Traitement de cheval. » « Malade comme un chien. » « Bête comme un âne. » J'aimais ces expressions françaises idiomatiques utilisant les noms d'animaux. J'en avais même fait une chanson, *Au Show Lapin*, qui décrit un strip-tease dans une boîte remplie de personnages aux traits d'animaux[116]. Mais je voyais bien que ces métaphores étaient souvent utilisées de façon péjorative : « froid de canard », « avoir le cafard », « bête noire », « temps de chien »... Les animaux étaient non seulement exploités par les hommes, mais ils étaient en plus méprisés par l'ensemble de la langue française, qui le clamait haut et fort.

---

114. *Africa in America - Rock, jazz & calypso 1920-1962*, conception, textes et sélection de l'auteur, Frémeaux et Associés, 2013.

115. *Jamaica - Folk Trance Possession 1939-1961, Roots of rastafari*, conception, textes et sélection de l'auteur, Frémeaux et Associés, 2013.

116. *Au Show Lapin* est inclus sur l'album de Bruno Blum *Think Différent*, Ménilmontant International, 2002.

Cette pratique était pour moi à rapprocher des insultes de type « porc », « vache », « blaireau », « chacal », « requin », « tanche », « thon » ou « morue ». Les noms d'animaux étaient des métaphores visant à rabaisser. À leur manière, ils soutenaient la thèse selon laquelle l'homme serait le sommet de la création, le modèle, la race supérieure autorisée par elle-même à réduire les autres espèces au niveau d'objets de désir, de simples objets de consommation. Même avec quatre-vingt-dix pour cent des baleines et des poissons exterminés, cette attitude stupide restait dominante dans presque toute l'humanité : on était les plus forts. Le soleil tourne autour de la Terre, on en était encore là.

La vraie valeur d'un poisson n'est pas dans une assiette mais dans sa capacité à garder l'intégrité de nos écosystèmes intacte. Quand les poissons meurent, l'océan meurt. Et quand l'océan meurt, nous mourons. Croire qu'on peut vivre sur cette planète avec un océan mort, c'est être dupe. Parce que c'est impossible.

Malheureusement, l'humanité a développé cette idée selon laquelle nous sommes au centre de la création.
Nous vivons dans un monde fantasmé, où l'on a fabriqué toutes sortes d'illusions pour justifier notre destruction de la planète.
Et la plus grande de ces illusions est l'anthropocentrisme, selon lequel nous sommes au centre de la création.
Et au nom de ce mépris, nous détruisons toutes les autres formes de vie. Quelqu'un tue une baleine, la découpe, la vend, et quelques personnes gagnent un peu d'argent. Mais ce qu'elle fait, en réalité, c'est qu'elle vole l'héritage futur de toute l'humanité. C'est une attitude cupide, égoïste et méprisante qui est à la base de tout notre système économique[117].

Paul Watson

La comparaison méprisante de certaines catégories d'hommes avec des animaux est une pratique qui sous-tend l'exploitation des animaux autant que celle des humains. Utiliser un tel vocabulaire soutient, alimente et ratifie le statut inférieur d'une caté-

117. Paul Watson, conférence à Lille, le 25 août 2015.

gorie de personnes, comme les femmes, par exemple (« grue », « bécasse », « cochonne », « vipère », « guenon »). En ce sens, la langue peut propager un sexisme implicite. De la même manière, la mise en parallèle avec un animal peut être utilisée à des fins antisémites, comme le confirment par exemple les *judensau*, ces motifs animaliers métaphoriques (truies) apparus au Moyen Âge dans l'art chrétien antijuif. On les retrouve dans les caricatures antisémites longtemps utilisées dans les pays de langues germaniques. Dans un passage controversé, le Coran compare lui aussi les juifs qui « altèrent le sens des paroles révélées » à des cochons[118]. Les musulmans, eux, avaient droit à « bique » dans la langue populaire française. Tout cela exprimait autant le mépris pour les femmes, les juifs, les musulmans que pour les guenons, les cochons et les biques. Comparer une femme à une guenon, c'est pas gentil pour la femme, mais c'est pas gentil pour la guenon non plus.

Prêter aux bêtes des lueurs d'humanité, c'est les dégrader.

Rémy de Gourmont

BÊTE NOIRE

J'étais de plus en plus effaré par le sens des mots. Depuis des années, j'en avais appris pas mal sur les processus de libération, de lutte contre les discriminations et la façon dont les mythologies étaient véhiculées par la musique, les chansons et leurs paroles. Depuis longtemps, toutes ces réflexions avaient mis en évidence dans mon esprit un spécisme (discrimination à l'égard des autres espèces) et un racisme que l'on retrouve jusque dans l'étymologie. Dans la langue française, la couleur noire est toujours synonyme d'une idée négative. On dit « c'est ma bête noire », « un chat noir », « série noire », « la magie noire »,

118. « Certains juifs altèrent le sens des paroles révélées. Allah les a maudits à cause de leur incrédulité et ceux qu'il maudit, il en fait des singes et des porcs. » (Coran 4:46).

« voir tout en noir », « broyer du noir », « idées noires », « noir » (saoul) j'en passe et des meilleures. Cette association d'une idée négative à la couleur noire ne joue pas en faveur des Noirs, que la pudeur préfère maintenant appeler « black » plutôt que « nègre » ou « noir », mais le sens est le même.

J'ai travaillé en 2014 sur le coffret officiel de l'exposition, Great Black Music, à la Cité de la musique de Paris, qui l'a coédité. Cette même année, j'ai aussi réalisé un triple album évoquant l'histoire de l'esclavage aux Amériques à travers les chansons, de l'Afrique aux plantations, de l'abolition aux travaux forcés, jusqu'à l'esclavage moderne.

Avec une coédition du musée du Quai Branly, les thématiques explorées dans mon livret devaient largement aborder des questions ethno. J'y ai brièvement fait allusion au statut des esclaves dans le Code noir français. Comme les animaux dans la loi française, ils avaient un statut légal d'objets[119]. Stigmatisés par leur couleur distincte, les Africains étaient considérés comme des outils de production, selon un schéma identique à celui qui prévaut encore pour les animaux en France. Un statut qui paraissait aller de soi au XVIIe siècle de Louis XIV était devenu une monstruosité au XIXe siècle de Louis-Philippe ou Jules Ferry. Frémeaux, mon éditeur, a demandé une préface à Christiane Taubira, alors ministre de la Justice. Christiane Taubira est aussi l'auteure des lois mémorielles incitant à inscrire l'histoire de l'esclavage dans l'enseignement en France. Cet extrait de sa préface, qui suit, ne pourrait-il pas tout aussi bien s'appliquer aux animaux, victimes de l'insémination artificielle, des transports pénibles vers les abattoirs et les marchés, et victimes eux aussi d'insupportables intérêts économiques en collusion avec les religions ? L'idée ici n'est pas de dire que les gens valent plus ou moins qu'un cheval, l'idée est de montrer que ce que pense la majorité aujourd'hui peut évoluer très vite. Et, dans le cas qui nous intéresse, la place des animaux est en train d'évoluer

119. Jean-Baptiste Colbert, *Code noir,* Libraires Associés, Paris, 1685, promulgué par Louis XIV. L'article 44 disposait : « les esclaves sont des meubles » mais prévoyait un nouveau statut juridique améliorant légèrement leur sort.

très vite. En 2015, précisément, leur statut a changé, devenant brusquement « des êtres sensibles ».

> [...] *pendant tout ce temps, du voyage dans les boyaux des navires négriers aux enchères sur les marchés de ces terres inconnues, du labeur harassant dans les plantations aux viols et sévices, au ravalement à l'état de "cheptel", au statut de "meubles", les captifs, réduits à l'esclavage, cernés de toutes parts par la collusion des intérêts économiques, politiques, cléricaux, font d'abord l'expérience de l'abandon transcendantal, de l'inanité eschatologique, celle du doute ontologique*[120].
>
> Christiane Taubira

UN PEU DE PHILO ET D'ÉTHIQUE

Parlons un peu philosophie et théologie, c'est ma spécialité, j'ai fait mes premières armes en ce domaine en lisant *Rahan* dans *Pif Gadget* et *Le Grand Duduche* dans *Pilote*. Dans quelle mesure peut-on affirmer qu'une truie — trois fois plus intelligente qu'une chienne —, immobilisée dans sa cage-armure de métal pour mieux allaiter les petits qu'on lui a inséminés contre son gré, ne ressent pas au fond d'elle-même « l'expérience de l'abandon transcendantal » exprimé par la garde des Sceaux ? Ne peut-on comparer les « boyaux des navires » aux camions à bestiaux à ciel ouvert bondés de petits veaux-agneaux-cochons, traversant les Alpes sans chauffage, sans eau ni nourriture (les abattoirs sont moins chers en Allemagne) ? Ne peut-on qualifier de « labeur harassant » l'esclavage des chevaux et des bœufs de labour, des chevaux d'équitation, des dromadaires ou des éléphants ? Le travail de reproduction forcée de millions de truies, vaches, canes, brebis, poules, chèvres, juments, chiennes ou chattes à des fins alimentaires ne peut-il être qualifié de « viol » ? Le fait de couper les oreilles et la queue aux porcelets ou de leur arracher les testicules au scalpel à la naissance sans anesthésie

120. Christiane Taubira in *Slavery in America - Redemption Songs 1914-1972*, conception, textes et sélection de l'auteur, Frémeaux et Associés, 2014.

ne peut-il être considéré comme un « sévice » ou est-ce, comme le disait Maïté la cuisinière dans notre débat chez Dechavanne, « une tradition », « un truc qu'on a toujours fait », et qui serait donc acceptable ?

La croyance sur la futilité de l'existence terrestre est répandue : « L'inanité eschatologique » (ce qui signifie un vain discours religieux sur la fin des temps) des religions dominantes a servi à justifier l'esclavage. En effet, l'eschatologie est présente dans le christianisme, l'islam, qui ont largement exploité le mythe du paradis pour justifier (entre autres) l'esclavage sur Terre. Les derniers négriers de Nantes étaient persuadés de commettre une bonne action en déportant des captifs africains en Amérique, où ils seraient convertis et accéderaient donc au paradis une fois sauvé par Jésus[121]. Une vache, qui est d'une nature si douce, essayant d'échapper à l'égorgement dans un couloir de la mort, ne ressent-elle pas au cœur de son âme le « doute ontologique », c'est-à-dire la négation même de son être par ceux qui l'ont mise là ? Et enfin, « la collusion des intérêts économiques, politiques, cléricaux » qui cernent les animaux de toutes parts n'est-elle pas la même que celle qui exploite encore aujourd'hui des millions d'esclaves humains dans le monde ? Dans une société où l'on gaspille les protéines végétales et l'eau pour produire des animaux, ne peut-on parler d'« intérêt économique » des agriculteurs, qui n'ont pas envie de diviser par dix leur production ? Et dans une culture où le rite de Yom Kippour invite à tuer des poulets, où le rite de Noël invite à tuer des dindes et le rite de l'Aïd à tuer des moutons, ne pourrait-on commencer à remplacer ces sacrifices archaïques par la dégustation de plats véganes ? Est-ce que ce serait vraiment trahir la religion juive que de substituer le poulet végane aux véritables oiseaux morts (ça impliquerait certes un changement de prière) ? Et pendant qu'on y est, qui aujourd'hui parmi les chrétiens et les juifs peut encore prendre au sérieux les préceptes de châtiments du Lévitique, rédigés pendant l'Antiquité ? Il y en a encore pas mal. Et quel musulman peut appliquer littéralement le Coran 5:33 : « Ils seront tués ou

121. Témoignage d'un des derniers négriers in *La Bretagne d'antan*, de Marie-Christine Biet, HC Éditions, 2007.

crucifiés. Leur main droite et leur pied gauche seront coupés. Ils seront expulsés du pays » ? Aucun. Enfin, j'espère (hum).

Il n'est pas question ici d'établir une échelle de valeur entre animaux et humains. Non, il s'agit ici de montrer que les esclaves étaient traités comme on traite les animaux aujourd'hui : comme des objets. Et les opinions évoluent vite : les esclaves d'hier pourraient bien se retrouver être les citoyens du monde de demain. En 2015, le gouvernement indien a, par exemple, interdit l'exploitation des cétacés dans les delphinariums. À cette occasion, il a publié ce communiqué :

> *Les cétacés en général sont très intelligents et sensibles, et différents scientifiques ayant étudié les comportements du dauphin ont suggéré que leur intelligence exceptionnelle par rapport à celle des autres animaux devrait amener à ce qu'on les voie comme des « personnes non humaines » ; qu'en tant que tels, ils devraient avoir des droits spécifiques à leur espèce, et qu'il est moralement inacceptable de les garder en captivité à des fins de divertissement.*

Dans ce pays émergeant où vivent au moins cinq cents millions d'hindouistes, dont une grande partie sont végétaliens (surtout dans les campagnes), soit plus que l'ensemble de la population européenne, et où la vache est sacrée, les niveaux de culture et de conscience sont très différents. La spiritualité la plus profonde cohabite avec une barbarie moyenâgeuse. Le gouvernement indien n'a pas donné le statut de « personne non humaine » aux dauphins, mais l'a évoqué. Les mentalités changent partout. Avec des végétariens comme Bill Clinton, le président du Parti travailliste anglais Jeremy Corbyn et sa chargée de l'agriculture, de l'alimentation et de l'écologie Kerry McCarthy, qui est végane et membre active de la Vegan Society, j'ai de bonnes raisons de penser que le virage que sont en train de prendre les sociétés occidentales va dans le bon sens. Pas plus tard qu'hier, j'ai vu à la télévision Stéphane Bern expliquer que les protéines végétales, c'était bien mieux que les protéines animales. Impensable il y a seulement cinq ans.

Néanmoins, pour moi, la réponse est d'abord individuelle. La réalité physique de ma vie découle avant tout de ma pensée. Je refuse l'abstention aux élections, toutefois, mon ticket de caisse est chaque jour mon principal bulletin de vote. Chaque fois que je dépense de l'argent, je vote pour le type de monde que je veux. La conso responsable, c'est par là que ça passe, et j'essaie de vivre en cohérence avec mes idées. Croyez-moi, on risque de se retrouver, en fin de parcours, à regretter d'avoir commis des actes hyper honteux.

J'achète des godasses en chanvre, en cuir végétal, car la production de cuir est cruelle, et aussi parce que le risque qu'elles aient été assemblées par des enfants esclaves en Asie est trop élevé. Bon, d'accord : les espèces ne sont pas égales entre elles puisqu'un homme ne peut pas attraper de mouches avec sa langue comme un caméléon, et un caméléon ne peut pas jouer *Star Spangled Banner* à la guitare électrique. En revanche, sur le plan de la souffrance, ne croyez pas un mot des professionnels de l'élevage qui racontent partout qu'ils sont super cool, et que dans les abattoirs on respecte les animaux, les lois, tout ça. Il est presque impossible de pénétrer dans un abattoir — et dans la plupart des élevages — tellement ce qu'il s'y passe est honteux et ultra-violent. Il est impossible d'élever des animaux à des fins de boucherie sans les faire souffrir. Ces histoires d'« élevages bio » ne sont que du marketing, une arnaque de plus. C'est pour ça que je suis végane. Je préfère manger des bananes plantains avec des tomates au jus et un peu de piment. Je préfère les nectarines et les noix.

J'aimerais que ce livre produise en chacun une réaction positive, qui aide chacun à s'ancrer sur quelque chose de solide, prolongé par une partie de lui-même qui lui permette de s'élever un peu, de développer et de manifester l'énergie motrice nécessaire. Comme dit un proverbe yiddish, un coup de pied au cul, c'est aussi un pas en avant. Les réformes qui consistent à améliorer les conditions de vie des animaux captifs ne sont *pas* un pas en avant. Elles sont au contraire l'expression d'un renoncement à la justice, un retour en arrière. Elles doivent faire place à un principe fondamental pour la justice et la non-violence.

CHAPITRE 26

Hyper casher

Je vous donne toute herbe à graine sur toute la surface de la Terre, ainsi que tout arbre portant des fruits avec pépins ou noyau : ce sera votre nourriture.

Berechit 1:29 (Genèse 1:29)

Vers l'an 2000, invité par un copain, j'étais allé voir jouer l'humoriste Dieudonné M'Bala M'Bala au Théâtre de la Main-d'Or. J'avais apprécié ses talents d'acteur mais je n'avais pas trouvé le spectacle spécialement drôle. Initialement comédien, Dieudonné a par la suite multiplié les provocations antisémites dans ses sketchs, qui ont tourné à la propagande d'extrême droite. Après s'être rapproché de la famille Le Pen, qui a parrainé l'un de ses enfants, il a ensuite monté un parti politique appelé « antisioniste », en 2009. Il reste très populaire en dépit de ses positions honteuses, en particulier chez une partie de la jeunesse crédule dont la candeur refuse souvent d'admettre que la vedette propage réellement un virulent antisémitisme et des idées d'extrême-droite. Dieudonné a largement participé à banaliser et à encourager la haine des juifs en diffusant de grossiers stéréotypes.

Je ne fréquente pas spécialement de juifs, je ne parle pas hébreu et j'apprends l'arabe, mais je m'intéresse au judaïsme par curiosité intellectuelle, et en raison d'une affinité atavique de juif assimilé.

En fait, Israël m'intéresse spécifiquement en raison du goût des Israéliens pour le reggae, et la musique en général — et parce qu'un nombre record de véganes y vivent. La cuisine végane est assez répandue là-bas, et le village végétarien d'Amirim existe depuis les années 1950. Après l'Inde, Israël est sans doute le pays le plus végétarien au monde par habitant.

UN PEU DE RELIGION

Par conséquent, je me suis intéressé un peu plus à cette culture juive si influente, qui avait été celle d'une bonne partie de ma famille avant que celle-ci ne se détache de la religion, il y a plus d'un siècle, par souci d'intégration, de modernisme, de goût pour la science, les autres cultures, etc.

C'est d'ailleurs un intellectuel non juif, un grand journaliste du *Nouvel Obs*, qui m'a amené dans une école juive, une yeshiva qu'il fréquentait par goût de la philosophie et de la culture. Je me suis endormi au premier cours et n'y suis jamais retourné. Mais, pour la curiosité intellectuelle, j'ai été servi : tout, dans le judaïsme, est un éternel débat contradictoire, une mise en scène de l'art de la rhétorique. J'y ai trouvé une jouissance des paradoxes, une mise en évidence de concepts philosophiques infinis où la contradiction, jusqu'à l'absurde, est en fin de compte une démonstration de la vacuité de toute vanité. Sans aller bien loin dans mon rapprochement avec des juifs religieux que je ne connaissais pas mais qui brillaient, c'est donc logiquement que je me suis intéressé à l'alimentation casher, qui n'est pas spécialement végétarienne. C'était ma manière perso de me cultiver sur le terrain du judaïsme.

Et oui, c'est vrai, la tradition juive de la *shehita* est une méthode d'abattage ancienne un peu moins cruelle, moins douloureuse. Les pratiques du halal sont bien pires, c'est vrai et, horreur, elles sont généralisées à la plupart des abattoirs de France pour limiter les coûts. Oui, ça me fait flipper, mais la question de fond n'est pas là. La question, c'est qu'on n'a aucun droit sur les animaux, quand on y réfléchit bien. Aucun. On n'a pas droit de vie et de mort sur eux. On ne rétablit pas la peine de mort même si la guillotine est affûtée au rayon laser et ne fait pas mal. De la même manière, on ne devrait pas davantage autoriser l'élevage et les abattoirs parce que le couteau est affûté au quart de poil ou parce qu'on laisse les poules se promener le dimanche. On abolit l'esclavage des animaux parce que c'est dégueulasse. Il faut sortir du Moyen Âge, c'est tout. C'est fini tout ça. Ne regarde pas derrière toi, c'est pas par là que tu vas. Bienvenue au XXIe siècle.

Le végétarisme, par son action purement physique sur la nature humaine, influerait de façon très bénéfique sur la destinée de l'humanité.

Albert Einstein

Depuis des millénaires, les juifs pratiquants ne mangent pas de chair animale au même repas que du lait. Ils séparent ces deux produits avec zèle et ne les cuisent jamais ensemble. Une troisième catégorie, parvé (fruits, légumes, poissons et œufs), peut être mélangée aux deux autres. Ce qui signifie qu'une alimentation parvé est casher, sans contenir forcément des œufs ni des poissons. Les animaux n'étant pas des aliments mais des Terriens, je consommais des fruits, des légumes et des céréales préparés de mille façons différentes, mais toujours sans produits issus de l'exploitation animale. J'ai donc appris que, techniquement, sans en avoir l'air, mon alimentation s'appelait donc casher parvé. D'ailleurs, les juifs, ou plutôt leurs prédécesseurs, ne consommaient en principe pas d'animaux puisque, selon Berechit 1:29 (la Genèse 1:29 des Chrétiens), l'Éternel leur a donné les plantes comme nourriture. Ça s'est compliqué plus tard. C'est la base même de la diététique occidentale depuis des siècles. Ça vaut le coup de s'y pencher. Enquête. Résumé.

Selon les Écritures, Noé a sauvé quelques couples d'animaux du Déluge en les embarquant à bord de son arche avec sa famille, alors que tous les autres animaux, hommes compris, ont été noyés. Une fois le déluge de pluie terminé, Noé a fait une fête et sa famille a tué des animaux « purs » en sacrifice (c'est ce qu'on appelle l'holocauste). Et vlan, dans Berechit 9 (la Genèse 9),

Dieu change d'avis. Il dit à Noé que les animaux seront désormais dominés par les hommes, qui pourront en manger certains (ceux qui, pas de chance, devinrent alors les animaux casher).

Inutile de rappeler que je ne suis pas d'accord pour que les hommes s'arrogent le droit de dominer les animaux (je ne suis plus un lycéen égoïste qui embête son chat), et encore moins de les consommer. Or, là où ça devient intéressant, c'est que l'un des rabbins les plus respectés du XXe siècle, le Rav Abraham Kook (1865-1935), a interprété ces textes de Berechit-Genèse différemment — et va dans mon sens. Grand exégète du Talmud (la loi orale), le Rav Kook a notamment publié un texte fondateur du végétarisme juif moderne, *Une vision du végétarisme et de la paix*. Kook estimait que la permission accordée par Dieu de manger des animaux n'était qu'une concession temporaire. Il pensait que Dieu était bienveillant à l'égard de ses créatures et ne pouvait en aucun cas souhaiter qu'on les bouffe.

Il est inconcevable que le Créateur,
qui a prévu l'harmonie et un mode de vie parfait pour l'homme,
puisse changer d'avis au bout de plusieurs millénaires
et trouver que son projet était une erreur.

Rabbin Abraham Isaac Hacohen Kook

Toujours selon lui, les contemporains de Noé avaient sombré dans une spiritualité extrêmement médiocre, et il était par conséquent nécessaire de leur renvoyer une image élevée d'eux-mêmes en les plaçant au-dessus des animaux, afin qu'ils puissent se concentrer sur l'amélioration des relations humaines. Il supposait que, si les hommes n'avaient pas été autorisés à manger des chairs animales, ils auraient pu se tourner vers le cannibalisme tellement ils désiraient dévorer de la chair en ces temps de famine. Cette permission d'abattre des animaux aurait donc été une dispense temporaire en attendant une ère plus éclairée, où les gens reviendraient à un régime végétal. Kook consommait une petite quantité de poulet symbolique le jour du shabbat, sans doute pour confirmer que le temps de l'ère végétarienne idéale n'était pas encore arrivé. Kook pensait que les lois très élaborées de la cacherout, qui régissent l'alimentation des pratiquants, avaient pour but de faire respecter la vie et amèneraient un jour les juifs à s'éloigner de leurs habitudes si cruelles ; les lois et les restrictions avaient pour finalité d'ouvrir leurs consciences, de les faire réfléchir à ce qu'ils mangeaient et de se demander si manger les animaux était dans l'esprit de la Loi (« Tu ne tueras point »). La consommation de chair animale n'était pas une obligation. Pour lui, l'homme avait le choix, et l'homme éclairé se tournait logiquement vers le végétarisme. Tu parles qu'en lisant Kook, les véganes boivent du petit-lait (de soja).

De nombreux érudits juifs ont abondé dans ce sens. Le principal directeur de la Jewish Vegetarian Society, le rabbin Sha'ar Yashuv Cohen, a été député-maire de Jérusalem de 1965 à 1975 ; Shlomo Goren, le Grand rabbin d'Israël de 1972 à 1982, est devenu un végétarien strict après avoir visité un abattoir au Canada en 1967. Citons encore le rabbin Chaim Zundel Maccoby, un Russe émigré à Londres en 1980. Extrêmement respecté, il encourageait au véganisme et ne portait jamais de cuir. Plus récemment, à Staten Island, aux États-Unis, un professeur émérite en mathématiques, le Dr Richard H. Schwartz, a publié plusieurs livres sur les liens entre végétarisme et judaïsme dans les années 2000[122]. Pour ce prosélyte habitué des exposés dans les synagogues, la religion incite à la compassion, à favoriser une bonne santé, à partager ; elle a pour objectif le respect de l'environnement, la justice, et doit par conséquent transmettre un message végétarien.

Habitant un quartier de l'Est de Paris, où les musulmans sont largement représentés, je n'ai pas manqué de relever qu'un courant analogue existe dans l'Islam, où ne pas manger les animaux est autorisé, c'est-à-dire *halal*. Ce questionnement musulman sur le bien-fondé de tuer les animaux se développe notamment en France, où plusieurs publications sur ce thème sont apparues récemment, comme *Les Animaux en Islam*, d'Al-Hafiz B. A. Masri[123], qui confirme que manger des animaux n'est pas obligatoire du tout. On peut y lire que l'Islam n'oblige pas à

---

122. Pr Richard H. Schwartz, *Judaism and Vegetarianism*, Lantern Books, 2001.

123. Droits des animaux, 1re édition, 1989.

la consommation de chair animale, mais au contraire invite à la compassion envers les animaux, ce qui doit conduire à s'abstenir de les tuer pour les manger ; n'oblige en aucune manière à tuer un mouton pour célébrer la fête de l'Aïd-el-Kébir ; et, position *welfariste*, n'interdit pas davantage l'étourdissement lors de l'abattage rituel.

D'après ce que j'ai compris, Mahomet mangeait peu d'animaux (une fois par semaine, le vendredi, si j'en crois certains commentaires trouvés sur des sites musulmans) et encourageait ses disciples à ne pas en consommer plus que ça. Il aimait apparemment la modération — en matière d'alimentation, en tout cas. Comme la Torah, le Coran prétend cependant que l'homme est supposé dominer les autres espèces et recommande de manger tel ou tel animal plutôt que tel autre pour des raisons que je trouve arbitraires et, religion oblige, certainement pas rationnelles. Libre à chacun de suivre ces suggestions comme il l'entend, tu connais mon point de vue, je pense qu'on est assez grands pour décider nous-mêmes de contribuer ou non au carnage. Je partage tout de même ma citation préférée de Mahomet, qui dit tout le fond de ma pensée : « Celui qui est bon avec les créatures de Dieu est bon avec lui-même. »

On ne va pas refaire ici l'histoire des religions, mais je peux quand même dire que, dans l'Antiquité, les Hébreux, les Grecs et les Égyptiens ont décrit les hommes comme étant des frugivores, ce qui est aussi une réalité physiologique, et des granivores. Les Grecs et les Égyptiens se nourrissaient principalement de céréales (blé, orge), de fruits et de légumes. C'est surtout les plus riches qui mangeaient quelques animaux et laitages. Plusieurs philosophes grecs très influents, comme Pythagore, Platon et Socrate, sans oublier les Romains Plutarque et Ovide, suggéraient fortement de manger autre chose que des animaux. La grande civilisation inca était basée sur un régime végétal. En Inde, où vivent environ cinq cents millions de végétariens, le bouddhisme, le très ancien jaïnisme (Gandhi était très proche du jaïnisme), et son expression plus récente, l'hindouisme, ont fondé leur régime végétal sur des bases philosophiques précises. L'*Ahimsâ* recommande la non-violence et le respect pour toute vie. Il est une valeur fondamentale dans toute la pensée indienne.

Les Bishnoïs vishnouistes du Rajasthan vivent dans le respect de leur héritage spirituel, où une forte conscience écologiste leur suggère un régime végane et un respect total des arbres, qu'ils ne coupent jamais, et de la plupart des plantes dont ils ne consomment que le strict nécessaire. En Chine, où la culture traditionnelle est un mélange de taoïsme, de bouddhisme et de confucianisme, le taoïsme suggère que la consommation de sang raccourcit la durée de la vie, car les esprits à l'intérieur du corps en ont horreur. Par conséquent, selon un précepte strict, les taoïstes ne tuent jamais les animaux pour se nourrir. Mais le marketing et l'intérêt pour la cuisine occidentale font reculer ces traditions culinaires, notamment en Chine où la consommation d'animaux prend des proportions alarmantes (gaspillage des ressources). Cependant, un mouvement végétarien des classes moyennes existe maintenant à Pékin.

Je m'étais aussi pas mal intéressé au bouddhisme. J'avais participé à différentes séances de méditation collectives à Paris et au centre bouddhique du bois de Vincennes. Telle que je la comprends, la méditation est une pratique qui permet de ressentir l'unité qui existe entre nous-mêmes — dans notre incarnation physique, mentale et spirituelle — et la totalité de ce qui nous entoure. Sentir que l'on ne fait qu'un avec notre environnement, jusqu'au cosmos, est une expérience que j'avais essayé de vivre bien avant de considérer le bouddhique comme une méthode que je pourrais utiliser. J'avais néanmoins été présent à différents événements festifs au centre bouddhiste du bois de Vincennes, et la première chose qui m'avait frappé était la quasi-absence de cuisine végétarienne sur les étalages. La fête était même en permanence polluée par des nuages de fumée pestilentielle émanant des barbecues, merguez et compagnie. C'était pas l'idée que je me faisais de la philosophie bouddhiste. Pourtant, le Bouddha ne cessait de répéter à ses disciples de ne pas manger de chair animale. Les bouddhistes chinois, assez nombreux, sont strictement végétariens. Il est d'ailleurs intéressant de noter que si le bouddhisme zen japonais recommande le régime macrobiotique, occasionnellement adopté par des Occidentaux comme Lou Reed (qui était aussi un expert en tai-chi), certains bouddhistes tibétains qui se présentent comme des végétariens, le dalaï-lama et Matthieu Ricard inclus, ne sont pas totalement végétariens mais « flexitariens », c'est-à-dire des sympathisants du véganisme, qu'ils ont adopté par principe, mais consomment tout de même des animaux (rarement) pour ne pas gêner leurs hôtes, comme ils l'ont eux-mêmes laissé entendre dans certains livres et interviews. Peut-être considèrent-ils que la « voie du milieu » peut parfois s'accommoder de violence. Quoi qu'il en soit, je pense que, où qu'il se rende, une personnalité comme le dalaï-lama ne choquerait personne à montrer l'exemple en demandant une nourriture végétale. J'imagine mal que, invité à l'Élysée, on le force à avaler du boudin. Néanmoins, Ricard a évolué vers un véganisme affiché et ne manque plus une occasion de suggérer à chacun de bien réfléchir, de se poser des questions sur son alimentation. Il conseille même sur YouTube de regarder le démentiel film *Terriens* (*Earthlings*) et laisse penser que c'est une hypocrisie de refuser de regarder des images montrant une réalité que l'industrie cherche à cacher de « notre perception ».

Les Tibétains comprennent vraisemblablement que tuer des yacks est contraire à leurs principes et écritures sacrées et en limitent leur consommation, certains élevant même des yacks afin de les libérer ensuite. Selon Matthieu Ricard, une bonne moitié des moines tibétains sont végétariens, et ce malgré les difficultés d'approvisionnement en végétaux en altitude. Selon lui, certains vont consommer des animaux à l'extérieur des monastères, ce qui choque les bouddhistes chinois. Les moines bouddhistes tibétains en exil en Inde depuis les années 1950 n'ont plus de problème d'approvisionnement en haute altitude, et n'ont donc plus cette excuse pour justifier de déroger à leurs principes. Certains interprètent pourtant quelques soutras du bouddhisme de façon à justifier leur consommation d'animaux. Alors que les enseignements bouddhiques sont clairs sur ce point (pas de violence, pas de chair animale), ils revendiquent le fait que tuer des animaux sera contrebalancé par une « réincarnation » de l'animal, ce qui n'exclut donc pas la violence et me paraît être pour le moins un argument fallacieux.

En fin de compte, toutes ces religions-philosophies-mouvements sont unis par un même esprit : respecter les autres, faire du bien et se faire du bien. L'esprit des religions, c'est de faire du bien, et donc l'esprit de tous ces textes, c'est forcément de ne pas tuer les animaux. Certains s'évertuent à les tuer quand même en cherchant des justifications pour le faire — les athées font pareil.

UN PEU DE PROTESTATION

Je cherchais, en 2013, à tenir le coup malgré quelques difficultés de santé récurrentes et les problèmes d'argent, qui sont endémiques chez les auteurs indépendants.

En dépit de quelques accidents de parcours qui n'ont rien à voir avec mon alimentation, j'étais à nouveau en bonne santé. La diététique est ma seule arme contre les aléas de mon statut de marginal et de ma couverture sociale scandaleusement précaire (je n'avais toujours pas droit au moindre congé maladie, vacances, allocations chômage, ne parlons même pas de retraite, depuis 1977 : il fallait pour ça cotiser à des caisses « obligatoires » bien au-dessus de mes moyens). Il me faut être en forme, manger des vitamines, tout ça. Après tout, les Hunzas végétariens du Pakistan comptent un nombre record de centenaires.

J'ai accumulé les articles de presse prestigieux, les manifestations de respect (une préface de Christiane Taubira, des coéditions par des musées nationaux, un prix de l'Académie Charles-Cros, un succès de mes chansons sur YouTube — et maintenant une préface de Sir Paul McCartney) mais, malgré tout ce tralala, je n'ai paradoxalement accès à aucun financement pour mon travail d'artiste (musique et dessins).

Mon compte en banque est dans un marasme endémique et mon cœur est blessé par la difficulté à exploiter mes diverses productions artistiques. Les temps sont durs, mais toutes ces activités culturelles et artistiques m'enrichissent de l'intérieur. Parmi elles figurent en bonne place mes recherches sur les plantes.

Paru en 2013, mon livre *Shit ! Tout sur le cannabis* met en évidence les applications thérapeutiques du chanvre. Et elles sont nombreuses. J'y ai consacré un chapitre documenté. Il est malheureusement impossible de disposer en France de chanvre médicinal puisque le principe psychotrope du chanvre, le THC, est interdit à la consommation, à la vente et à la détention depuis 1970. De nombreux États américains ont légalisé les prescriptions de chanvre thérapeutique (donc hypocritement, puisque les gens qui le fument ne sont que rarement vraiment malades), ce qui m'intéresse pour un tas de bonnes raisons, moi qui ne fume plus depuis un quart de siècle. En fait, le chanvre non psychotrope, cultivé à des fins médicinales (contenant surtout du cannabidiol, ou CBD), fait tout bonnement partie des plantes comestibles et a des propriétés thérapeutiques bien réelles, comme toutes les plantes. Avec mes gros sabots de péquenaud parisien, j'essayais tant bien que mal de m'intéresser aux végétaux, aux huiles essentielles, à leurs utilisations de plus en plus décriées. J'ai vécu des années au 53, rue de Belleville, face à l'herboristerie de la rue Julien-Lacroix, place Fréhel. Depuis, les herboristeries ont quasiment disparu en raison des pressions de l'industrie pharmaceutique — une honte. Les herbes sont maintenant vendues par des pharmaciens qui n'en connaissent pas bien les propriétés — quand ils les connaissent.

Dans le même registre, même si la loi n'est pas appliquée, les légumes anciens et plein de variétés de fruits et légumes sont maintenant interdits à la vente, y compris leurs graines, le savais-tu ? Il faut produire et consommer les variétés choisies par les industriels, et ce sont toujours les mêmes : des variétés brevetées. La loi interdit aux agriculteurs de produire leurs propres semences. Je ne blague pas. Tout ça pour que les fruits et légumes soient homogènes, c'est-à-dire de la même taille, de la même couleur, du même goût etc., afin de faciliter leur transport, leur emballage. Ceux qui ne connaissent pas la loi doivent me prendre pour un fou, mais c'est bien ce qui se passe : les semences hybrides produites par les maraîchers sont de plus en plus souvent stériles et ils sont donc contraints chaque année à racheter des semences au prix fort.

Le type qui vend des courges de l'espace ou des tomates roses, vertes et jaunes au marché risque une amende salée. L'association Kokopelli lutte pour préserver la diversité des espèces de fruits et légumes ; elle est sans arrêt menacée d'être écrasée comme une mouche.

De mon côté, je fais un peu pareil. En plus de l'histoire du rock, du jazz, j'essaye de sauver des eaux toute l'histoire de la musique des Caraïbes. On restaure des disques impossibles à trouver, des enregistrements bahamiens, des chansons vaudoues marrantes venues des îles Vierges, des musiques vaudoues rituelles de Haïti, des calypsos des Bermudes ou de La Trinité dans les années 1940-1950. De fabuleux rituels jamaïcains, que j'explique, documente. Et là encore, c'est la même connerie triomphante : la loi européenne a arrêté le domaine public à l'année 1962. La plupart des productions d'après 1962 ne seront donc pas rééditées par leurs propriétaires (Sony, Universal et Cie) et finiront gratos, oubliées dans l'immensité d'Internet, avec un son pourri et zéro info.

Tout est donc du même tonneau dysfonctionnel. Le rock and roll, les tomates, les plantes médicinales, tout ça sombre corps et biens dans un océan de télé-réalité, de paquets de chips « à l'ancienne », d'anxiolytiques, d'électro sans âme. En revanche, pour sauver les traditions de la langue de veau, du museau vinaigrette et du cervelas : pas de problème, c'est en promo chez Auchan. L'arnaque est cosmique, omniprésente, et tout le monde s'en contrebat les steaks avec une pelle à moutarde, voilà la vérité.

Alors, comment résister ?

CHAPITRE 27

Aventurier de la conscience

La sagesse, c'est d'avoir des rêves suffisamment grands pour ne pas les perdre de vue lorsqu'on les poursuit.

Oscar Wilde

Je sentais qu'il me fallait écrire un livre sur l'alimentation. Je m'étais fait jeter par les éditions de l'Archipel, First, le Cherche-Midi, le Castor Astral, Don Quichotte et quelques autres. C'est finalement Mama Éditions qui a suggéré de le faire, après une conversation sur ces questions — sans qu'une seconde je me doute qu'ils seraient intéressés par un truc pareil.

J'aimais bien leur slogan « Des aventuriers de la conscience » et leur indépendance. J'aimais bien aussi leur ouverture d'esprit et plusieurs livres perchés qu'ils avaient publiés, dont celui d'Agnès Stévenin, une surprenante guérisseuse parisienne. Et aussi ceux de Howard Marks, de Jan Kounen, les excellents délires de Seth...

Après différents atermoiements qui ont participé à la gestation de ce bouquin, je voyais de plus en plus le truc venir et me renseignais en permanence sur l'évolution du mouvement végane dans le monde. J'apprenais chaque jour des informations de poids. La France est très en retard dans ce domaine ; cramponnés à leurs certitudes, les Français montrent souvent une mentalité conservatrice sur pas mal de plans. Ils sont sceptiques et ricanants plus souvent qu'à leur tour. La loi sur le mariage pour tous a été accueillie avec une forte hostilité, la légalisation du chanvre semble toujours inaccessible, on voit bien qu'il y a encore du boulot avant d'atteindre l'égalité des Noirs et d'autres minorités vis-à-vis du reste de la société — pour ne citer que ces exemples. Déclarer que je suis végane soulève souvent des levées de boucliers d'incompréhension, voire une réelle hostilité, directement, gratuitement, sans savoir de quoi on parle. Mon amie et voisine végane évite le sujet pour qu'on lui foute la paix. Son gamin de cinq ans grandit en parfaite santé, jamais malade, il est plus grand que tous ses camarades de classe et fait preuve d'une énergie, d'une vivacité d'esprit et d'une agilité qui émerveillent ses amis dans tout le quartier. À quelques rares exceptions près, l'enfant est végane, alors que ses copains se goinfrent de bonbons faits avec de la couenne de porc et de glaces au lait hyper sucrées. Le garçon dévore frisée au tamari-huile-d'olive-levure-de-bière, laitues, tomates, carottes crues, oranges ou grenades ; il adore les fruits, mange des pommes à gogo et, s'il n'en tenait qu'à lui, c'est ce qu'il mangerait tous les jours. Ce qui est bien naturel puisque, au risque de me répéter, l'*Homo sapiens* est physiologiquement frugivore, nom d'une pipe ! L'enfant ne va pas à la cantine et déjeune avec au moins l'un de ses parents tous les jours. Lesquels ont raison de rester discrets : en 2013, le petit Joachim, huit mois, a été retiré à ses parents près de Nîmes après une visite de routine chez le médecin de famille. Il a été confié aux soins de l'Aide sociale à l'enfance du Vaucluse, l'un des départements français où l'extrême droite fait son plus beau score. Motif : régime végétalien des parents et refus d'injecter les vaccins non obligatoires, ce qui est légal et de bon aloi.

Joachim, dont les biberons étaient remplis de lait de riz maternisé adapté à son âge — une pratique nutritionnelle aussi saine que légale — a donc été retenu du 7 juin au 12 décembre et nourri au lait de vache industriel par des inconnus. Ses parents, à des kilomètres de là, ne pouvaient lui rendre visite que quatre fois par semaine, aux mêmes horaires discriminatoires que leurs heures de travail. Le bébé a connu une sérieuse régression psychologique due à leur absence.

En dépit des avis défavorables des Drs Violaine Bresson, Bosdure et du médecin végane Jérôme Bernard-Pellet, qui ont confirmé que l'enfant était bien portant, sans oublier des pétitions signées par des milliers de gens, les institutions françaises ont infligé ce cauchemar à une famille dévastée. Et ce n'est pas un cas isolé : sur simple plainte d'un membre de la famille, aussi monstrueux que cela puisse paraître, plusieurs enfants végétaliens sont retirés, chaque année, à la garde de leurs parents en France. Contrairement aux parents de Joachim, qui ont porté l'affaire en place publique, la plupart des parents, ne souhaitant pas faire de vagues, obtiennent qu'on leur rende leur enfant après quelques semaines, ce qui reste scandaleux. Mais Joachim, sans doute trop médiatisé, a été retenu pendant six mois — une honte.

Le problème aujourd'hui n'est pas l'énergie atomique,
mais le cœur des hommes.

Albert Einstein

J'apprends chaque jour une nouvelle sur la puissance de la première industrie du monde, l'agroalimentaire ; sur l'invraisemblable omnipotence des chasseurs dans la société française ; sur la désinformation permanente des médias français, faite en toute bonne foi par des journalistes souvent crédules, candides et convaincus ; et sur les risques encourus par ceux qui ne se fient pas à la désinformation ambiante.

De mon côté, je raffine chaque semaine un peu plus mes currys de légumes, maîtrise la cuisson des différentes formes de tofu, des simili-carnés (qu'il faut faire revenir très vite et surtout ne pas cuire longtemps). J'ai aussi commencé à fréquenter le réseau Paris Vegan Meetup, qui organise différentes activités, comme des dîners ou des pique-niques véganes. On y trouve des cours de cuisine, de yoga, des brunchs, des activités sportives, des conférences — des amis.

C'est là que j'ai rencontré l'incroyable diversité des pionniers véganes de France. Après s'être documentée, Pui, une femme d'affaires d'origine chinoise de vingt ans, est passée du jour au lendemain et sans aucun problème à un régime végane crudivore afin de ne pas participer à la cruauté ambiante. Depuis, elle a eu un bébé nourri au sein et aux laits végétaux. Pierre a monté son restaurant d'alimentation végane rapide, rue des Archives dans le Marais, Hank Vegan Burger ; en deux ou trois ans, il a triplé sa surface et prépare l'ouverture d'une pizzeria végane avec le soutien de sa banque. Au 60, boulevard Voltaire, East Side Burgers propose des repas végétariens rapides où le principal inconvénient est l'affluence. Ils sont fréquentés par des jeunes et rameutent toute une tribu de tatoué(e)s branché(e)s sur je ne sais quelle variante de death metal rigolo, ce qui est doublement un régal. Des restaurants véganes ouvrent partout. Rue du Théâtre, la Brasserie Lola ne se présente même pas comme un restaurant végétarien. Le Potager du Marais a la cote. Le Grenier Notre-Dame aussi. Mon préféré reste le très populaire Tien Hiang (un concurrent a ouvert en face depuis), à l'affluence jamais démentie, mais j'ai testé des restaurants plus sophistiqués comme le Gentle Gourmet, au-dessus du port de la Bastille, et le remarquable 42 Degrés, spécialiste de la cuisine crue, la meilleure pour la santé et la plus délicate pour le palais. Rue Lafayette, un excellent restaurant rapide appelé simplement VG ne désemplit pas.

On ne saurait désirer ce qu'on ignore.

Proverbe romain

En été, je me rends aux pique-niques véganes sur les pelouses du parc des Buttes-Chaumont, le dimanche. Ils sont fréquentés par une centaine de personnes d'une grande diversité, de tous les âges, de tous les milieux, d'en haut, d'en bas, d'un nombre incroyable de nationalités. Avec ces rendez-vous du Paris Vegan Meetup, je rencontre tout un réseau de gens trop heureux de se retrouver sans risquer qu'un convive embraye sur « Et vous trouvez où, vos protéines ? », « Que fera-t-on de tous les animaux si on cesse de les manger ? », etc. On est dans les étapes ultérieures, on défriche, on parle de nos expériences culinaires, des recettes, mais aussi souvent d'une attitude nouvelle où l'on essaye de bichonner un peu plus notre corps, notre esprit, notre mental — notre éthique.

La plupart de ces gens sont arrivés au régime végane en se cultivant, en s'intéressant aux informations et en partageant avec d'autres véganes. Ils constituent par conséquent une population d'une grande valeur, qui s'intéresse à la culture, à l'éthique, au progrès social, à l'écologie, à l'évolution des mentalités. Tous sont conscients du retard pris par la France. Tous voient aussi le basculement qui a maintenant commencé.

Plutôt qu'un rapprochement, la confrontation entre l'Amérique et l'Europe faisait apparaître une distorsion, une coupure infranchissable. Ce n'est pas seulement un décalage, c'est un abîme de modernité qui nous sépare. On naît moderne, on ne le devient pas. Et nous ne le sommes jamais vraiment devenus. Ce qui saute aux yeux à Paris, c'est le XIXe siècle. Venu de Los Angeles, on atterrit dans le XIXe siècle. Chaque pays porte une sorte de prédestination historique, qui en marque presque définitivement les traits. Pour nous, c'est le modèle bourgeois de 89 et la décadence interminable de ce modèle qui dessine le profil de notre paysage. Rien n'y fait : tout tourne ici autour du rêve bourgeois du XIXe siècle[124].

Jean Baudrillard, 1986

Alors que l'Allemagne investit des milliards pour passer à une transition énergétique radicale en construisant des milliers d'éoliennes en mer du Nord, tandis que les Américains envisagent de remplacer le bitume des routes par des plaques photovoltaïques programmables, que les Anglais mettent au point des cylindres géants qui, plongés dans la mer, produisent de l'énergie avec la force de l'eau qui remonte vers la surface, la France cherche encore de l'argent pour construire des centrales nucléaires obsolètes, hors de prix, et démanteler les anciennes à un coût astronomique. Alors qu'aux États-Unis et en Europe les repas végétariens se multiplient dans différentes villes, dans les écoles, le développement du mouvement végane par chez nous est à l'image du retard en matière de transition énergétique. La France soutient l'industrie agroalimentaire et les éleveurs en

124. Jean Baudrillard, *Amérique*, Éditions Grasset, 1986.

particulier, qui pourtant tiennent à peine le coup avec des subventions massives, et sont donc tôt ou tard voués à la disparition face à la concurrence étrangère.

Malgré tout, les progrès sont significatifs et on parle tous de ça. On est tellement heureux quand une bonne nouvelle tombe et on voit bien que le mouvement pour les animaux avance de plus en plus vite. À l'issue d'un congrès à l'université de Cambridge, un cortège de scientifiques internationaux renommés a signé, le 7 juillet 2012, une Déclaration de conscience des animaux.

Elle établit que :

les humains ne sont pas les seuls
à posséder les substrats neurologiques qui produisent
la conscience. [...] Tous les mammifères, les oiseaux
et de nombreuses autres créatures, comme les poulpes,
possèdent aussi ces substrats neurologiques.

Soudain, la roue a commencé à tourner.

Depuis le 28 janvier 2015, un animal n'est plus un « meuble » en France. Il est reconnu comme « un être vivant doué de sensibilité ». En 2015, quatre grandes compagnies d'aviation américaines ont décidé d'interdire le transport des trophées de chasse dans leurs soutes. La Muse School de Calabasas (Californie) est devenue cent pour cent végétalienne. En juin 2015, la tauromachie a été rayée du patrimoine culturel « immatériel » de la France. Le Danemark a enfin interdit officiellement la zoophilie (à Bornéo, il existe, par exemple, des bordels où l'on peut louer les services sexuels d'orangs-outangs rasés). Il ne reste que trois pays européens qui n'interdisent pas explicitement la zoophilie : la Roumanie, la Hongrie et la Finlande. Indiscutablement, l'alimentation végétale a le vent en poupe, y compris dans les médias de masse. La multiplication des blogueurs-youtubeurs prônant les repas sans cruauté en est un indice.

Les chaînes de télévision nationale relayent de plus en plus les images d'horreur des abattoirs (merci à France 2 et à Arte, en particulier), plongeant une bonne partie de la population dans un questionnement nouveau. Différents sondages publiés par le trimestriel *Alternatives végétariennes* ont montré un net recul de la consommation de chair animale en France. Les vidéos affluent sur mon journal Facebook. En direct dans le talk-show de Laurent Ruquier, le journaliste veggie Aymeric Caron a défoncé le ministre de l'Agriculture Stéphane Le Foll, le chef d'« un État dans l'État », qui a vraiment une tête à claques. Ça fait du bien. Ce genre de confrontation se multiplie et circule sur Facebook. Le Foll était à la fois ministre de l'Agriculture et porte-parole du gouvernement, ce qui en dit très long sur la puissance des éleveurs en France.

Pour son vingt et unième anniversaire, la conférence sur le changement de climat organisée par les Nations-unies, la COP 21 (Conference of Parties n°21), a réuni un très grand nombre de chefs d'État au Bourget. Plusieurs études rappelant les liens entre dérèglement climatique et élevage ont été publiées à cette occasion, notamment celle du Johns Hopkins Center. L'élevage, grand émetteur de gaz à effet de serre, a néanmoins été l'oublié de ce rassemblement. Au nom de l'expert-comptable, du bénéfice et du sacro-saint prix, sans doute.

Le projet « Défi Veggie » de l'Association végétarienne de France a remporté (par une élection en ligne) le prix 2015 de la Fondation Nicolas Hulot pour la nature et l'homme, raflant une campagne d'affichage d'une valeur de plus de cent mille euros.

On résiste à l'invasion des armées,
on ne résiste pas à l'invasion des idées[125].

Victor Hugo

La confirmation officielle par l'Organisation mondiale de la santé (OMS) que la viande est cancérogène abonde dans le bon sens. Elle a provoqué une couverture médiatique sans précédent, où cette fois l'alimentation végétale est ouvertement valorisée. L'un des aspects les plus frappants des amateurs de cuisine sans cruauté est leur volonté de progresser, de découvrir de nouveaux horizons, de faire encore évoluer leur alimentation, leur conscience et leur éthique. La tendance est nettement à la

125. Victor Hugo, *Histoire d'un crime*, 1877.

cuisine crue. Je m'y suis mis. Certains montrent que l'alimentation crue est la meilleure direction, car au-dessus de 42 degrés, quantité de nutriments sont détruits par la cuisson. Ils sont très convaincants. Leurs recettes sont succulentes et plaisent à tout le monde, comme au restaurant cru 42 Degrés, qui ne désemplit pas.

Fin 2015, c'est carrément Carrefour qui a lancé une gamme de produits veggie. Le tout sur fond de manifestations d'éleveurs en faillite malgré toujours plus de milliards de subventions. Quantité de livres paraissent, parmi lesquels le remarquable *Bêtes humaines? Pour une révolution végane,* avec préface de Michel Onfray (lire les textes de l'excellent philosophe Gary Francione qu'il contient[126]). Les livres de recettes véganes ne se comptent plus. Je n'en crois pas mes yeux, et encore moins mes oreilles. L'asso L214 est maintenant régulièrement invitée à la télé. Sébastien Arsac a notamment mis sur le gril le grotesque Karl Lagerfeld, qui organise des défilés de mode de fourrure et me fait penser au personnage du ridicule compositeur allemand Franz Liebkind dans *Les Producteurs,* de Mel Brooks. Dans *Le petit journal* de Canal+, avec Yann Barthès, le journal préféré de la jeune génération, le bouddhiste Matthieu Ricard a souhaité ses meilleurs vœux aux Français avec un vibrant plaidoyer pour un régime végétal. Ça n'arrête plus.

---

126. Meryl Pinque, Patrick Llored, Valérie Giroux, Gary L. Francione, Gary Steiner *Bêtes humaines, pour une révolution végane,* Autrement, 2015.

CHAPITRE 28

L'eusses-tu cru ?

En Angleterre, un végétarien coûte au service national de santé anglais 12 340 livres (soit environ 19 818 euros) en traitement hospitalier, sa vie durant ; son temps d'hospitalisation représente seulement vingt-deux pour cent de celui d'un omnivore, lequel coûte en moyenne 58 062 livres (92 994 euros)[127].

Pr Henri Joyeux (chirurgien cancérologue)

Contrairement aux apparences, je n'ai jamais été un accro aux infos sur l'alimentation VG. Pour cela, il faut consulter l'excellent *Végémag* en ligne, ou s'abonner au magazine *Alternatives végétariennes* de l'AVF, où l'on apprend une foule d'informations positives et étonnantes. Mais j'ai appris beaucoup de choses. Certains adoptent l'approche végane pour des raisons de santé, en plus des raisons éthiques.

Armand, un jeune coach en football, a eu un grave accident. Il s'était flingué la rotule dans une chute et se déplaçait avec des béquilles. Son médecin était pessimiste : la rotule se reconstitue très difficilement. Après des semaines de souffrances, d'antidouleurs et de rééducation, l'absence totale de lait dans son régime a beaucoup compté pour que son os se reconstruise

---

127. Pr Henri Joyeux, *Changez d'alimentation,* Éditions François-Xavier de Guibert, 7e édition, Éditions du Rocher, 2014.

sans broche ni séquelles. Quand le sang contient trop d'acide (urée), pour rétablir un pH neutre, il va puiser dans les minéraux contenus dans les os.

Absorber du lait contribue à cette acidose et participe à la destruction du calcium des os — et non le contraire. Comprendre les méfaits de l'acidification du sang est la base de la diététique. L'alimentation végane crue et très équilibrée d'Armand a beaucoup contribué à ce que sa rotule se régénère entièrement et rapidement, au point qu'elle est nettement plus grosse que l'autre. Quelques mois plus tard, il remarchait normalement et avait repris son activité sportive, ce qui n'est pas possible pour un certain nombre de patients atteints par cette fracture grave. Son rétablissement était spectaculaire. Le mythe entretenu par l'industrie selon lequel le lait est seul capable de fournir le calcium nécessaire à la fabrication de l'os était totalement contredit par l'expérience d'Armand. Végane depuis des années, il avait donc reconstitué sa rotule fracassée avec le calcium contenu dans les fruits et les légumes, à la surprise de son médecin. En réalité, la consommation de lait animal contribue à détruire les os, provoque arthrite, arthrose et ostéosporose, puisque le corps y puise les nutriments nécessaires afin de faire baisser l'acidité du sang — détruisant le calcium au passage. Inspiré par Carl Lewis et par beaucoup d'autres, Armand consommait principalement des jus de fruits et légumes verts. Il touchait sa bille en la matière. Il avait l'esprit vif (il vivait du poker en ligne) et avait bien étudié le dossier. Il avait même convaincu sa mère, sceptique, de ne pas suivre de chimiothérapie pour soigner son cancer : le régime végane qu'elle partageait avec son fils donnait de très bons résultats depuis cinq ans. Et ce malgré les hurlements des médecins — qui lui avaient donné six mois à vivre : « cinq pour cent d'espérance de vie sur cinq ans ». Elle prenait aussi des suppléments naturels : graviola, spiruline, chlorella, plasma de quinton, desmodium. La mère d'Armand n'est pas un cas isolé. Elle a tenu cinq ans comme ça, avec dignité, « à son rythme ».

Bertrand, un copain prof d'harmonica rencontré lors d'un pique-nique végane au parc des Buttes-Chaumont, était à cent pour cent végane crudivore. Son cancer avait été diagnostiqué des années plus tôt — au moins quatre ans — et il avait choisi un régime « hygiéniste » (fruits et légumes crus en doses précises, prescrits par un naturothérapeute lyonnais). Il avait lui aussi refusé la chimiothérapie qu'on lui avait prescrite. Après des moments difficiles, il était à nouveau en pleine forme, et son cancer avait disparu, de façon étonnante. Bertrand aimait raconter les difficultés rencontrées avec sa famille, sceptique jusqu'à ce qu'elle constate sa rémission. Il anime aujourd'hui un site internet[128] proposant des recettes de cuisine végane crue et cuite. On peut y télécharger gratuitement son livre, *Cuisine santé végane*. Quand j'ai commencé à parler sur Facebook de personnes ayant refusé la chimio, je me suis fait insulter. Je citerai aussi le cas de Thierry Casasnovas, qui a publié un certain nombre de vidéos à succès sur YouTube. Je ne l'ai pas rencontré, mais quelques médias en ligne essaient de discréditer son approche de l'alimentation crue en parlant de compte en banque Paypal et de dons occultes présumés. Atteint d'une grave infection à la salmonelle (une bactérie du lait responsable de centaines de morts chaque année), il a accumulé les problèmes de santé sérieux pendant sept ans : hépatite C, tuberculose, pancréatite aiguë, dépression. Extrêmement amaigri, mourant, Casasnovas a fait plusieurs arrêts cardiaques avant de se retaper complètement en mangeant de grandes quantités de fruits et de légumes crus, ce qu'il détaille lui-même dans ses longs monologues en ligne. Quels que soient les griefs malveillants qu'on lui adresse, son expérience personnelle est incontestablement édifiante.

Des chercheurs, ça se trouve,
mais moi, ce que je cherche,
ce sont des trouveurs !

Charles de Gaulle

Toujours dans un esprit thérapeutique, c'est au festival de Cannes 2015 que le film *Raw* (« cru ») a été présenté par Janette et Alan Murray. Ils sont venus présenter un documentaire

128. Bertrand Carbonneaux, cuisine-sante-vegan.com

sur leur incroyable exploit: à respectivement 64 et 68 ans, ils avaient effectué un tour d'Australie (15 782 kilomètres) en courant chaque jour la distance d'un marathon, soit 42,2 kilomètres pendant trois cent soixante six jours sans interruption. Leur voyage a commencé le 1er janvier 2013 et s'est terminé le 1er janvier 2014. Ils ne se nourrissaient que de fruits et de légumes crus depuis quatorze ans. Afin de battre tous les records de course d'endurance, ils avaient accompli un 366e marathon avant de se reposer enfin, prouvant ainsi, sans doute possible, que le régime végane crudivore permettait d'assurer une forme optimale.

En plus de cet exploit sportif, en 2001, Janette Murray-Wakelin avait été diagnostiquée, à l'âge de 52 ans, d'un carcinome, un cancer du sein particulièrement agressif. La tumeur faisait trois centimètres. Les métastases s'étaient étendues à ses glandes lymphatiques. On ne lui avait donné que six mois pour mettre de l'ordre dans sa vie avant de décéder — à condition qu'elle accepte un traitement très lourd, à base de radiations et de chimiothérapie. Refusant ces traitements de routine, elle consulta un naturopathe qui lui prescrivit une approche holistique (mentale, physique et spirituelle) incluant un renforcement du système immunitaire par intraveineuse, une désintoxication du corps dans un sauna aux infrarouges, respiration « consciente », yoga, aérobic et traitement à l'ozone pour oxygéner le corps. Janette utilisa aussi la sophrologie (visualisation d'images positives, conscience spirituelle, méditation, pensée positive, etc.) en plus de consommer de grandes quantités de jus de légumes et de fruits crus, frais, donc vivants. Cette méthode rendait possible l'ingestion de fortes doses de vitamines qu'il aurait été impossible d'absorber autrement.

Déjà végane et sportive, elle avait commencé à consommer de grandes quantités de jus de carotte et de germe de blé. Elle expliquait que les germes de blé sont très riches en chlorophylle et produisent de l'oxygène en abondance. Or, selon elle, le cancer ne pouvait pas continuer à muter dans un environnement très oxygéné. Voulant mettre toutes les chances de son côté, elle avait adopté un régime cent pour cent cru et a vaincu le cancer. Elle décrivait ses débuts crudivores comme une révélation. Son esprit était infiniment plus clair, elle a perdu du poids, puis rééquilibré son poids et réalisé qu'elle avait bien plus de force et d'endurance. Déjà végane, elle n'avait eu qu'à éliminer les pâtes occasionnelles, quelques rares sandwichs et les légumes revenus au wok. Quatorze ans plus tard, elle triomphait avec Alan en obtenant le record du monde des marathons, une performance impressionnante, sans même parler du fait qu'elle ait été sexagénaire.

Alexis, un ami ingénieur du son avec qui j'ai travaillé des années, souffrait d'un grave cancer. En 2013, après une chimiothérapie qui l'avait complètement déglingué, il était furieux contre le corps médical et ne faisait plus confiance à son médecin. Le cancer avançait vite, il avait beaucoup maigri et craignait pour sa vie. Il ne souhaitait pas en parler jusque-là mais quand je lui ai raconté la chimiothérapie que j'avais subie pour mon hépatite C, il s'en est brusquement ouvert à moi. Je lui avais déjà conseillé de devenir végane, de manger cru, et il avait infléchi son alimentation en ce sens. Sur mes conseils, il a acquis un extracteur de jus, et après avoir consulté un naturopathe, il a adopté un régime végane cru qui lui a fait beaucoup de bien. Je n'ai pas manqué de lui dire que je n'étais pas pour autant médecin et que je n'étais pas compétent pour décider à sa place d'accepter ou non la nouvelle chimiothérapie qui lui était proposée. Contre l'avis de son médecin, Alexis était décidé à ne pas suivre de chimio et, en désespoir de cause, il a adopté la méthode cent pour cent naturelle vers la fin 2013, mais sans l'oxygénation, le sport et toutes les techniques sophistiquées utilisées par Janette Murray. Après une collaboration de plusieurs années, dans les mois qui ont suivi, on a restauré ensemble des disques pour un coffret de Miriam Makeba. Ce devait être notre dernière collaboration. La naturothérapie n'a pas suffi, et après différentes phases médicamenteuses terribles, il est décédé en 2015. Il est possible qu'il ait survécu s'il avait adopté le régime cru dès les premiers symptômes, sans passer par la première chimio, qui l'avait complètement épuisé. Il est aussi possible qu'il ait été préférable pour lui de continuer la chimiothérapie. Quoi qu'il en soit, le régime cru a augmenté sa vitalité, c'est certain, mais qui suis-je pour juger de la meilleure thérapie à adopter dans un cas aussi lourd ? Je pense aujourd'hui que les deux options sont envisageables. Si, dans tous les cas, il est bon de passer au régime végane cru, dans certains cas, il faut peut-être mélanger les deux : cru et chimio.

À vrai dire, le fond du problème est sans doute la prévention. Pour mettre toutes les chances de son côté, il est à l'évidence préférable d'éviter les comportements assimilables à de la toxicomanie (drogues légales, dont l'alcool et le tabac, drogues illégales, chairs animales, etc.) et de manger le plus possible de fruits et de légumes crus, biologiques, sans pesticides. C'est en tout cas ce que j'avais choisi de faire pour parer à un éventuel cancer, la maladie du siècle. Espérons que ça marchera, j'ai envie de vivre centenaire, de dessiner et de jouer de la musique jusqu'au bout.

***

J'avais pris quelques kilos en trop au cours de différentes difficultés de santé. À la suggestion d'Armand, j'ai adopté un régime cru pendant quelques jours. Le résultat était vraiment surprenant : la clarté de mon esprit était palpable (j'espère que ça se sent quand on lit ce bouquin) et j'avais une énergie immédiatement améliorée. Je n'en revenais pas. J'ai recommencé plusieurs fois et le résultat était très convaincant. Le fait de ne pas manger de pain (et donc pas de gluten, une colle qui encrasse l'estomac et les intestins et ralentit toute l'usine à gaz) jouait aussi un rôle important, je suppose. Le gluten, à l'origine, n'était pas une espèce de mélasse collante, mais avec le blé très hybride et les céréales industrielles, c'est devenu une sorte de poison. J'essaye de consommer du pain complet avec parcimonie et, quand j'en trouve, du pain au maïs, qui contient moins de gluten (le maïs est mélangé à du froment, qui en contient).

Comme disait Armand, le lait déclenche le cancer (hormone de croissance IGF-1) et le glucose (pain blanc, sucre) le nourrit. En mangeant des végétaux crus, je n'ai aucun problème de digestion. Les vitamines et autres nutriments vivants foncent directement dans mon sang. Je le sens physiquement. Je consomme des grenades (qui contiennent plein d'antioxydants, excellents pour réduire le vieillissement), des bananes, des pommes, des poires, des jus de fruits pressés à l'extracteur, tout ce que je peux trouver. J'ai chopé un petit livre de recettes de jus. Je n'imaginais pas que le concombre mélangé à de la pomme pouvait être aussi succulent. L'extracteur a l'avantage de ne pas flinguer la moitié des vitamines, comme le font les centrifugeuses. La logique crue est implacable : c'est le régime idéal pour l'*Homo sapiens*. Si tu ne me crois pas, mange des merguez. Les recettes crues archi variées abondent, il suffit de se pencher dessus.

Le principal inconvénient des jus est que ça prend un peu de temps à préparer. Mais, en fait, avec l'extracteur de jus, je gagne du temps par rapport à la cuisine habituelle. Ma réticence à manger cru tout le temps vient surtout du fait que ça change mes habitudes. Je suis feignant. Et, comme toujours, je résiste au changement. Autour de moi, on a tendance à prendre ça pour une lubie de plus, mais je n'en suis pas à ma première phase d'évolution et celle-ci passe mieux que d'habitude (au point où j'en suis). De toute façon, j'ai toujours été marginal, et je ramène ma science en permanence sur tout, mon narcissisme fatigue les gens. Je suis bavard, alors je fréquente des gens sur la même longueur d'onde que moi, les autres fuient d'eux-mêmes. Et finalement, j'ai trouvé un équilibre avec des phases crues, des phases cuites et pas mal de vélo (j'en étais au vingtième scooter volé, j'ai abandonné). Certains amis Facebook comme Livia Perri me mettent sur de bonnes pistes. Les légumineuses produisent elles aussi de l'acide urique, une toxine difficile à éliminer : les fruits, les légumes et les noix restent l'alimentation à laquelle on est totalement adaptés. Avec son nom barbare, le crudivorisme végane est la façon la plus saine, la plus économique, la plus rationnelle et la plus délicieuse de se sustenter. Simplement l'alimentation du futur, disponible dès aujourd'hui. Plus un déjeuner sans une carotte crue épluchée en avant-goût. Je fais mes expériences, je cherche. Et je trouve des trucs délicieux. Je suis dans un autre monde. Un monde végane où, inspiré par Carl Lewis, Janette Murray, les recettes de Marie Laforêt et d'autres, je pense et mange un peu en avance sur mon temps.

Il faut faire aujourd'hui ce que tout le monde fera demain.

Jean Cocteau

***

À la suite principalement de plusieurs reportages télévisés sur les élevages et les abattoirs — merci L214 —, et avec la fulgurante vitesse des réseaux sociaux, une partie de l'opinion publique prend conscience du cauchemar animal et envisage mollement de ne plus en être le commanditaire. Trente ans plus tôt, on me répondait « Va bouffer tes carottes, hi han hi han ! », et aujourd'hui, on me dit fièrement « Ah ! je ne mange presque plus de viande. » Maintenant on me parle partout de « conditions d'élevage dégueulasses ». Les temps changent. En fin de débats, les journalistes les plus hardis osent poser des questions aux invités comme « Mais vous n'envisagez quand même pas de devenir végétarien ? » auxquelles la réponse politiquement correcte est devenue « Non, bien sûr, mais manger moins de viande a un impact significatif, gnin gnin gnin. » Ça avance en mode escargot, mais y a du progrès. Les premiers à avoir causé de tout ça dans un programme politique ont été Europe Écologie Les Verts, du temps de Daniel Cohn-Bendit, aux élections régionales de 2010, où les écologistes ont obtenu plus de douze pour cent des votes. Néanmoins, ils ont attendu juillet 2015 pour enfin créer une « commission condition animale ». Cette équipe était en charge de faire des propositions aux dirigeants du parti. J'ai contacté Romain Zavallone, membre de la commission, pour savoir où ils en étaient.

En résumé, leur position est *welfariste* (améliorer le sort des animaux) et non abolitionniste (abolir l'exploitation animale à terme). Zavallone ne représentait pas Europe Écologie et précisait que de nombreux membres de la commission étaient abolitionnistes, seule position moralement défendable, il en convenait, mais qu'ils devaient proposer un truc vendable aux cadres du parti. Il leur fallait « veiller à des propositions pragmatiques et portables politiquement dans le contexte actuel ». Ils soutenaient les alternatives végétales pour toute la restauration collective, par exemple. Ça allait dans le bon sens. Europe Écologie était le parti le plus avancé dans ce domaine, mais c'était peu, bien trop peu. Mon expérience m'amenait à une conclusion bien différente : c'est en allant au fond des choses que l'on convainc les gens. Les gens ouverts ne sont pas idiots. Ils comprennent les choses quand on se donne la peine de leur expliquer.

Ce n'est pas la plus forte ou la plus intelligente des espèces qui survivra, mais celle qui sera la plus apte à changer.

Charles Darwin

La révolution numérique que l'on vit est une révolution industrielle sans croissance. C'est un fait historique.

Celui qui croit que la croissance peut être infinie dans un monde limité est soit un fou, soit un économiste.

Kenneth Boulding,
président de l'American Economic Association

Le XXIe siècle est le siècle où, pour survivre, on va forcément réconcilier les deux révolutions majeures en cours : la révolution numérique et la révolution écologique. La qualité de vie est l'objectif, pas la consommation. Par conséquent, le chemin à suivre avait déjà été suggéré par les hipsters des années 1950, comme Jack Kerouac et Allen Ginsberg, qui, inspirés par la marginalité triomphante des jazzmen, ont osé quitter New York pour un San Francisco plus cool, où l'utopie de leur temps était possible. Ensuite vinrent les beatniks, puis les hippies des années 1960. Ils n'ont fait que prolonger le mouvement de la Beat generation et les aspirations à la spiritualité, à la liberté, exprimées par Ginsberg, Kerouac, Burroughs. Dans une société où l'on est abruti et exploité par la publicité, la désinformation, la consommation et l'addiction, en un mot par le spectacle permanent, la rupture s'impose comme un préalable au rétablissement, comme pour une maladie.

Fils de publicitaire, j'évite la publicité. J'éteins la radio pendant la pub. Sans dédaigner quiconque, tant bien que mal, je sélectionne aussi mes fréquentations, choisies parmi la myriade parisienne, si commode, si pratique, à portée de main. J'aime écouter les bâtisseurs du mode de vie nouveau qui s'invente. Je me vois mal retaper une ferme loin de tout, faut pas déconner, mais le télétravail et le besoin de respirer me font miroiter les possibles. Une autre étape.

Aujourd'hui, je me prends à rêver de partir. Des hameaux, des villages véganes, m'a-t-on confié sur le ton de la confidence, existent par dizaines sur le territoire de la France métropolitaine. Je rêve d'un lieu où ma voisine ne vivrait plus dans la peur qu'un crétin de rond-de-cuir lui retire son enfant, comme c'est arrivé au petit Joachim. Je rêve d'un lieu sans tranches de saucisson dans les cocktails, mais plutôt des tomates séchées, des olives de la région ou des cubes de faux-mage végane.

On m'a expliqué que ces localités véganes préfèrent rester secrètes pour éviter les ennuis, car qu'y a-t-il de plus subversif que de modifier son alimentation ? Refuser de soutenir l'industrie numéro un du pays confine à l'insurrection. Et cette résistance est forcément accompagnée par d'autres prises de conscience et d'autres modes de vie : nourriture biologique, adoption de la production locale et saisonnière, médecine naturelle, remise en cause des vaccins, du modèle éducatif, de la production énergétique, du travail, de l'utilisation d'Internet qui détruit nos cultures et nos artistes en les pillant, etc.

Fini les produits testés sur les animaux, la vivisection, la fourrure, tout ce cauchemar.

À quand une commune où les lois sur les animaux interdisent leur exploitation ? Où les aliments pour animaux de compagnie sont eux aussi véganes ? Et si ce n'est un bled, un village, alors à quand une rue de Paris ou de Bordeaux sans boucherie, sans poissonnerie ? Avec une école végane ? Je rêve d'une municipalité végane avec un maire végane. Des gens à la page.

Ce type de localité se développe en Californie, dans l'Oregon et d'autres régions des États-Unis. J'ai un pote ingénieur qui prépare sa reconversion professionnelle en fondant un centre éducatif rural français où seront enseignés les moyens de l'autosuffisance énergétique, de l'autoproduction alimentaire végane, vers une sorte d'autarcie libérée du monde industriel. J'aimerais habiter pas loin de là, car je suis un mutant.

Je mute vers la nature essentielle de l'homme, une nature où le tube digestif ne prend plus la place du cerveau. Je rêve d'un lieu où un professeur d'université et médecin végane, comme Jérôme Patrick-Pellet, serait invité dans les débats télévisés et radiophoniques sur la question, plutôt que les viandards retardataires ineptes habituels.

J'essaye donc de fréquenter davantage de véganes. Mon expérience m'a montré que c'est rarement décevant. Je n'ai plus envie de me retrouver avec des musiciens qui, avant le concert, avalent un steak saignant. La musique doit être une fête, et je veux partager la mienne avec des musiciens sur la même longueur d'onde.

J'ai donc monté un groupe de musiciens véganes. De fil en aiguille, on en est arrivés à jouer quelques chansons sur le thème des animaux, mais pas seulement. On s'appelle Cabaret Végane, et on se marre bien. On a été invités à jouer à la première édition (en 2016) du festival VeggieWorld de Paris, le plus grand salon végétalien d'Europe. Venez nous voir, on est des gens normaux, on ne manque pas de protéines.

À chacun sa manière de contribuer au progrès. J'ai aussi écrit ce livre. Pour mettre nos fichiers à jour. Et qu'on puisse enfin reparler de rock and roll...

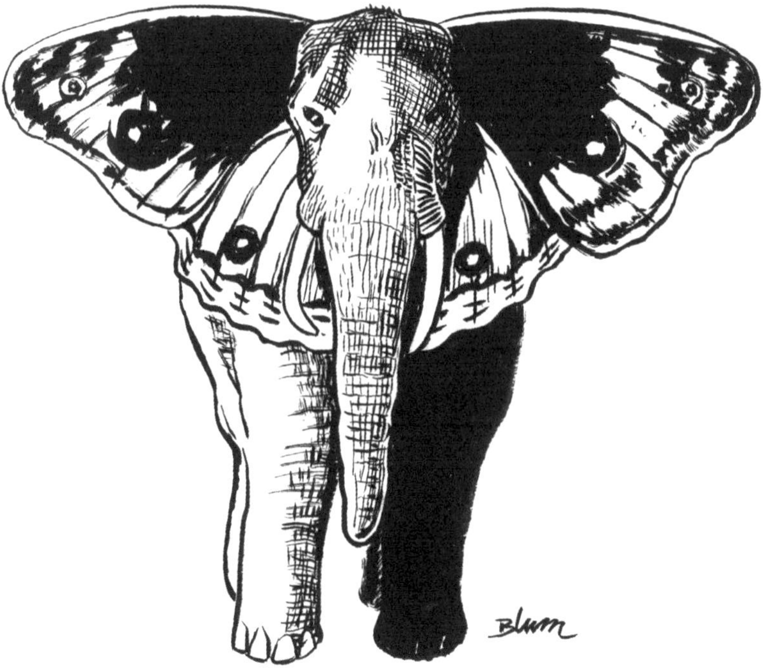

Illustration © Bruno Blum

POSTFACE

L'homme a longtemps chassé le bison ou l'aurochs comme le lion chasse la gazelle : avec le sentiment profond de son appartenance à la nature.

La gazelle lutte de toutes ses forces pour survivre, mais à l'instant où elle succombe, elle sait qu'elle demeure dans le cycle de la vie, qu'elle meurt pour renaître, que sa substance se transmutera en panthère, en épervier, en brin d'herbe. Qu'elle foulera de nouveau la terre, qu'elle fendra les airs.

L'Indien qui décoche une flèche pour tuer une biche afin de nourrir les siens sait que la nature est une, et qu'il en fait partie, au même titre que les animaux qui meurent pour lui.

Avec la sédentarisation et l'avènement de l'agriculture, notre rapport au monde s'est modifié. Nous avons domestiqué, asservi certaines espèces, avec le sentiment que nous avions sur elles un droit de naissance. Que le cheval et la vache, l'âne et le cochon, le mouton et la poule n'existaient que pour nous servir.

Puis la course au progrès a fait le reste : oubliant que ces animaux étaient aussi vivants, aussi sensibles que nous, nous les avons manipulés comme de vulgaires outils de production.

Or, la bonne nouvelle, c'est que nous vivons une époque de mutations profondes — et, par voie de conséquence, une époque passionnante.

Nous sommes ainsi faits qu'il nous faut parfois emprunter certains chemins pour comprendre que ce ne sont pas les bons. Qu'ils ne mènent pas là où nous voulons aller.

Ainsi de la violence, notre compagne depuis nos plus lointaines origines ; et dont on peut penser qu'elle nous accompagnera toujours. Pourtant, certains indices semblent indiquer que ce n'est peut-être pas le cas.

Matthieu Ricard, qui aime parler de « la banalité du bien », cite des chiffres[129] qui montrent que, contrairement à ce que le journal télévisé pourrait faire penser, la violence est en régression. Que, par exemple, le nombre d'homicides a fantastiquement diminué en Europe au fil du temps : on comptait en moyenne cent homicides par an pour cent mille habitants il y a quatre siècles, alors qu'aujourd'hui il n'y en a plus qu'un. C'est-à-dire qu'il y en a cent fois moins, ce qui n'est pas une bagatelle.

Des pratiques qui semblaient ordinaires, comme la torture, les mutilations, l'esclavage, la peine de mort, sont aujourd'hui récusées par un nombre croissant d'êtres humains.

Certains attribuent ce changement à la démocratie ou à l'éducation. Bashar, une passionnante entité qui, depuis des années déjà, est canalisée par un Américain nommé Darryl Anka, a une autre explication. C'est, dit-il, parce que l'humanité se transforme. Parce qu'elle vit une expansion de conscience. Une ascension.

Supposons qu'une personne vivant sur votre planète il y a trois cents ans ait la faculté de vous regarder aujourd'hui — elle vous verrait comme rayonnants, parce que votre vibration spirituelle est largement supérieure à ce qu'elle était il y a trois siècles.

Comme cette vibration vous est familière, vous ne voyez pas forcément les gens rayonner de lumière quand vous regardez autour de vous. Pourtant, au fur et à mesure que vous augmentez, que vous intensifiez, que vous élevez votre fréquence, vous rayonnez de plus en plus de lumière[130].

Ah, la lumière !

Voilà justement qu'on commence à en entendre parler en lien avec l'alimentation. Car certains humains affirment aujourd'hui s'être suffisamment dégagés de leur nature animale pour n'avoir

129. Interview de Matthieu Ricard parue dans *Soleil Levant*, mars 2016.

130. David Thomas et Matthiew Klinck, *Tuning in*, Mama Éditions, 2012.

plus besoin de nourritures terrestres. Ils disent se nourrir... de lumière.

Tirer sa force de l'énergie ambiante, voilà qui fait rêver. Serions-nous en train de devenir des êtres de lumière ?

Quoi qu'il en soit, régalons-nous de l'infinie diversité des couleurs, des odeurs et des saveurs du monde végétal. Découvrons les mille et une façons dont les peuples de la Terre savent les accommoder. Honorons les graines, les racines, les feuilles et les fruits que notre belle planète nous offre si généreusement.

Bon appétit !

Michka Seeliger-Chatelain

SOMMAIRE

Chez le même éditeur

COLLECTION CHAMANISMES
LES CLASSIQUES D'AUJOURD'HUI ET DE DEMAIN

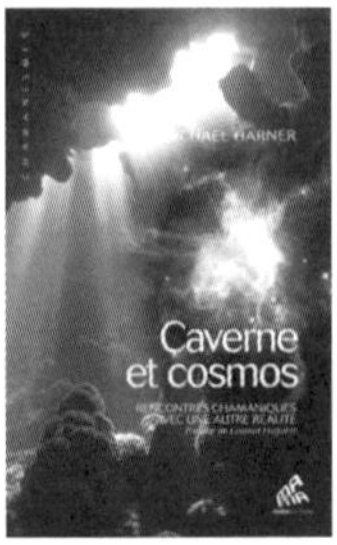

Caverne et cosmos
Rencontres chamaniques avec une autre réalité
Michael Harner (Préface de Laurent Huguelit)

Trente ans après son grand classique *La Voie du chamane*, Michael Harner nous livre enfin *Caverne et cosmos*, un livre déjà culte. Incontournable pour tous ceux qui s'intéressent au chamanisme, mais aussi à la spiritualité, aux expériences de mort imminente, à la conscience ou encore au channeling.

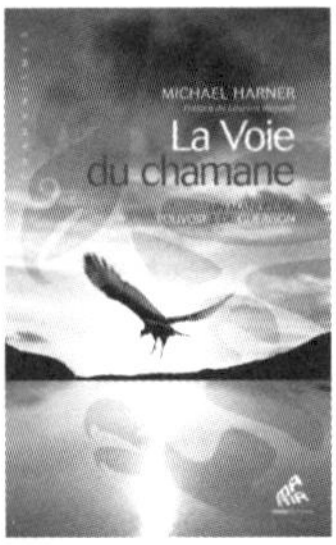

La Voie du chamane
Un manuel de pouvoir & de guérison
Michael Harner (Préface de Laurent Huguelit)

Un manuel irremplaçable qui permet de comprendre et de pratiquer la transe chamanique sans plantes, avec pour seule aide un tambour. Une référence mondiale, entièrement mise à jour par Laurent Huguelit, auteur des *Huit Circuits de conscience*.

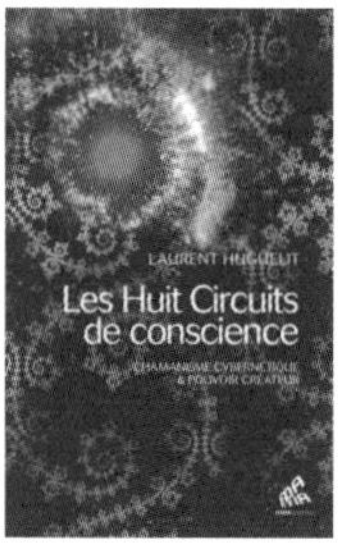

Les Huit Circuits de conscience

Chamanisme cybernétique & pouvoir créateur

Laurent Huguelit (Préface d'Ervin Laszlo)

Défrichant le futur, Laurent Huguelit nous fait découvrir une cartographie de la psyché qui offre un outil précieux pour un monde en pleine transformation. Un livre audacieux et d'une grande clarté, qui réussit à marier chamanisme traditionnel, psychologie et channeling.

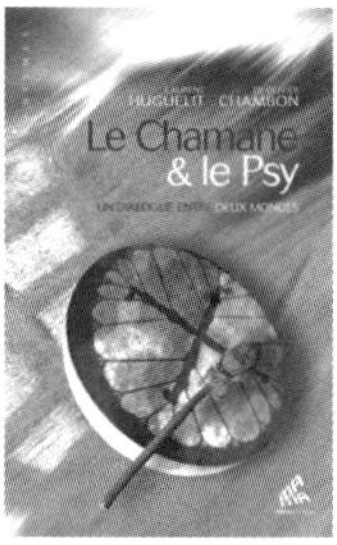

Le Chamane & le Psy

Un dialogue entre deux mondes

Laurent Huguelit, Dr Olivier Chambon

(Préface de Michael Harner)

Réalité des esprits, plantes rituelles, substances psychédéliques, vie après la mort, rapports entre chamanismes et psychothérapies sont au cœur de cette conversation éclairante. Un dialogue d'avant-garde.

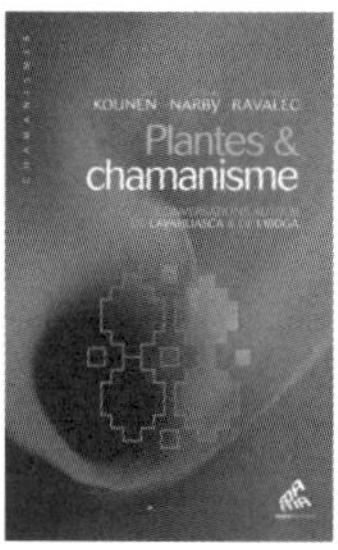

Plantes & chamanisme

Conversations autour de l'ayahuasca & de l'iboga

Jan Kounen, Jeremy Narby, Vincent Ravalec

Réunies pour la première fois, trois personnalités témoignent librement d'une pratique qui échappe à l'ordinaire : la découverte et l'expérience du chamanisme par des Occidentaux.

COLLECTION CHANNELS

L'EXPANSION ACTUELLE D'UN PHÉNOMÈNE INTEMPOREL

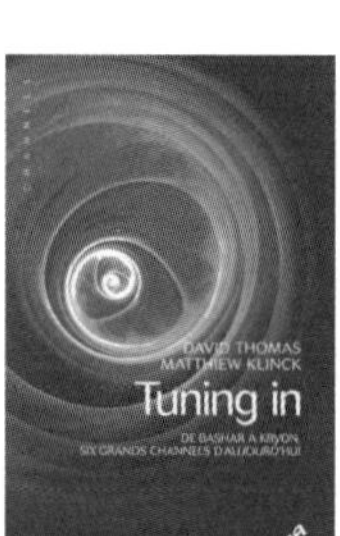

Tuning in

De Bashar à Kryon, six grands channels d'aujourd'hui

David Thomas, Matthiew Klinck

Cette première anthologie du channeling réunit six des plus éminents channels actuels. Ils abordent la loi de l'attraction, le concept de Dieu, l'émergence d'un nouveau niveau de conscience humaine et la façon dont nous créons notre réalité. Un livre idéal pour s'initier au channeling.

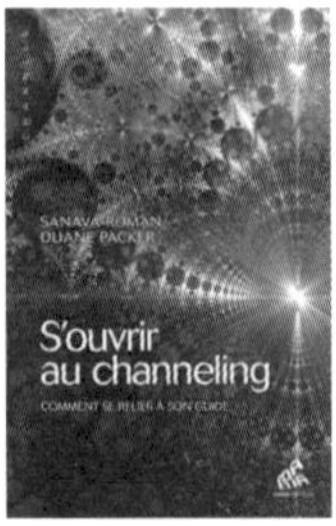

S'ouvrir au channeling

Comment se relier à son guide

Sanaya Roman, Duane Packer

Un manuel qui permet de pratiquer le channeling; une approche sûre et progressive, que l'on cherche à se connecter à son moi supérieur ou à un guide spirituel. Une référence internationale enfin en français.

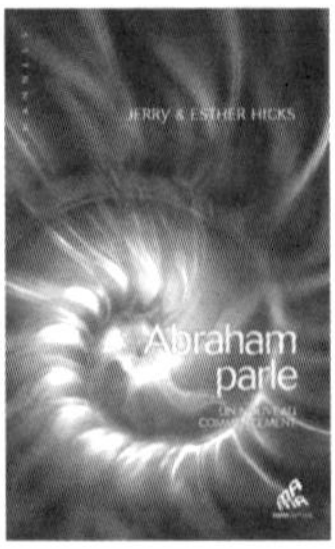

Abraham parle

Un nouveau commencement (TOMES I & II)

Un livre d'Abraham, par Jerry & Esther Hicks

Inédit en français, le tout premier des livres d'Abraham. De la loi de l'attraction au pouvoir de l'instant présent, retrouvez le plus célèbre des channels dans un manuel foisonnant de méthodes inédites.

COLLECTION LES LIVRES DE SETH

LES BIBLES DU CHANNELING

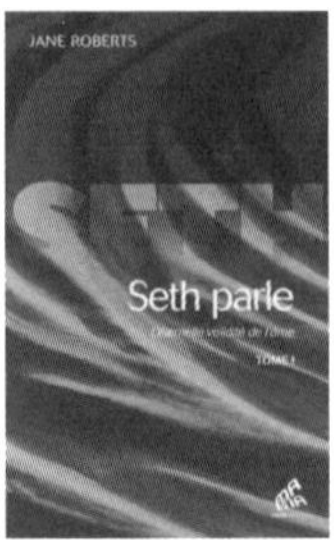

Seth parle

L'éternelle validité de l'âme (TOMES I & II)

Un livre de Seth, par Jane Roberts

Seth est considéré par des millions de lecteurs comme le maître spirituel qui leur a ouvert la porte vers d'autres niveaux de réalité. Dès les années 1960, avant Deepak Chopra ou Eckhart Tolle qu'il a inspirés, Seth se situe à la source d'une nouvelle vision du monde où chacun crée sa propre réalité.

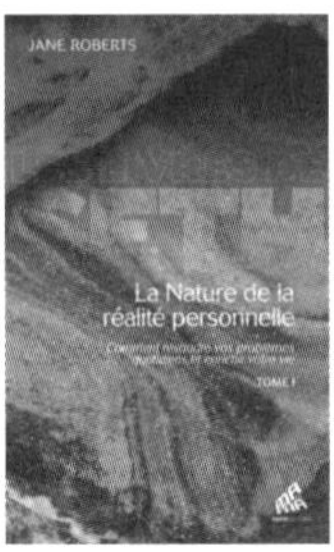

La Nature de la réalité personnelle

Comment résoudre vos problèmes quotidiens et enrichir votre vie (TOMES I & II)

Un livre de Seth, par Jane Roberts

Un enseignement pratique, particulièrement en phase avec notre époque, et qui donne des clés pour modifier notre rapport au monde.

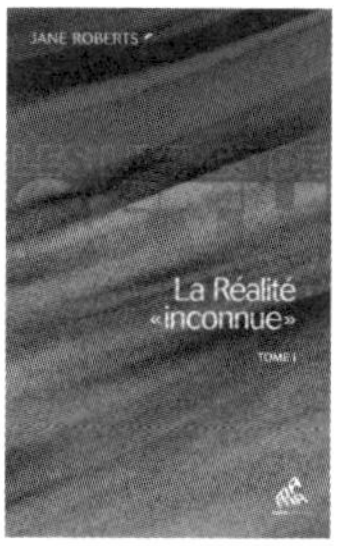

La Réalité « inconnue »

(TOMES I, II & III)

Un livre de Seth, par Jane Roberts

Avec humour et des analogies simples, Seth nous conduit au-delà de notre niveau de conscience ordinaire, dans une extraordinaire découverte de la nature multidimensionnelle de notre être.

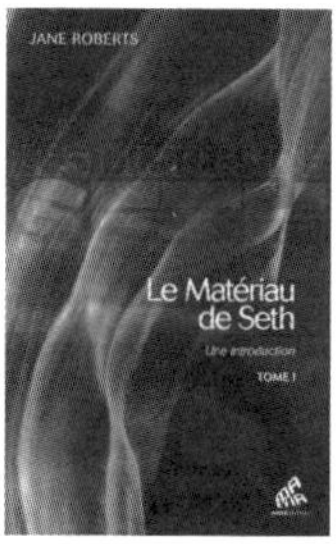

Le Matériau de Seth

Une introduction (TOMES I & II)

Jane Roberts

Une introduction éclairante et d'accès particulièrement facile au message de Seth, l'entité considérée par des millions de lecteurs comme l'un des grands maîtres spirituels de notre époque. Le matériau de Seth est présenté par Jane Roberts, qui lui prêta sa voix.

COLLECTION LES ESSENTIELS

DES CONDENSÉS DE SAGESSE

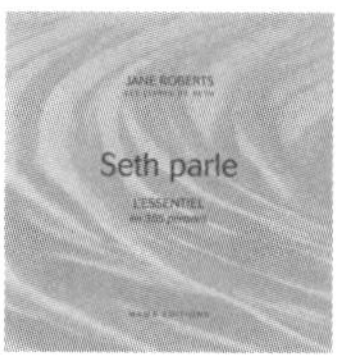

Seth parle

L'Essentiel en 365 pensées

Jane Roberts (Une sélection de Tigrane Hadengue)

Réunis pour la première fois, ces 365 textes extraits du premier livre dicté par Seth permettent d'accéder directement au cœur de son enseignement métaphysique.

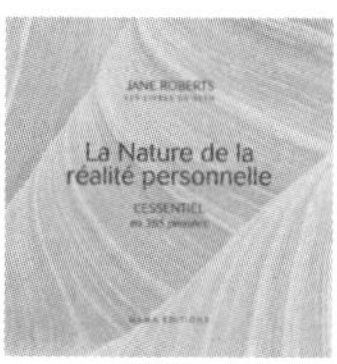

La Nature de la réalité personnelle

L'Essentiel en 365 pensées

Jane Roberts (Une sélection de Tigrane Hadengue)

Réunis pour la première fois, ces 365 textes extraits du deuxième livre dicté par Seth permettent d'accéder directement au cœur de son enseignement pratique.

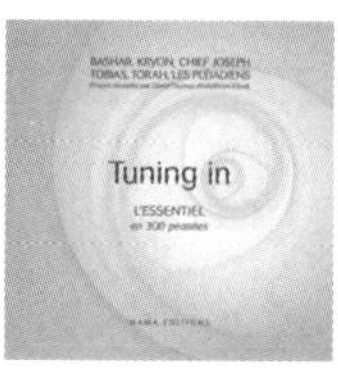

Tuning in

L'Essentiel en 300 pensées

Bashar, Kryon, Chief Joseph, Tobias, Torah, Les Pléiadiens (Une sélection de Tigrane Hadengue)

L'essentiel du channeling contemporain condensé en 300 pensées clés.

COLLECTION TÉMOIGNAGES
DES AVENTURIERS DE LA CONSCIENCE

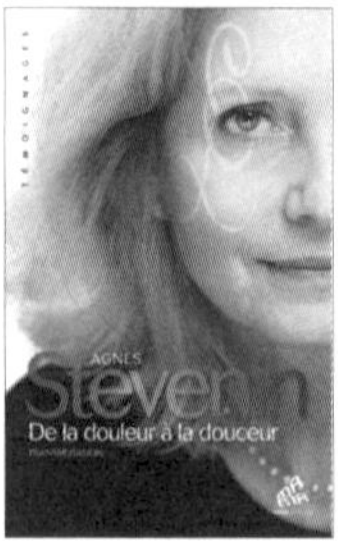

De la douleur à la douceur
Transmutation
Agnès Stevenin

Comment passer de la souffrance à la paix ? L'inspirant parcours d'une guérisseuse nous ouvre les portes d'une autre perception.

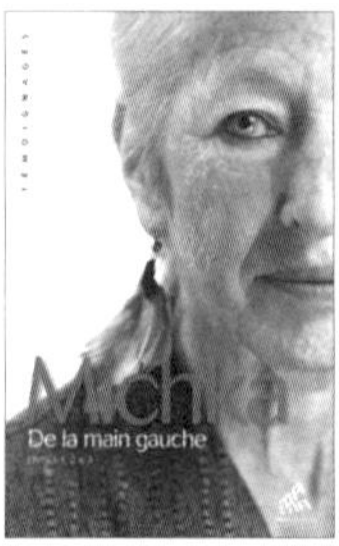

De la main gauche
Une autobiographie
Livres 1, 2 & 3
Michka Seeliger-Chatelain

Ce témoignage à cœur ouvert, éminemment féminin, audacieux et captivant, qui traite des drogues et du sexe sans aucun tabou, nous fait partager un parcours débordant de vie. Une stimulante philosophie de l'existence.

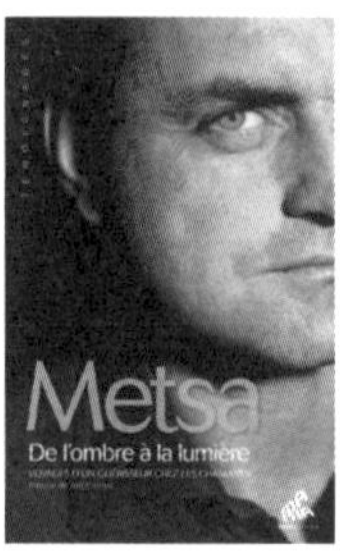

De l'ombre à la lumière
Voyages d'un guérisseur chez les chamanes
Metsa (Préface de Jan Kounen)

C'est à la suite d'une expérience de mort imminente que François Demange découvre le chamanisme. Il nous livre ici le récit captivant d'une initiation hors du commun. D'abord adopté comme apprenti par des guérisseurs reconnus en Amazonie et en Amérique du Nord, ce Français s'immerge au sein de ces cultures traditionnelles et devient chamane.

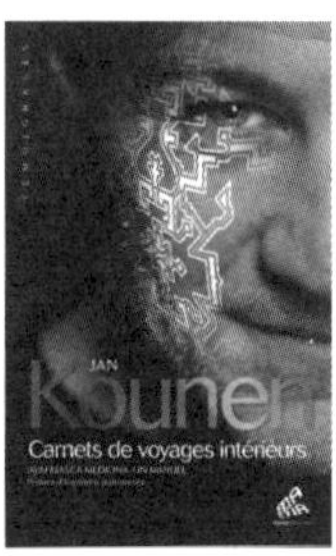

Carnets de voyages intérieurs
Ayahuasca medicina, un manuel
Jan Kounen (Préface d'Alejandro Jodorowsky)

Cinéaste frappadingue et infatigable explorateur de la psyché, Jan Kounen nous livre les différentes facettes de sa personnalité hors norme dans ces carnets intimes, sincères et téméraires, doublés du premier guide d'approche de la médecine traditionnelle de l'ayahuasca en Amazonie.

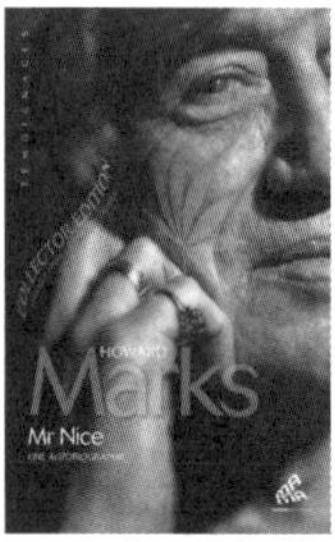

Mr Nice

Une autobiographie, Collector Edition

Howard Marks

Hier recherché par toutes les polices, aujourd'hui star internationale, Howard Marks, le contrebandier de hasch devenu héros d'un film, raconte. Confessions d'une légende vivante. (Photos et épilogue inédits.)
Également disponible en format semi-poche.

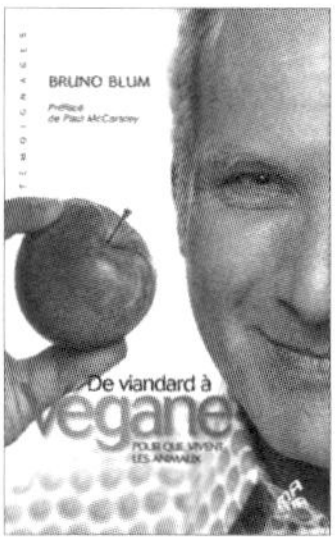

De viandard à végane

Pour que vivent les animaux

Bruno Blum (Préface de Paul McCartney)

Artiste polyvalent et écrivain rock reconnu, Bruno Blum nous livre ici un ouvrage à la fois plein d'humour et profond sur son sujet fétiche : le véganisme.

COLLECTION NAISSANCES

DES PRATIQUES HARMONIEUSES POUR UNE DIMENSION SPIRITUELLE

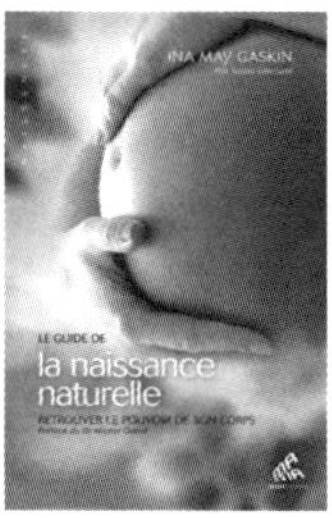

Le Guide de la naissance naturelle

Retrouver le pouvoir de son corps

Ina May Gaskin (Préface du Dr Michel Odent)

Accoucher chez soi, dans une maison de naissance ou dans une maternité... La sage-femme la plus célèbre au monde révèle les capacités insoupçonnées du corps de la femme. Un best-seller international enfin en français. *MamaScope* inclus (annuaire d'adresses utiles).

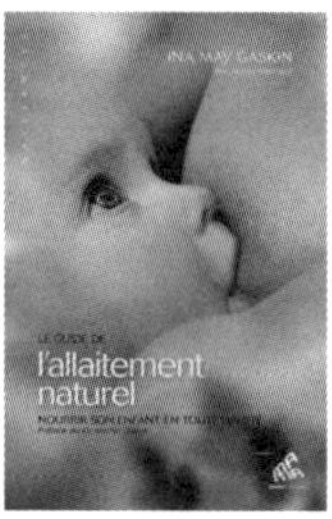

Le Guide de l'allaitement naturel

Nourrir son enfant en toute liberté

Ina May Gaskin (Préface du Dr Michel Odent)

Une mine d'informations précieuses et de témoignages réunis par la sage-femme la plus célèbre au monde, après quarante années d'expérience. Le best-seller de l'allaitement enfin en français. *MamaScope* inclus (annuaire d'adresses utiles).

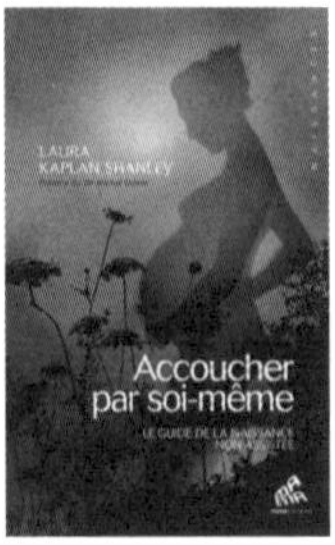

Accoucher par soi-même

Le Guide de la naissance non assistée

Laura Kaplan Shanley (Préface du Dr Michel Odent)

Pendant des millénaires, les femmes ont enfanté avec la même facilité que les autres mammifères. Elles peuvent retrouver cette aisance aujourd'hui en se fiant à leur instinct. L'expérience de Laura Kaplan Shanley et les recherches qu'elle a menées le confirment brillamment. *MamaScope* inclus (annuaire d'adresses utiles).

COLLECTION JARDINAGES

DES RÉFÉRENCES PIONNIÈRES

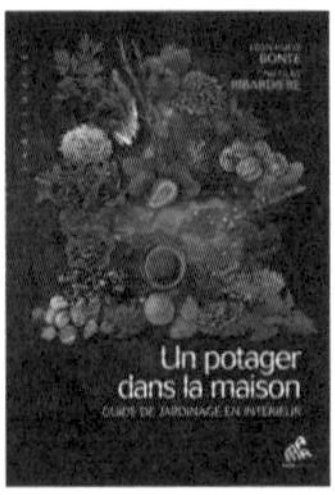

Un potager dans la maison

Guide de jardinage indoor

Léon-Hugo Bonte, Nicolas Ribardiere

« Le » manuel innovant pour faire pousser chez soi des fruits et des légumes sains et savoureux, ou encore ses herbes aromatiques préférées... à tout moment de l'année !

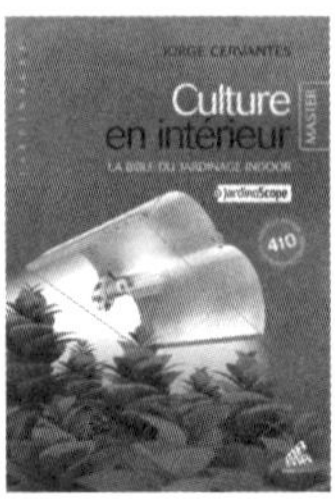

Culture en intérieur

Master Edition : la bible du jardinage indoor

Jorge Cervantes

Plantes et fleurs exotiques sous lumière artificielle, été comme hiver : le manuel de référence pour l'horticulture high-tech, du jardin pour amateurs aux installations les plus sophistiquées. *JardinoScope* inclus (annuaire d'adresses utiles). Également disponible en édition Basic.

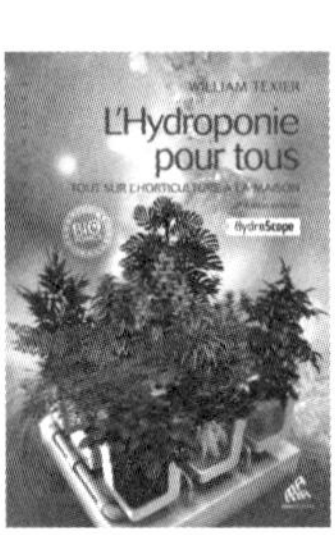

L'Hydroponie pour tous

Tout sur l'horticulture à la maison

William Texier (Préface de Lawrence Brooke)

Richement illustrée et enrichie d'un chapitre sur le jardinage urbain, cette bible du jardinage hydroponique va décupler vos récoltes indoor au-delà de ce que vous pensiez possible. *HydroScope* inclus (annuaire d'adresses). Également disponible en anglais, allemand, espagnol, tchèque, italien, russe...

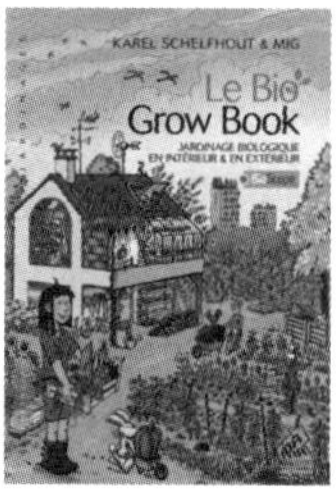

Le Bio Grow Book

Jardinage biologique en intérieur & en extérieur

Karel Schelfhout & Mig (Préface de Michka)

Ce manuel pratique dévoile les nouvelles techniques du jardinage bio. Une somme de secrets redécouverts et d'astuces inédites. Également disponible en anglais, néerlandais, allemand, espagnol...

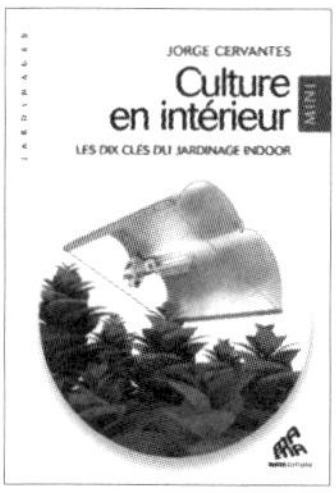

Culture en intérieur

Mini Edition

Les Dix Clés du jardinage indoor

Jorge Cervantes

L'essentiel de l'horticulture en intérieur.
Un condensé de savoir-faire dans un format compact.

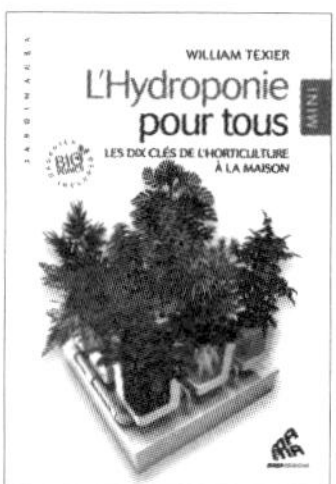

L'Hydroponie pour tous

Mini Edition

Les Dix Clés de l'horticulture à la maison

William Texier

Les conseils les plus avisés de William Texier pour débuter le jardinage hydroponique.

HORS COLLECTION

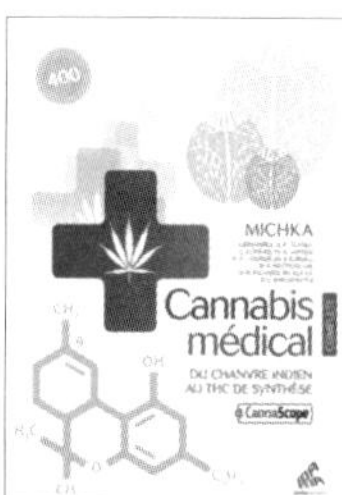

Cannabis médical

Du chanvre indien aux cannabinoïdes de synthèse

Édition complète

Michka et collectif

À l'heure où un nombre croissant d'États autorisent les patients à utiliser le cannabis pour se soigner, ce livre unique en son genre, écrit par les plus grands spécialistes internationaux, répond aux questions les plus fréquemment posées. *CannaScope* inclus (annuaire d'adresses utiles).
Également disponible en édition Poche.

Catalogue en ligne : www.mamaeditions.com

Photo de couverture : Alain Potignon
Conception graphique : Philippe Fourquet

Achevé d'imprimer en mai 2016 (deuxième tirage)
sur les presses de l'imprimerie Sepec à Péronnas (France)
pour le compte de Mama Éditions.

N° d'imprimeur 05913160402
Dépôt légal avril 2016
ISBN 978-2-84594-146-5

L'imprimerie Sepec est titulaire des labels :